テキスト食物と
栄養科学シリーズ
4

食品加工・安全・衛生

大鶴　　勝
　編

江崎　秀男
太田　義雄
古賀　信幸
佐藤　之紀
佐野　満昭
島田　和子
瀬口　正晴
逵　　牧子
中村　好志
西村　公雄
升井　洋至
松井　徳光
松浦　寿喜
渡辺　文雄
　著

朝倉書店

―――― シリーズ編集者 ――――
大鶴	勝	武庫川女子大学名誉教授
石永	正隆	山陽女子短期大学食物栄養学科・教授
島田	和子	山口県立大学看護栄養学部・教授
田中	敬子	京都光華女子大学健康科学部・教授

―――― 編　者 ――――
大鶴	勝	武庫川女子大学名誉教授

―――― 執筆者 （五十音順） ――――
江崎	秀男	椙山女学園大学生活科学部・教授
太田	義雄	広島県立食品工業技術センター生物利用技術部・部長
古賀	信幸	中村学園大学栄養科学部・教授
佐藤	之紀	高知女子大学生活科学部・准教授
佐野	満昭	名古屋女子大学家政学部・教授
島田	和子	山口県立大学看護栄養学部・教授
瀬口	正晴	神戸女子大学家政学部・教授
逵	牧子	神戸女子短期大学・准教授
中村	好志	椙山女学園大学生活科学部・教授
西村	公雄	同志社女子大学生活科学部・教授
升井	洋至	武庫川女子大学生活環境学部・准教授
松井	徳光	武庫川女子大学生活環境学部・教授
松浦	寿喜	武庫川女子大学生活環境学部・教授
渡辺	文雄	鳥取大学農学部・教授

序

わが国の栄養・食生活問題は広範かつ複雑多様化し，それらに伴い，疾病構造も欠乏症から過剰症や生活習慣病に至り，予防や治療を目的とした栄養管理や栄養指導にもさらなる知識や技能の高度・専門化が求められるようになった．このような情勢を踏まえ，1998年には，「21世紀の管理栄養士等あり方検討会」において，管理栄養士の業務のあり方，養成のあり方，国家試験のあり方などの検討が行われた．

栄養士法の一部改正により，管理栄養士の業務については，従来の「複雑困難な栄養の指導等」から「疾病者に対する療養のため必要な栄養指導」，「個人の身体状況，栄養状態等に応じた高度の専門的知識及び技術を要する健康の保持増進のための栄養の指導」，「特定多数に対して継続的に食事を供給する施設における利用者の身体の状況，栄養状態，利用の状況等に応じた特別の配慮を必要とする給食管理及びこれらの施設に対する栄養改善上必要な指導等」と明文化され，その業務に対応しうる高度な専門知識や技術をもつ管理栄養士を養成するため，管理栄養士の資格も「登録制」から「免許制」に変更された．

管理栄養士養成施設の教育カリキュラムは，「専門基礎分野」と「専門分野」に大別された．「専門基礎分野」については「社会・環境（人間や生活）と健康」，「人体の構造と機能，疾病の成り立ち」，「食べ物と健康」を教育内容として位置付けた．「専門分野」については「基礎栄養学」，「応用栄養学」，「栄養教育論」，「臨床栄養学」，「公衆栄養学」，「給食経営管理論」を教育内容として位置付けた．

「食べ物と健康」の教育目標は，食品の各種成分の理解，および，食品の生育・生産から加工・調理を経て人に摂取されるまでの過程について学び，人体に対しての栄養面や安全面などへの影響や評価を理解することである．

- 人間と食べ物のかかわりについて，食品の歴史的変遷と食物連鎖の両面から理解する．
- 食品の栄養特性，物性などについて理解する．
- 新規食品・食品成分が健康に与える影響，それらの疾病予防に対する役割を理解する．
- 栄養面，安全面，嗜好面の各特性を高める食品の加工や調理の方法を理解して修得する．
- 食品の安全性の重要性を認識し，衛生管理の方法を理解する．

上記の様にガイドラインに記されている．

以上の目標の達成に対して，用意される単位数は最低8単位であり，従来の科目では「食品学」，「食品加工学」，「食品衛生学」，「調理学」が該当する．新科目区分内での単位数の増加については各養成施設校の独自の判断にゆだねられているが，「食べることが健康の基本である」という原点に立って21世紀の「食べ物と健康」について学ぶとき，私たちの食環境はあまりにも多様化しており，食品科学分野の進歩，発展，新しい発見，食品の機能などは日進月歩である．この分野の内容はます

ます広がっており，健康の根幹をなす「食べ物」についての学習内容は新しい管理栄養士にとってふくらむばかりである．限られた単位数内で効果的かつ体系的に学ぶためには，従来のように1科目，1科目を1冊，1冊にした教本を用いると時間内で1冊を終えることは難しい状況になっている．これらのことを踏まえて，このたび教科書をまとめることになり，まず第1に管理栄養士養成課程で学ぶ学生にとってわかりやすく，実のある「食べ物と健康」をつくるべく努力した．単位数，時間内ですべてを終了できるように，そして全体を体系的に学ぶことができるように，しかも管理栄養士国家試験の出題範囲をカバーする新しいカリキュラムの内容を網羅すべく，図，コラムを増やし新しい情報もできるだけ加えた．

本書は新カリキュラムの教育目標のうち，栄養面，安全面，嗜好面の各特性を含める食品の加工，食品の安全性の重要性，衛生管理の方法の分野を学ぶために1冊として編集したものである．

分冊にありがちな重複をできるだけ避け，「食べ物と健康」を「食品加工・安全・衛生」，「食品学」，「調理学」の3冊にまとめたので，これらを手にとって学習していくと効果的かつ体系的に学べると確信している．

本書は，栄養士，管理栄養士を目指す学生諸君はもちろんのこと，「家政学」，「生活科学」，「農学」などの食品関連分野を学ぼうとする人々にもたいへん参考になる内容なのでおおいに活用していただきたいと願っている．

科学の進歩は早く，「食べ物と健康」の分野でも今日もまた新しい食品が開発され，新たな課題が提起される現状であるので，中には不備・不揃いな点もあると思われるが，読者の方の御批判をいただきながら追加・訂正して補正していきたいと考えている．

最後に，本書の執筆にあたって多くの著者，文献，資料などを参照，引用させていただいた．心から感謝の意を表したい．

2007年1月

編者　大鶴　勝

目　次

1. **食品の規格と表示制度**……………………………………………………〔太田義雄〕…1
   - 1.1 規　格……………………………………………………………………………………1
     - 1.1.1 国内規格　1
     - 1.1.2 国際規格（Codex）　1
   - 1.2 表　示……………………………………………………………………………………2
     - 1.2.1 期限表示　2
     - 1.2.2 成分表示　3
     - 1.2.3 その他　5

2. **食品の生産・加工・流通と栄養**……………………………………………………7
   - 2.1 食料生産と栄養……………………………………………………〔松井徳光〕…7
   - 2.2 食品と微生物………………………………………………………〔松井徳光〕…8
     - 2.2.1 食品と微生物とのかかわり　8
     - 2.2.2 発酵食品　9
     - 2.2.3 食品の腐敗　12
     - 2.2.4 食中毒　13
     - 2.2.5 食品に関係する主な病気　13
     - 2.2.6 よい微生物は育て，悪い微生物は除外する　14
   - 2.3 食品加工と栄養………………………………………………………………………15
     - 2.3.1 食品加工の意義と目的　〔島田和子〕　15
     - 2.3.2 食品保存の目的と原理　〔島田和子〕　16
     - 2.3.3 食品加工の目的と原理　〔島田和子〕　29
     - 2.3.4 主な加工食品とその利用　31
       - a. 一次加工食品　31
         - 農産加工食品　〔瀬口正晴〕　31
         - 畜産加工食品　〔西村公雄〕　38
         - 水産加工食品　〔渡辺文雄〕　47
       - b. 二次加工食品　〔江崎秀男〕　54
       - c. 三次加工食品　〔升井洋至〕　57
   - 2.4 食品流通・保存と栄養……………………………………………〔太田義雄〕…58
     - 2.4.1 流通環境と栄養成分変化　59
     - 2.4.2 保存条件と栄養成分変化　59
   - 2.5 包　装………………………………………………………………〔佐藤之紀〕…61
     - 2.5.1 容器の材料　61
     - 2.5.2 容器の形態　64
     - 2.5.3 包装による栄養成分変化　64

3. 食品の安全性と衛生管理……………………………………………………………66
3.1 食品衛生行政と法規………………………………………………〔松浦寿喜〕…66
  3.1.1 対策と範囲　66
  3.1.2 食品衛生監視員と食品衛生管理者　66
  3.1.3 安全性の考え方　67
  3.1.4 食品衛生関連法規　68
  3.1.5 コーデックス（Codex）　71
3.2 食中毒…………………………………………………………………〔達　牧子〕…72
  3.2.1 食中毒の定義　72
  3.2.2 食中毒の発生状況　74
  3.2.3 マスターテーブル法　77
  3.2.4 微生物性食中毒　77
  3.2.5 ウイルス性食中毒　87
  3.2.6 自然毒食中毒　89
  3.2.7 化学性食中毒　93
3.3 食品による感染症・寄生虫症……………………………………〔松浦寿喜〕…94
  3.3.1 主な消化器系感染症　94
  3.3.2 人畜共通感染症　96
  3.3.3 食品から感染する寄生虫症　97
3.4 食品中の汚染物質……………………………………………………〔古賀信幸〕…99
  3.4.1 カビ毒　100
  3.4.2 化学物質　103
  3.4.3 食品成分の変化により生ずる有害物質　109
  3.4.4 混入異物　112
3.5 食品の変質……………………………………………………………〔佐野満昭〕…112
  3.5.1 腐敗　113
  3.5.2 油脂の変質　117
  3.5.3 食品の変質の防止法　119
3.6 食品添加物……………………………………………………………〔松浦寿喜〕…122
  3.6.1 食品添加物のメリット，デメリット　122
  3.6.2 種類と用途　122
  3.6.3 安全性評価　133
  3.6.4 1日摂取許容量（ADI）　135
3.7 食品の器具と容器包装………………………………………………〔中村好志〕…136
  3.7.1 器具・容器包装の役割　136
  3.7.2 素材の種類と用途　137
  3.7.3 器具・容器包装材の安全性　138
  3.7.4 プラスチック製器具・容器包装の使用と廃棄の問題点　142
3.8 食品衛生管理…………………………………………………………〔松浦寿喜〕…144
  3.8.1 HACCP　144
  3.8.2 食品工場における一般衛生管理事項　145
  3.8.3 家庭における衛生管理　146
3.9 新しい食品の安全性問題……………………………………………〔中村好志〕…147

3.9.1 有機栽培農作物（食品）と特別栽培農作物　147
3.9.2 遺伝子組換え食品（GMF）　149
3.9.3 放射線照射食品　154

索　引 …………………………………………………………………………159

1. 食品の規格と表示制度

　現代社会の食生活では，多種多様な加工食品が流通し，消費者はその恩恵を受けている．これら食品の安全性を確保し，消費者に適正な選択を促すため，国内では各種法律，省令などにより規格・基準が定められ，その品質表示が義務付けられている．また，食品原料や加工食品の流通は国際化しており，食料品の安全で公正な取引を確保するため，国際的な食品の規則・基準の作成も進められている．これらの法的制度は，消費者に対して食品の安全と安心を保障するものであり，消費者と製造者との間に信頼関係を築くものでもある．

1.1 規　　格

● 1.1.1　国内規格 ●

　わが国に流通する食品一般については，主に農林水産省の「農林物質の規格化および品質表示の適正化に関する法律（JAS あるいは日本農林規格）」と厚生労働省の「食品衛生法」とにより規制されている．両法律が包括できない部分については他の法律や条例，通達および自主規制により規格化が図られている．主な規格・基準の定められた法令および省令を表 1.1 に示す．法令・省令では成分規格，生産規格，製造・加工規格および品質基準，衛生基準などが定められ，順守することが求められている．

● 1.1.2　国際規格（Codex）●

　生鮮食品および加工食品の国際的な流通の時代に入り，各国の食品規格・基準や表示の違いが，食の安全性を評価し保障する上での問題となってきた．そのため，1962 年に国際連合食糧農業機関（FAO）と世界保健機構（WHO）が合同で FAO/WHO 合同食品規格委員会（通称 Codex 委員会）を組織し，問題解決に着手した．この委員会では，多くの部会に分かれ，国際的に流通する食品の安全性評価と国際食品規格（通称 Codex）について論議されている．現在約 200 品目の規格が作成されているが，その中には食品添加物や残留農薬の規格基準，表示方法，食品製造・加工のガイドライン

Codex
　この国際規約の受諾は現在のところ拘束力をもたず，各加盟国の判断に任されている．しかし，通商に関する国際間の問題解決の判断基準，あるいは食の安全性確保上，大変重要である．わが国の法制化もこの Codex の規格・基準に基づいて進められている（有機食品，原産国表示など）．

表 1.1 食品の主な規格・基準

規格・基準	主な目的	区分	適用範囲（主な対象食品など）
JAS （農林物質の規格化および品質表示に関する法律） （農林水産省）	（商品選択のため） 品質の保証（JAS規格）と品質表示の適正化により一般消費者の選択に寄与する	・JAS規格合格品の認定（品質の保証） ・品質表示基準 法律（義務）	農林物質 80 品目 そのうち飲食料品は 60 品目 （うち特定 JAS マークは 7 品目）
食品衛生法（厚生労働省）	（食品安全性確保のため） 飲食に起因する衛生の危害の発生を防止するとともに公衆衛生の向上および増進に寄与する	法律（義務）	一般消費者向けのすべての飲食料品
乳等省令 （乳および乳製品の成分規格等に関する省令） （厚生労働省）	（乳および乳製品の成分規格） 飲用乳および乳製品に関する品質や規格，製造基準，衛生基準	省令（義務）	乳類（生乳，加工乳，バター，チーズ，アイスクリーム，調製粉乳など 39 種類）
健康増進法 （厚生労働省）	（特別用途表示基準，栄養表示基準） 国民の栄養改善により国民の健康および体力の維持増進に寄与する	法律（任意）	特別用途食品，保健機能食品栄養表示しようとする食品
景表法 （不当景品類および不当表示防止法） （公正取引委員会）	（公正な競争のため） 公正な競争を確保し，一般消費者の利益を保護する	法律（会員の義務）	飲用乳，ハチミツ，酒類など食品・飲料 37 規格
計量法 （産業経済省）	（内容量表示） 計量の基準を定めて適正な計量を実施確保する	法律（義務）	容器入りまたは包装食品
地域食品認証制度 （農林水産省）	（地域食品認証基準） 食品の品質向上	通達（任意）	豆腐，油揚げなど （ミニ JAS マーク食品）

や勧告などが含まれている．現在，Codex は国際的な唯一の食品規格であり，国際社会での食の安全性確保，公正な取引を確保するためには重要な規約である．

1.2 表　　示

1.2.1 期限表示

賞味期限と品質保障期間
同じ意味であるが JAS と食品衛生法で異なった用語が使用されていた．2003年に「賞味期間」に統一された．

期限表示には「消費期限」と「賞味期限（品質保持期限）」の 2 種類があり，製造者の責任において独自に設定されることになっている．「消費期限」は品質劣化が早く，製造からおおむね 5 日以内に消費される食品（弁当，惣菜，生菓子，生めん，食肉など）につけられている表示で，年月日で記載されている．また，「賞味期限」は品質劣化の比較的遅い食品（清涼飲料水，即席めん類，冷凍食品など）について，その品質が十分に保たれている期限を年月日（賞味期限が 3 ヵ月を超えるものは年月の記載でも可）で表示されている．

1.2.2 成分表示

a. 栄養表示

栄養表示については厚生労働省の健康増進法でその表示基準が定められている。健康増進法は国民の栄養の改善と健康の増進を図る目的で2003年5月に制定された法律であり，法令での位置付けを図1.1に示す．この法律では，特別用途食品，保健機能食品の規定や表示についても詳細に定められている．特別用途食品については，厳しい規格・基準があり，厚生労働大臣により許可された食品にのみ図1.2の許可マークの表示が認められている．保健機能食品には特定保健用食品と栄養機能食品の二つがあるが，その概要を図1.3に示す．特定保健用食品は特定の保健目的で摂取し，その効果が期待できることを表示（健康表示）できる食品である．現在，特定保健用食品として表示許可された食品は762品目（2008年2月8日現在）あり，それら食品には図1.4のマークが表示されている．栄養機能食品はビタミン12種類，ミネラル5種類について，その栄養素が厚生労働省の基準量（上限値，下限値）を満たして含まれていれば，特別の許可がなくても栄養機能を表示できる食品である．

栄養機能食品

ビタミンでは VA, VB$_1$, VB$_2$, VB$_6$, VB$_{12}$, VC, VD, VE, ナイアシン，パントテン酸，ビオチン，葉酸の12種，ミネラルとしてはカルシウム，鉄，亜鉛，銅，マグネシウムの5種が指定されている．

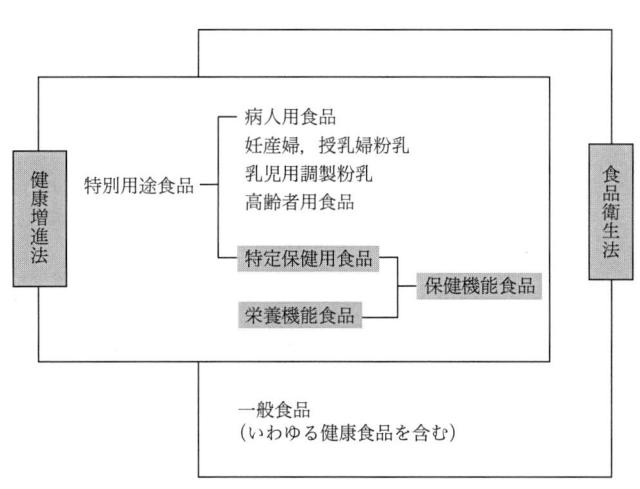

図 1.1 保健健康食品の法令での位置付け
（厚生労働省ホームページ資料より一部改変）

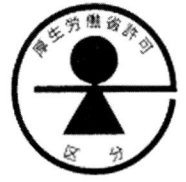

図 1.2 特別用途食品マーク

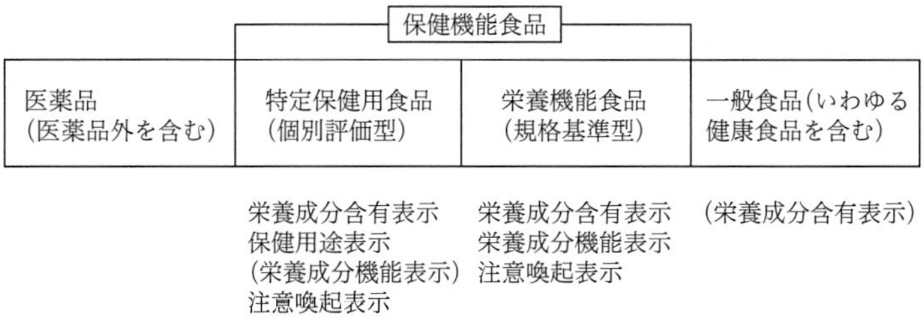

図 1.3 保健機能食品の概要
(http://www.mhlw.go.jp/topics/2002/03/tp0313-2a.html より)

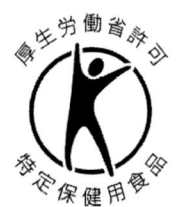

図 1.4 特定保健用食品マーク

栄養成分表示（100グラム当り）
エネルギー　　○○キロカロリー
たんぱく質　　○○グラム
脂　　質　　　○○グラム
糖　　質　　　○○グラム
ナトリウム　　○○ミリグラム
食物繊維　　　○○ミリグラム　（表示したい栄養成分）
ビタミンC　　○○ミリグラム　（表示したい栄養成分）

図 1.5　栄養成分表示例

その他の一般食品については，栄養成分は任意表示とされている．その表示例を図1.5に示すが，表示項目は図の順番に記載し，ナトリウム表示の後に，その他の栄養成分（食物繊維，ビタミンなど）についても表示が可能である．

b. 日本農林規格（JAS）

JAS（Japanese Agricultural Standard）では，農林物質（食品）の規格認定（JAS規格制度）と品質表示の義務（品質表示基準制度）の二つが定められている．

JAS規格制度では，農林水産大臣が制定した品質基準，および表示制度に基づく検査（格付）に合格した食品のみに図1.6の認定マークの添付が許可されている．また，特定JAS，有機JASおよび生産情報公表JAS（図1.6）が制定されており，格付を受けることでそれぞれの認定マークが添付できる．

一方，品質表示基準制度では，消費者保護の立場から消費者が適正な商品を選択できるよう，一般飲食料品すべてについて品質表示が義務付けられている．JASによる主な品質表示基準を表1.2に，加工食品の品質表示例を図1.7に示す．

特定JAS
JASの規定にある特別な生産方法や特色ある原材料でつくられたものに表示できる．熟成ソーセージ，熟成ベーコン，地鶏肉などがある．

有機JAS
JASの規定により，化学合成された肥料，農薬を不使用で栽培された農産物や農産加工食品に表示できる．

生産情報公開JAS
生産情報公開JAS規格により，食品の生産情報（生産者，品種，出荷日など）を消費者に正確に伝えていることが認定されたもので，現在，牛肉についてのみ制定・施行されている．

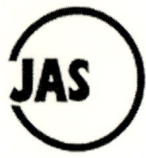　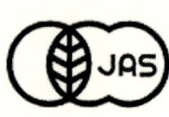　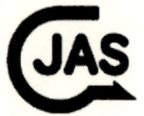

JASマーク　　特定JASマーク　　有機JASマーク　　生産情報JASマーク

図 1.6　JAS認定マーク

```
品　　名　　チョコレート
原材料名　　砂糖，カカオマス，全粉乳，ココアバター
　　　　　　植物油脂，植物レシチン（大豆由来），香料
内 容 量　　100 g
賞味期限　　平成○○年○月○日
保存方法　　直射日光を避けて，28℃以下で保存して
　　　　　　ください．
製 造 者　　○○食品株式会社
　　　　　　東京都中央区日本橋○○
```

図 1.7　食品の加工品質表示例

表 1.2 JASによる品質表示基準

原産地
　農産物，水産物，畜産物，漬物類，水産加工品および野菜冷凍品については「原産地」の表示義務
　　例：コシヒカリ（国産），マグロ（オーストラリア）
遺伝子組換え食品
　大豆（枝豆，大豆もやしを含む），トウモロコシ，ジャガイモ，ナタネおよび綿の5作物とその加工品30食品群について原材料を使用した際には「遺伝子組換え」，「遺伝子組換え不分別」の表示義務
　　例：トウモロコシ（遺伝子組換え），大豆油（遺伝子組換え不分別）．（遺伝子組換えでない）については任意表示
有機農産物および有機加工食品
　有機農産物とは播種または植え付け前2年以上（多年生作物では3年以上）化学肥料，農薬を使用していないほ場で栽培されて，JAS規格の認定を受けた農産物．有機加工食品は有機農産物を原材料とし，その特性が保持されるよう製造され，JAS規格の認定を受けた加工品

表 1.3 特定原材料と特定原材料に準ずるもの

表示義務品目	卵，乳，小麦，ソバ，落花生
表示推奨品目	アワビ，イカ，イクラ，エビ，オレンジ，カニ，キウイフルーツ，牛肉，クルミ，サケ，サバ，大豆，鶏肉，バナナ，豚肉，マツタケ，モモ，ヤマイモ，リンゴ，ゼラチン

c. アレルギー物質表示

　近年，アレルギー物質（アレルゲン）を含む食品による健康被害が多くみられるようになっている．そのため，2004年4月より食品衛生法により，アレルギー物質表示による情報提供が義務付けられている．特にアレルゲンとして発症数が多く，重篤度が高い5品目（特定原材料）については表示義務が，特定原材料に準ずる20品目については表示が推奨されている（表1.3）．

d. 食品添加物表示

　食品衛生法により，加工食品で使用するすべての添加物について表示が義務付けられている．表示は原則「物質名」での記載であるが，用途8群（甘味料，保存料，着色料，酸化防止剤，発色剤，増粘剤，防カビ・防ばい剤，漂白剤）については用途名と物質名の併記が必要である．

● 1.2.3　そ　の　他 ●

a. JHFA（Japan Health Food Authorization）マーク

　（財）日本健康・栄養食品協会では健康食品（栄養補助食品）の規格基準の設定とその基準に基づいた認証を行っている．審査基準に合格した栄養補助食品には図1.8の認証マークの表示がつけられている．JHFAマークは栄養成分について保障したものであり，保健機能を保障したものではない．

b. 缶マーク

　缶詰については，食品衛生法およびJASにより規格・表示基準が定められている．表示は缶ぶたに3段表示で原料の種類，調理方法，形状，賞味期限，工場名が記号と数字で記載されている．表示例を図1.9に示す．

c. 飲用乳表示

　景表法に基づいて，公正取引委員会の認定により，各業界（飲用乳，はちみつ，食肉など）では，自主規制による公正競争規約を取り決めている．この規約は自主規格機関である公正取引協議会により運営されており，拘束力がある．飲用乳においては，全国飲用牛乳公正取引協議会で表示基準を認定

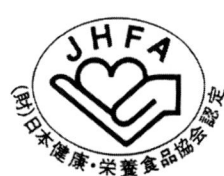

図 1.8 JHFAマーク

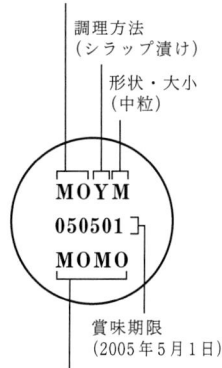

図 1.9 缶マークの表示例

景表法

「不当景品類および不当表示防止法」を略して景表法という．この法律は，一般消費者を保護するため，不当表示（誇大・虚偽など）を規制し，不当な商品の販売を禁止することで，公正な取引を確保することを目的に定められたものである．

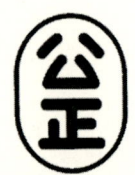

図 1.10 飲用乳の公正マーク

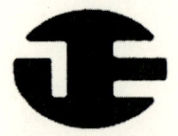

図 1.11 マルショウマーク

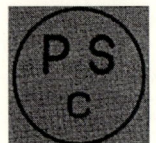

図 1.12 PSCマーク

された会員事業者のみに公正マーク（図 1.10）の表示が認められている．

d. 特殊容器マーク（通称マルショウマーク）

リサイクル瓶として広く用いられている特殊容器（牛乳，醤油，ビール，清酒などの透明あるいは半透明のガラス製の容器）については計量法で，内容量の基準が設定されている．その基準に適合している瓶については図 1.11 のマークがつけられている．

e. PSC（Product Safety Consumer）**マーク**

消費者に危害を及ぼすおそれのある規制対象製品（圧力鍋，圧力釜など）については，経済産業省の法令（消費者生活用製品安全法）により，技術的な基準が定められている．対象品の販売には技術基準に適合した認証マーク（図 1.12）の表示が義務付けられている．

参 考 文 献

森　友彦・河村幸雄編：食べ物と健康 3，化学同人，2004

長澤治子編著：食品学・食品機能学・食品加工学，医歯薬出版，2005

2. 食品の生産・加工・流通と栄養

2.1 食料生産と栄養

活性酸素を消去するリコピン

トマトに含まれる赤い色素「リコピン」は、カロテノイドの一種で、生活習慣病やガンなどの原因となる活性酸素を消去する働きがあるといわれ、体内ではビタミンEの100倍以上、β-カロテンの2倍以上の効果を示す。すでに大腸ガンや膀胱ガン、動脈硬化に対する予防効果が確認されている。リコピンは油に溶ける性質をもつため、油と一緒にとると吸収率が高まり、熱に強いため、炒め物、煮物に調理しても成分が変化しにくい。

発酵酒とは

酒はつくり方によって発酵酒（醸造酒）、蒸留酒、混成酒の三つに大別されている。発酵酒とは穀類、イモ類や果実汁などを糖化し発酵させてつくる濁り酒、またはそれらをこして澄ませた酒のことである。代表的なものにウルチ米と米こうじを原料とする清酒、麦芽を主原料とするビール、ブドウでつくるワインなどがある。

　私たちが口にしている野菜や果物は季節によって含まれている栄養成分が異なることを知っているだろうか．つまり、生鮮野菜や果物の成分は生産する場所や収穫時期、栽培条件によって大きく変化する．

　たとえば、夏場の露地栽培のキュウリと冬のハウス栽培のキュウリでビタミンC含量を比較すると、夏のキュウリは冬のものに比べてビタミンCを2倍以上含んでいる．このように、栽培条件が異なると野菜の種類によりビタミンC含量が異なる傾向を示すが、無機質含量にはほとんど違いがないといわれている．キュウリは1年を通して店頭に並んでいるが、季節によって栄養成分に差があることを覚えておこう．

　また、サラダなどで食べるトマトは、支柱で茎を支えながら、脇芽を摘み、上へ伸びるように育てられていて、ハウス栽培で1年中収穫されている．一方、露地栽培で育てる加工用のトマトは、より多くの日差しを浴びるように、支柱を使わず地面をはわせるように育てるため、収穫は真夏に限られている．ハウス栽培のトマトは、わずかに色付きはじめた頃に収穫して店頭に並べ、この間に赤みが増してくるが、一方の加工用トマトは農林水産省の規格で、完熟してからの収穫が定められているため、収穫するのは真っ赤になってからである．トマトは、緑色から赤く熟すに従って、活性酸素を消去する働きを示すリコピンが大幅に増加し、食物繊維やビタミンC、Eなどの成分も増加する．したがって、日光を多く浴びて育った完熟期の加工用トマトでは、生食用のトマトに比べてリコピンは約3倍、ビタミンは約2倍、食物繊維は約1.5倍の含量となり、栄養成分が凝縮されている．

　この他、いろいろな生鮮野菜や果物において、グルコースやフルクトースなどの甘味成分、クエン酸など酸味成分、遊離アミノ酸などのうま味成分は、露地栽培や有機栽培によって多く含まれるといわれている．

2.2 食品と微生物

● 2.2.1 食品と微生物とのかかわり ●

古来から人類は，食品に関して微生物と深くかかわりをもってきた．ワインやビール，清酒などのアルコール飲料をはじめ，味噌，醤油，納豆，食酢，ヨーグルト，チーズなどはすべて発酵食品であり，微生物の発酵作用がなければ，これらをつくることはできない．しかしながら，微生物が食品の腐敗や食中毒，感染症の原因になることが多いため，人類にとって悪い微生物を排除し，生育を抑制し，死滅させることが必要であった．

発酵も腐敗もどちらも，微生物にとっては食品を分解しているにすぎない．以前は，発酵とは炭水化物の嫌気的な分解をさし，腐敗とはタンパク質の分解をさしていた．当時は，発酵といえばアルコール発酵や乳酸発酵を中心としていたことから，好気的条件で大豆タンパク質を分解して得られる納豆などの発酵は，あまり意識されていなかったためであるが，現在では，嫌気的，好気的条件や炭水化物，タンパク質などの関係はなく，微生物の分解産物が結果として人類にとって都合がよい場合を発酵といい，悪い場合を腐敗と呼んでいる．

a. 微生物とは

微生物とは一般に肉眼ではみることができない微小な生物の総称である．したがって，細菌，酵母，カビ，放線菌の他に，藻類，原生動物，さらにリケッチアやクラミジア，ウイルスなども含まれる．私たちの生活，特に食品と大きなかかわりをもつのは，これらのうちカビ，酵母，細菌である．

b. 微生物の種類

カビは真菌類に属し，主として糸状細胞と胞子からなり，繁殖は胞子が発芽し菌糸となる．カビは酸素が存在し好気的であればかなり苛酷な条件でも生育が可能で，食品を劣化させる．一方，アミラーゼなどのカビの酵素は食品や医薬品の製造に利用されている．また，ある種のカビは，食中毒の原因となるマイコトキシン（カビ毒の総称）や抗生物質を産生する．*Mucor* 属（ケカビ）のカビには，チーズの凝乳を引き起こすムコールレンニンを生産

ワイン，ビール，清酒

ワインは狭義にはブドウを用いたブドウ酒を示すが広義には果実を用いた果実酒をさす．果実中にはブドウ糖や果糖などの小さな糖が含まれているので，ワイン酵母で直接アルコール発酵することができる．発酵がアルコール発酵のみであるため単発酵という．ビールは大麦が原料である．大麦が大きな糖であるデンプンから構成されているため，酵母が直接利用することができない．そのため，大麦を発芽させて麦芽を形成させ，麦芽中のアミラーゼで大麦自身のデンプンを分解する（この工程を糖化という）．すべての大麦デンプンを糖化させたのち酵母を加えてアルコール発酵を行うため，工程は糖化とアルコール発酵の2工程の発酵からなるので複発酵と呼ばれ，糖化の終了後にアルコール発酵を続けて行うため単行複発酵という．一方，清酒はコウジカビのアミラーゼで米のデンプンを糖化しながら酵母が糖化された小さな糖をアルコール発酵し，その間にも糖化がさらに進むというように糖化とアルコール発酵が並行して行われるため，並行複発酵と呼ばれている．

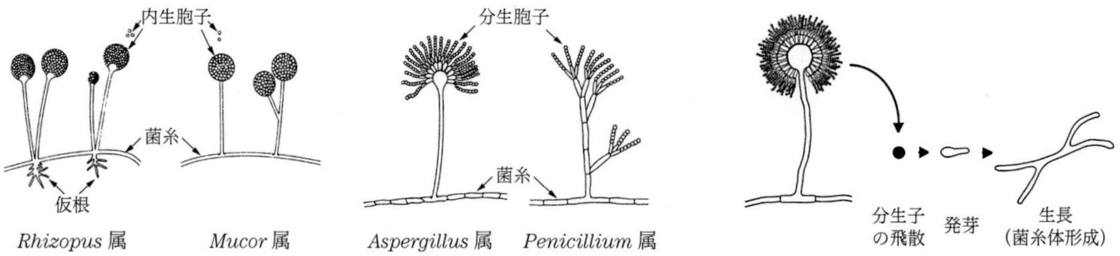

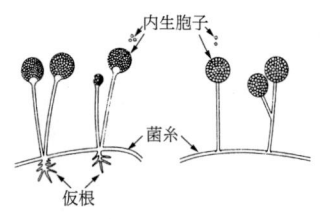

(a) 代表的なカビの形態

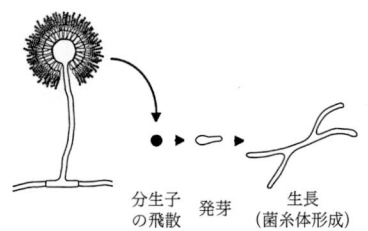

(b) カビの増殖様式

図 2.1　カビ

ブドウ酒〔ワイン〕(単発酵)
ブドウ
ワイン酵母
アルコール発酵
ワイン
ブドウ糖，果糖
小さな糖…酵母が利用できる.
ビール(単行複発酵)
芽…アミラーゼ
ビール酵母
発芽
大麦
麦芽
糖化
ビール
アルコール
発酵
デンプン
小さな糖…酵母が利用できる.
大きな糖…酵母が利用できない.
清酒(並行複発酵)
コウジカビ
アミラーゼ
清酒酵母
米
米
糖化
米こうじ
清酒
アルコール
発酵
デンプン
小さな糖…酵母が利用できる.
大きな糖…酵母が利用できない.

するものがある．また，*Rhizopus* 属（クモノスカビ）は，プロテアーゼやアミラーゼ活性が強く，中国や東アジアでの発酵食品製造に使われており，特にインドネシアのテンペは有名である．わが国では，アミラーゼやプロテアーゼ活性の強い *Aspergillus* 属（コウジカビ）が清酒や味噌，醤油などの醸造に利用されてきた．一方，*Penicillium* 属（アオカビ）は食品によく繁殖し，食品を変敗させるカビであるが，カマンベールチーズ（*P. camemberti*）やロックホールチーズ（*P. roqueforti*）の熟成に関与しているものもある（図 2.1）．

酵母は真菌類に属し，ほとんどは球ないし楕円体の単細胞生物である．酵母は一般にアルコール発酵力が強く，醸造工業に広く利用されている．特に，*Saccharomyces* 属は，嫌気条件下でエタノールを生成する酵母で，古くからワインやビール，清酒などのアルコール飲料や製パンに利用されている（図 2.2）．

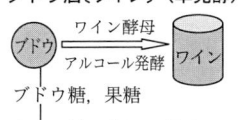

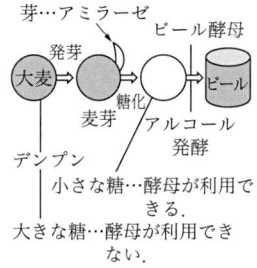

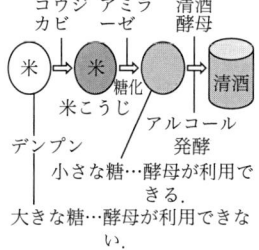

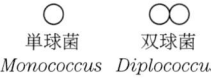

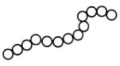

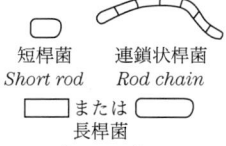

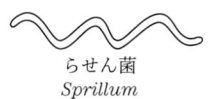

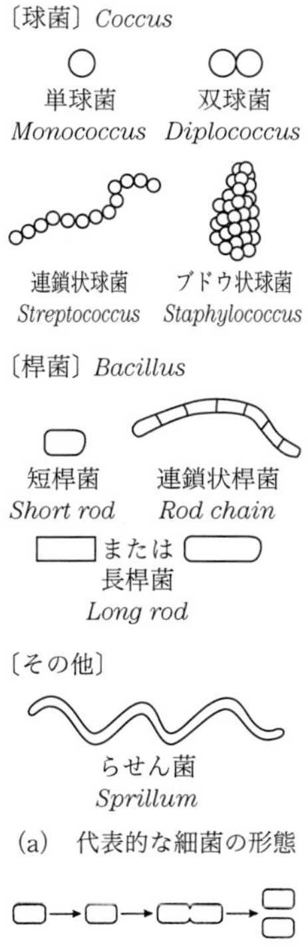

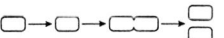

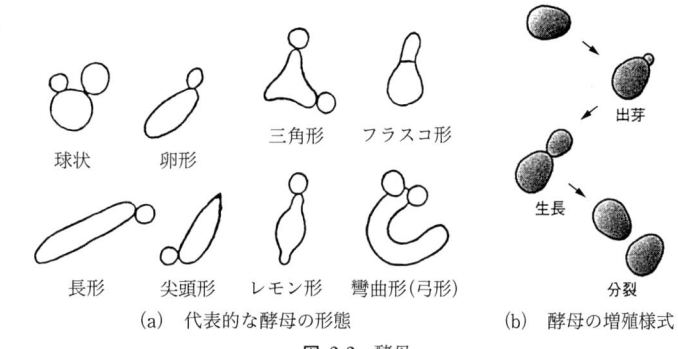

球状
卵形
三角形
フラスコ形
長形
尖頭形
レモン形
彎曲形(弓形)
出芽
生長
分裂
(a) 代表的な酵母の形態　(b) 酵母の増殖様式

図 2.2 酵母

細菌は原核細胞からなり，その多くは細胞分裂により増殖する．球菌や桿菌をはじめ，さまざまな種類が存在し，発酵食品製造にも多くの細菌が使用されているが，食品の腐敗や食中毒，感染症にも大きくかかわっている（図 2.3）．

2.2.2 発酵食品

発酵食品は世界各国の産物，気候風土，民族の嗜好性を背景として発達してきたものである．そして，発酵食品誕生の歴史は人類の歴史と同じくらい古く，エジプトにおけるビールの製造は 5000 年以前にさかのぼることができる．日本の味噌，醤油の歴史もその起源をたどれば 2000 年以上も昔からはじまっている．

発酵食品は自然環境の中で混入した微生物の働きによって偶然に生まれてきたものである．人々は微生物についての知識が全くなかったが，どのようにすれば目的の発酵食品が得られるかということを長い間の経験によって知っていた．そして，人々は微生物を育てるよりよい環境をつくるばかりでなく，発酵食品から微生物を分離し，その菌を利用して発酵食品をつくるよう

〔球菌〕Coccus
単球菌
Monococcus
双球菌
Diplococcus
連鎖状球菌
Streptococcus
ブドウ状球菌
Staphylococcus
〔桿菌〕Bacillus
短桿菌
Short rod
連鎖状桿菌
Rod chain
または
長桿菌
Long rod
〔その他〕
らせん菌
Sprillum
(a) 代表的な細菌の形態

(b) 細菌の増殖様式

図 2.3 細菌

表 2.1 発酵食品に利用される微生物

発酵食品	原料	利用する微生物
清酒	米, 米こうじ	コウジカビ, 清酒酵母
ビール	大麦, 麦芽	ビール酵母
ウイスキー	大麦, 麦芽	ビール酵母
ワイン	ブドウ	ワイン酵母
焼酎	米, 麦, ソバ, サツマイモ, 米こうじ	コウジカビ, 清酒酵母
みりん	米, アルコール	コウジカビ
味噌	大豆, こうじ (米, 麦, 大豆)	コウジカビ, 耐塩性酵母, 耐塩性細菌
醤油	大豆, 小麦	コウジカビ, 耐塩性酵母, 耐塩性細菌
米酢	米	コウジカビ, 清酒酵母, 酢酸菌
チーズ	牛乳	青カビ, 乳酸菌
ヨーグルト	牛乳	乳酸菌
納豆	大豆	納豆菌
漬け物	野菜	耐塩性酵母, 乳酸菌
ピクルス	キュウリ	酢酸菌, 乳酸菌
甘酒	米	コウジカビ
パン	小麦	パン酵母
かつお節	カツオ	青カビ, コウジカビ

(森 孝夫:新食品・栄養科学シリーズ食品加工学, 化学同人)

日本におけるパンの普及

パンは古くから世界各国でつくられており, その種類も多い. 日本人がパンをつくることを知ったのは1500年で, 種子島に漂流したポルトガル人によって伝えられたといわれている. しかし, 急速なパンの普及が起こったのは第二次大戦後であり, 今日では食の欧米化に伴って, 製パン工業が一大食品産業に発展した.

酢のルーツ

『酢』の文字が「酒から作る」からできたといわれるように, 酢は酒の自然発酵からはじまったと考えられている. わが国では, 応神天皇の頃, 酒の醸造技術と前後して酢の醸造技術が中国から伝えられ, 現在の大阪府の南部にあたる和泉の国で製造がはじめられたと伝えられている (いずみ酢). しかし, 一般に調味料として使われ多量に生産されるようになったのは江戸時代である.

八幡太郎義家と納豆伝説

平安時代に活躍した武将の八幡太郎 (源義家) は, たくさんの軍馬の食料として, 煮た大豆をわらに包んで運ばせていた. 途中で兵士の食料が足らなくなり, 馬用の煮豆を食べようとしたら, ネバネバして臭かった. それでも, お腹がすいていた兵士が食べたところ, 意外と美味しかったというのが納豆のはじまりという伝説がある. その他にも, 納豆に関する諸説はあるが, いずれの場合も煮た大豆をわらに包んでいる. つまり, わらに包んで納豆ができたのは, わらに納豆菌がついていたからである.

になった.

発酵によってつくり出される食品にはワイン, ビール, 清酒などのアルコール飲料をはじめ, 味噌, 醤油, 納豆のような大豆発酵食品, 野菜や果物の塩蔵を主とした漬物, 塩辛やかつお節などの水産発酵食品およびバター, チーズ, ヨーグルトなどの乳製品, 酵母の発酵作用を利用したパン類などがある. 発酵食品をつくる微生物はそれぞれが特徴ある性質をもっており, それぞれの発酵食品に関与する微生物が決まっている. たとえば, 納豆には納豆菌, ビールはビール酵母というように, 1種類の微生物だけで発酵食品が完成する場合と, 清酒のようにコウジカビと酵母など2種類以上の微生物の共同作業によって発酵食品が完成する場合がある (表2.1). 次に, 代表的な発酵食品についてみてみよう.

a. アルコール飲料

清酒, ビール, ワインなどのアルコール飲料製造に使用される微生物は, いずれもアルコール発酵能に優れた$Saccharomyces$属の酵母であるが, より適した味や香りを生ずるということから, 清酒には清酒酵母 $S.\ sake$, ビールにはビール酵母 $S.\ cerevisiae$ Hansen (上面酵母), $S.\ carlsbergensis$ Hansen (下面酵母), ワインにはワイン酵母 $S.\ ellipsoideus$ が使用されている. 昔から大麦を主食としていた国々では大麦を原料としたビール, 稲作の国々では米の酒が伝統的な発酵酒として育っている. また, 穀類のようなデンプン質原料で酒をつくる場合では, 酵母は直接デンプンを利用することができないため, デンプンを糖化してブドウ糖や麦芽糖にしなければ酵母によるアルコール発酵は起こらない. 糖化の方法には, 昔は焙焼による熱分解, 唾液による消化が使われていたが, やがて黄河中流域ではカビ, チグリス・

ユーフラテス河流域では麦芽の糖化力を利用した酒づくりがはじまり，わが国の酒は穀類にカビを生やしたこうじを使うことが特徴になった．つまり，清酒の場合はコウジカビ *Aspergillus oryzae* が分泌するアミラーゼでデンプンを糖化するのである．

b. パン

パンがふくらむのは酵母がアルコール発酵し，発酵中に生じる二酸化炭素がパン生地中に放出されるためである．最も一般的で多くつくられるパンは，小麦粉に食塩と水を混ぜ捏ねた生地をパン酵母 *Saccharomyces cerevisiae*（図2.4）で発酵させ焼き上げたものである．

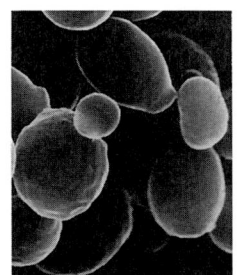

図 2.4 パン酵母 *Saccharomyces cerevisiae*

c. 食酢

食酢はアルコール飲料と深いかかわりあいがある．食酢は人類が手がけた最初の調味料である．清酒を水で薄めて放っておくと，酸化してすっぱい液に変わる．これは空気中の酢酸菌によってアルコールから酢酸ができたからである．つまり，食酢の主成分である酢酸は，原料中のエタノールが酢酸菌の酸化作用により生成したものであり，代表的な酢酸菌として *Acetobacter aceti* などがある．

d. 納豆

納豆は蒸した大豆に納豆菌 *Bacillus natto*（図2.5）を培養してつくられる．大豆タンパク質の一部は納豆菌の産生するプロテアーゼによりペプチド形態まで分解される．納豆菌はアミラーゼなどの酵素も産生し，本来消化されにくい大豆が消化のよいものになる．

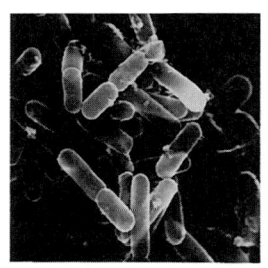

図 2.5 納豆菌 *Bacillus natto*

e. 醬油

醬油のコウジカビは *Aspergillus sojae* などであり，このカビはプロテアーゼ活性が強く，グルタミン酸生産能力が強い．菌体から溶出した酵素が作用し，原料中のタンパク質をペプチド，アミノ酸に，デンプンをデキストリン，麦芽糖，ブドウ糖に，脂肪を脂肪酸とグリセリンに加水分解する．その後，耐塩性の乳酸菌 *Pediococcus halophilus* が増殖して乳酸が産生され，次に耐塩性の酵母 *Saccharomyces rouxii* が増殖し，糖を利用してエタノール，

醬油のルーツ

アジアで発達した醬（ひしお）には，穀物を原料とした「穀醬」と魚を原料とした「魚醬」がある．日本で発達をとげたのが「穀醬」で，中国から伝えられた金山寺味噌の液状部分を分離したものが，今日の醬油の原形である．江戸時代以後，日本人の嗜好にあうように製法が改良され，現在では日本独特の調味料となり，世界各国にも輸出され世界の調味料になりつつある．

魚介類は貴重なタンパク源

海に囲まれたわが国では昔から，豊富な水産資源が人々の食生活と健康を支えてきた．新鮮な魚介類を貴重なタンパク源として食べるだけでなく，塩で仕込んで壺に入れておくと長時間保存することができ，さらに底にたまった液が，うま味調味料になることも知っていたようである．

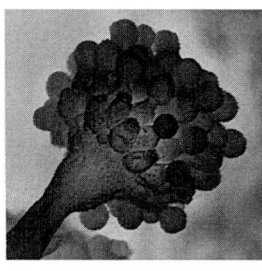
コウジカビ
Aspergillus sojae

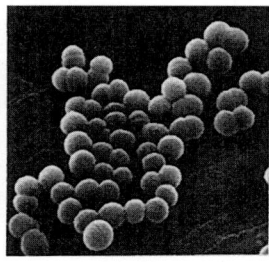
耐塩性の乳酸菌
Pediococcus halophilus

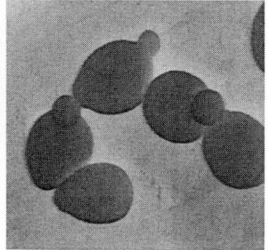
耐塩性の酵母
Saccharomyces rouxii

図 2.6 醬油製造に関与する微生物
（写真提供：キッコーマン(株)）

武士の力の源になった味噌汁

味噌の原形も醬油と同じ中国の穀醬であるが，わが国では7世紀頃に未醬と称する大豆発酵食品が現れている．当時，味噌は貴族の口にしか入らない高級品であったが，鎌倉時代に味噌をすって食べるようになり，「味噌汁」がつくられるようになった．日本人の食事の基本である"ごはん，味噌汁，おかず"という栄養バランスのとれた食事形態が生まれた．また，武田信玄などの戦国大名たちは大切な栄養源として味噌づくりに力を入れ，農民たちに味噌づくりを奨励した．そして，各地方の気候，風土や食習慣によって改良され，今日のような多種多様の味噌が登場したのである．

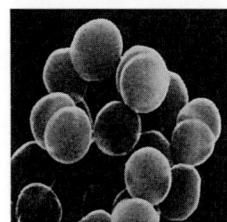

Streptococcus thermophilus

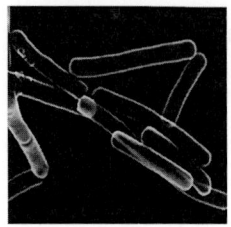

Lactobacillus bulgaricus

図 2.7 ヨーグルト製造に関与する乳酸菌

漬け物はビタミンの王様

漬け物の元祖は，野菜を海水に漬けて干して（繰り返す）発酵させる「海水漬け」，つまり塩漬けである．奈良・平安時代には粕漬けや味噌漬けが登場し，江戸時代にはぬかみそ漬けが庶民に普及し，漬け物の全盛期を迎えた．野菜は食物繊

微量の有機酸エステル，フーゼルアルコールなどを生成し，醬油の風味がつくり出される（図 2.6）．

f. 味噌

味噌は原料の米，麦，大豆に，コウジカビを繁殖させたこうじに，蒸し大豆と食塩とを仕込んでつくる．コウジカビとして *Aspergillus oryzae* が用いられるが，カビの酵素が原料中のタンパク質やデンプンを分解し熟成において重要な役割を演じている．また，耐塩性の乳酸菌 *Pediococcus halophilus* が増殖して乳酸などを生成し，さらに耐塩性の酵母 *Saccharomyces rouxii* が増殖してアルコールなどを生成し，味噌の風味が生まれる．

g. 漬け物

野菜に食塩を加えると，耐塩性の乳酸菌が残り，他の雑菌は繁殖を抑えられる．また細胞内の酵素作用により，野菜の成分に化学的変化が生じ，デンプンは糖に，タンパク質はアミノ酸に分解され，さらに耐塩性の酵母によりアルコールとエステルが生成し，漬け物特有の香気とうま味が生じる．ぬかみそ漬けの場合，漬け物の酸味は主として耐塩性の乳酸菌 *Lactobacillus plantarum* が生成する乳酸であり，ぬかみそ漬けの香りを生み出すのは *Debaryomyces* 属の耐塩性の酵母である．

h. ヨーグルト，チーズ，発酵バターなど

乳酸菌は糖から大量の乳酸を生成する．ヨーグルトの場合は，乳酸菌を牛乳あるいは脱脂乳に添加し，乳酸発酵を行わせカゼインを凝固させて製造する．乳酸菌として *Lactobacillus bulgaricus* や *Streptococcus thermophilus* などが使用されている（図 2.7）．その結果，乳酸菌を生育させた発酵乳は，pHが低下し，他の微生物の生育が抑制され，食品の保存性に優れている．

i. 魚介類の発酵食品

熟成工程でカビの力を借りるかつお節，魚肉を飯につけて発酵させるなれずし，独特のにおいをもつくさや，魚を原料とする魚醬（魚醬油）や塩辛類などがある．魚介類の発酵食品における製法の共通点は，原料に食塩を添加することによって腐敗細菌の発育を抑制し保存性を高めるとともに，原料中に含まれる自己消化酵素の作用によってタンパク質などの分解を促進し，細菌や酵母によって熟成させ独特の香気や呈味成分を生成することである．

● 2.2.3 食品の腐敗 ●

地球上には膨大な数の微生物が生息し，私たちは微生物といろいろなかかわりあいをもちながら生活している．微生物にとって私たちの食品は栄養源となり，温度，水分などの条件さえ適当であれば，短時間のうちに増殖する．

食品中の微生物の増殖が進むと，食品の品質は変化し，食べられなくなる．これが腐敗である．私たちの食生活を安全，安定かつ豊富にするために

維やビタミンが豊富で，漬け物は熱を加えないため，ビタミンを失うことはなく，さらに微生物の発酵によって多種多様なビタミンが蓄積されている．その他，発酵中に生じた消化酵素が消化を助け食欲増進効果があり，保存食としても優れている．

メチニコフとプロバイオティクス食品

1900年頃，メチニコフは「長生き」の研究をはじめ，当時の長寿国であったブルガリアを訪れた．ブルガリアの人々は"ヨーグルト"なるものを毎日のように食べていることに気付き，調べたところ，ヨーグルトの中には生きた乳酸菌がたくさんいた．若い頃に免疫学を研究していたメチニコフは乳酸菌をみて，ブルガリアの人々の長生きの原因を理解した．「ヨーグルトを食べることによって，生きた乳酸菌が腸に届き，消化吸収を助け，また免疫力を高めるから，健康で長生きができるのだ」と結論付けた．メチニコフの長寿説が提唱されて以来，腸内菌叢を整えて免疫能を高めるなどの機能についても研究が進んでおり，現在，プロバイオティクス食品としても注目されている．

異常プリオンタンパク質

ウシ海綿状脳症（BSE）の原因因子であるプリオンタンパク質は，体内に存在しているタンパク質であり，その立体構造がかわることで病気を起こす．異常プリオンタンパク質は高温や高圧，ホルマリンなどの薬品に対しても強く，通常の消毒ではその伝達性を阻止できず，肉骨粉に残って

は食品の変敗原因を明らかにし，それぞれの食品に適した加工を行って保存性を与えることが必要である．

微生物による食品の変敗を防止するためには，殺菌，除菌して食品を微生物から守る方法と微生物の生育を阻止する方法がある．微生物の生育を阻止するためには，微生物が生育しにくい環境をつくりあげることが必要である．微生物の生育には水分，温度，pH，養分などが適当であることが必要であり，これらの諸条件のうち一つでも不適当だと生育は困難になる．したがって，食品中の水分の減少，低温での保存，高い浸透圧，酸や化学物質の添加などによって微生物の生育を阻止することができる．

2.2.4 食中毒

微生物の中には食品の分解活性が弱いものがあり，食品の感覚的な変化を著しく示さないために口にしてしまい，食中毒を引き起こす場合がある．わが国での最近の発生状況をみれば食中毒の最も多い原因菌はサルモネラで，次に腸炎ビブリオ，そして O-157 を含む病原性大腸菌である．その他ウェルシュ菌，セレウス菌，カンピロバクターなどによる食中毒も急増している．また，嫌気性細菌のボツリヌス菌による食中毒が，食生活の多様化に伴って全国的に増加している（図2.8）．

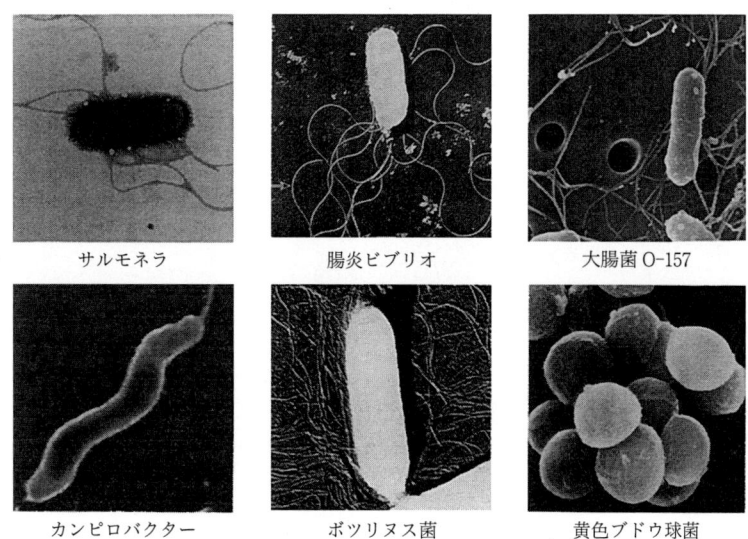

図 2.8 代表的な食中毒を引き起こす細菌

2.2.5 食品に関係する主な病気

近年，病原性大腸菌 O-157 感染症をはじめ，従来は発生件数が少なかった原因菌による食中毒が急増している．また，コレラなどの水系感染症は激減したが，水系感染胃腸炎のクリプトスポリジウム症などが新たな問題となっている．さらに，ウシ海綿状脳症やSARS，トリ型インフルエンザ，A

いた異常プリオンタンパク質がBSEを広めたと考えられている．病原体が増殖するためには遺伝子である核酸（DNAやRNA）が必要であるため，タンパク質が病原体であるとは考えられなかったが，異常プリオンタンパク質が体内の正常プリオンタンパク質を異常化させることがわかり，現在，二つのモデルが考えられている．

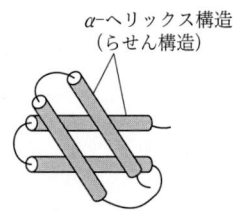

正常プリオンタンパク質

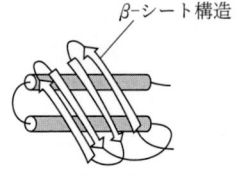

異常プリオンタンパク質

プリオンタンパク質の構造モデル

モデル① 異常タンパク質が正常タンパク質を1分子ずつ異常化していく

モデル② 異常タンパク質が正常タンパク質を異常化し，固まりをつくる

○：正常プリオンタンパク質
○：異常プリオンタンパク質

プリオンタンパク質の増殖

およびE型肝炎など，今までに知られていなかった病気，あるいは鳴りを潜めていた病気が再び広がっている．

以下に食中毒菌以外で食品に関係する主な病気と病原菌について紹介する．

a. 肝炎

ウイルス肝炎（肝炎の約90％はウイルスが原因）とは，ウイルスが肝細胞内で増殖することによって生じる急性および慢性の炎症のことであり，肝細胞を標的細胞として感染するので，原因のウイルスを肝炎ウイルス（viral hepatitis）と呼んでいる．肝炎ウイルスにはA〜E型があり，A型（HAV）およびE型（HEV）は経口感染で起こる．HAVは水系感染症の病原体で，潜伏期は長くて2〜6週間で，発熱，下痢，腹痛，倦怠感，黄疸などの症状を示し，HEVは開発途上国での急性肝炎の半数を占めているともいわれている．

b. プリオン病

2001年9月，日本においてもウシ海綿状脳症のウシが発見された．脳の細胞が徐々に破壊されてスポンジ状に穴があき，運動失調や機能障害が起こり，やがて死に至る病気である．ヒツジの海綿状脳症であるスクレイピーは，以前から知られていたが，ウシやヒツジのような植物食性動物だけではなく，動物食性動物であるネコやピューマなどにも海綿状脳症がみられた．また，ヒトでもクロイツフェルト・ヤコブ病（CJD）などが知られていたが，CJDが50歳以上になって初めて現れるのに対して，新型は若年者にもみられ，BSEの牛肉を食したことによって感染が成立したといわれている．

c. トリ型インフルエンザ

トリ型インフルエンザは鳥類がインフルエンザに感染して起こる病気である．一方，高病原性トリ型インフルエンザは家畜伝染病予防法で定められており，その症状は食欲・飲水欲の減退，元気消失，呼吸器症状，産卵率の低下，下痢，肉冠・肉垂・顔面の腫れやチアノーゼ，脚の浮腫や皮下出血，神経症状などの症状がみられる．大量のニワトリが鶏舎で飼育されるため，1羽の発症で数万，数十万羽のニワトリが感染する．現在までのところヒトが発症した例は報告されていないが，ヒトも感染する可能性は否定できない．

● 2.2.6 よい微生物は育て，悪い微生物は除外する ●

以上のように，微生物は，発酵食品や抗生物質などの有用物質を産生するだけではなく，水質汚染の対策などの環境浄化においても人類に多大なる貢献をしている．しかしながら，腐敗や食中毒，感染症を引き起こす微生物も多く存在している．したがって，私たちは有用な微生物には適した環境を与えて生育を盛んにさせ有効に利用し，一方，有害な微生物には不適な環境を与えて生育を抑制させ害作用を防がなければならない．

2.3 食品加工と栄養

2.3.1 食品加工の意義と目的

われわれが日常食べている食品は非常に多くの種類があり，生産様式で分類すると農産食品，畜産食品，林産食品，水産食品に分けられる．五訂増補日本食品標準成分表には 18 の食品群に従って 1878 種類の食品（生鮮食品と加工食品）が収載されている．

ヒトは食べ物をとることで生命活動を維持しているため，古代の採集・狩猟・漁獲による方法に加えて農耕，牧畜へと食べ物を安定に手に入れる手段を発達させてきた．このことにより，これまでよりも多くの食べ物が手に入るようになり，毒成分を除去する方法，生鮮食品を長期に保存する方法，よりおいしく食べる方法などをあみ出した．これが食品加工のはじまりである．以降，食品の保存方法や加工の工夫・改良がなされ，発酵食品を含むさまざまな加工食品が生み出された．現代では，高度な加工技術の発展，生産者と消費者の区別化，消費者の嗜好の多様化，調理の簡略化，などにより加工食品の種類，生産量が増加しており，飲食費に占める加工食品の消費割合は約 50% となっている（図 2.9）．

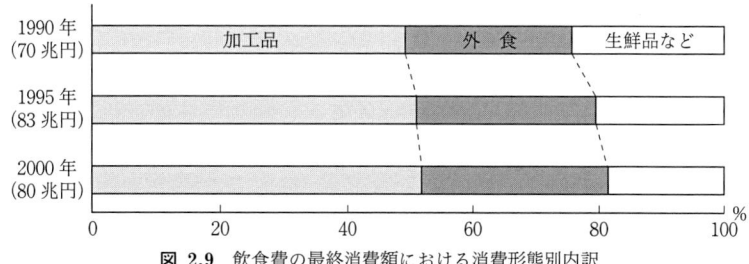

図 2.9 飲食費の最終消費額における消費形態別内訳
（ ）：最終消費額
（農林水産省編：平成 16 年度食料・農業・農村白書，農林統計協会，2005）

個々の加工食品は，以下に示す目的を一つ以上もつように加工されている．

i） 安全性の向上　　有害物の除去（キャッサバより青酸配糖体を除去してデンプンを製造，など），変質・腐敗による有害物生成の防止（酸化防止剤添加による過酸化脂質生成の抑制，滅菌・殺菌操作による病原菌増殖抑制，など）．

ii） 保存性の向上　　乾燥（するめ，乾燥果物），加熱殺菌，塩蔵（梅干し），糖蔵（ジャム），燻煙（燻製品）などの処理，缶詰・瓶詰・レトルト食品，冷凍食品．

iii） 消化性の向上　　非可食部の除去（米の脱穀・搗精，穀類の製粉，オカラの除去による豆乳・豆腐製品），加熱（デンプンの糊化，タンパク質の

栄養機能食品

栄養成分の補給・補完を目的とし、栄養成分を一定量含む食品のことで、身体の健全な成長、発達、健康の維持に必要な栄養成分の栄養生理的機能および摂取上の注意を表示する。栄養成分（ビタミン12種類と無機質5種類）が規格（上限値、下限値）に合致していれば、自由に製造・販売できる規格基準型である。

特定保健用食品

健康の維持増進に寄与することが期待される食品または関与する成分は、その保健の用途の根拠が医学・栄養学的に明らかにされているもので、適切な摂取量が設定できるものである。保健の用途、摂取量、摂取上の注意の表示と特定保健用食品のマークをつけて販売される。

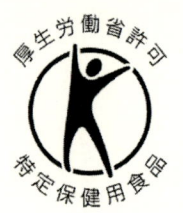

変性、植物細胞壁の軟化、など）、発酵（大豆を納豆へ）。

ⅳ）栄養性・機能性の向上　栄養素の添加（ビタミン B_1 を添加した強化米、ビタミンまたは無機質を添加した栄養機能食品）、発酵による栄養素の蓄積（納豆のビタミン K、葉酸、パントテン酸）、生理機能成分の添加（食物繊維など機能性成分を添加した特定保健用食品）。

ⅴ）嗜好性の向上・多様化　嗜好的要素（味・色・香り・テクスチャー・咀嚼音など）を向上させる加工（小麦粉からパンの製造、牛乳からヨーグルトの製造など）、新規性のある食品の創造（新しい味、香り、食感などをもった加工食品）。

ⅵ）利便性の向上　調理の手間・時間が省ける調理済み加工食品・インスタント食品・冷凍食品・レトルト食品、調味料・だしの素、食品素材から特定成分の抽出（砂糖、食用油）。

ⅶ）経済性の向上　保存性の向上による安定供給が可能、大量生産によるコストダウン。

2.3.2　食品保存の目的と原理

a. 殺菌、滅菌、除菌による保存性の向上

食品を保存することによる品質低下の大部分は、微生物の増殖による腐敗や外観などの変化である。また、一見、食品の変化は小さくても、食中毒や経口伝染病の原因となる病原性細菌が増殖していると危険である。したがって、食品に存在する微生物をあらかじめ殺菌、滅菌、除菌を行って保存すると品質の低下が抑えられる。殺菌とは病原性細菌と通常の微生物を死滅させ、耐熱性微生物や胞子を完全には死滅させないが一定の基準以下になるようにすることで、滅菌とは食品に付着するすべての微生物を死滅させることである。除菌とはろ過により微生物を除くことである。

1）加熱殺菌法

微生物の種類により耐熱性は異なる（表2.2）。カビと酵母は耐熱性が低く、100℃以下の低温度と短時間の熱処理で死滅する。一方、細菌は一般的

表 2.2　微生物の耐熱性

微生物の種類	死滅させるのに必要な条件	
	温度（℃）	時間（分）
カビ	60	10～15
酵母	54	7
サルモネラ菌	60	5
ブドウ球菌	60	15
大腸菌	60	30
乳酸菌	71	30
Bacillus 属の胞子	100	1200
Clostridium 属の胞子	100	800

（村　清司：食品工業技術概説, 鴨居郁三監修, 恒星社厚生閣, 1997）

表 2.3 　農産物の缶詰の殺菌条件

缶詰	pH	殺菌温度（℃）	殺菌時間（分）
オレンジ	2.70	82	3
リンゴ	3.53	102	10
アンズ	3.60	102	12
ブドウ	3.80	102	12
モモ	4.00	100	20
ナシ	4.20	100	17
トマト	5.05	100	20
ニンジン	6.07	115	30
ジャガイモ	6.20	115	60
トウモロコシ	6.90	120	57
キャベツ	6.97	115	45

（村　清司：食品工業技術概説，鴨居郁三監修，恒星社厚生閣，1997）

に熱に弱いが，*Bacillus* 属や *Clostridium* 属などの胞子は耐熱性がある．適切な殺菌条件は食品の状態により異なり，付着微生物の種類，食品のpH，食塩・糖類の添加量などによって決められる．低いpHは微生物の耐熱性を弱めるので，酸性の食品は温和な殺菌条件でよい（表2.3）．

　 i ）　低温殺菌　　100℃以下の殺菌法で，通常62～65℃の温度で30分間加熱する．パスツリゼーションともいわれる．牛乳，ジュース，清酒，ビールなどの殺菌に用いられる．

　ii ）　高温短時間殺菌　　75℃，15秒のように熱交換器で液状食品の品温を瞬時に上昇させ短時間で殺菌する方法である．

　iii）　高温殺菌　　100℃以上の殺菌法で，一般に高圧蒸気釜（レトルト）を用いて110～150℃の温度で10～30分間加熱する．畜産物，水産物，野菜類の缶詰の殺菌に用いられる．

　iv）　超高温殺菌　　130～150℃，数秒間の殺菌法で，牛乳，ジュース類，その他液体食品に用いられる．

2 ）　無菌充塡包装

　加熱殺菌した液状食品を無菌室にてあらかじめ殺菌した容器に充塡密封したものは，無菌充塡包装食品といい，LL牛乳（ロングライフ牛乳），LL果汁などがある．

3 ）　加熱以外の殺菌法および除菌法

　品温の上昇が起こらないため，食品のもつ香味などの特徴が失われにくい殺菌法，除菌法がある（コラム参照）．

b．低温による保存性の向上

　食品の低温保存法として，冷蔵と凍結貯蔵がある．保存（貯蔵）温度は，一般に冷蔵が0～10℃，凍結貯蔵が－30～－12℃の温度帯となっている．食品を低温保存することにより，微生物の増殖，食品成分の化学的変化，食品自身の酵素による劣化反応，果実・野菜の呼吸作用などによる変質が抑えられる．一般に低温ほど食品の保存性は高くはなるが，冷蔵における低温障

紫外線殺菌
　紫外線エネルギー（波長250～260 nm，一般に254 nmが使用される）により殺菌する方法で，照射された表面にのみ効果がある．飲料水，食品工場内の殺菌に用いられる．

超高圧殺菌
　超高圧（数千気圧）を利用した，食品特有の香味が保持される殺菌法であるが，胞子など耐熱性の高い微生物はこの方法では殺菌されないため，利用できる食品は限られる．ジャム，ジュースに用いられる．

除菌
　液状食品を膜ろ過により微生物を除去する方法で，生ビール，生酒において適用されている．

害,緩慢凍結による食品組織の破壊など,条件によっては品質の低下が起こるので,注意が必要である.

1) 冷蔵

食品を 0～10℃ の温度帯で保存する方法で,広く食品の保存に利用されている.野菜・果物などの生鮮食品の保存可能期間は 1 週間～1 ヵ月程度で,畜肉類,魚介類,調理済み食品では短期間しか保存できない場合が多い.

ⅰ) 微生物の増殖抑制　食品を腐敗させる微生物は低温では増殖が抑制される.しかし,生育最適温度が 10℃ 以下の低温細菌が存在するため,冷蔵保存の過信はできない.

ⅱ) 食品成分の化学反応の抑制　食品の変質は脂質の酸化,褐変反応などの化学変化により起こる場合があり,このような反応は低温ほど反応速度が遅くなる.

ⅲ) 呼吸量の抑制　野菜・果物のように収穫後も呼吸を続けているものは,呼吸作用による成分変化が原因となって品質の劣化が起こる.青果物を低温で保存すると呼吸量が減少するため,品質の低下が抑えられる.

ⅳ) 食品自身の酵素による劣化反応の抑制　一般に酵素反応は 37℃ を中心とする温度帯で速やかに進む.低温下では酵素反応速度は低下することから,食品自身の酵素による劣化反応は遅くなる.代表的な酵素は,タンパク質を加水分解するプロテアーゼ,植物細胞壁成分の分解を行うセルラーゼ,ペクチナーゼなどがある.

熱帯・亜熱帯原産の野菜・果物は低温下で保存すると,果皮の黒変・ピッティング,組織の軟化,芯腐れなどの低温障害を起こす(表 2.4).これは低温による青果物の代謝障害が原因である.

ピッティング
青果物を低温に保存したときに生じる表皮の小陥没のことで,キュウリ,ウリ,かんきつ類などによくみられる.

表 2.4　青果物の低温障害が起こる温度と症状

青果物	温度 (℃)	症　状
カボチャ	7～10	内部褐変
スイカ	4.4	内部褐変,不快臭
サツマイモ	10	内部褐変
トマト(未熟果)	12～13.5	追熟不良
ピーマン	7.2	ピッティング,萼と種子の褐変
アボガド	5～11	追熟不良,果肉の変色
グレープフルーツ	8～10	ピッティング
バナナ	12～14.5	褐変,追熟不良
パイナップル	4.5～7.2	果芯部黒変,追熟不良

(井筒　雅:食品工業技術概説,鴨居郁三監修,恒星社厚生閣,1997)

2) 凍結貯蔵(冷凍)

凍結貯蔵(冷凍)は食品を $-30～-12℃$ の温度帯で,比較的長期間貯蔵する保存方法である.通常は食品の品質保持のために $-18℃$ 以下の温度で保存される.市販されている冷凍食品は,原材料の前処理(ブランチング,調理など)後,急速凍結を行って包装され,消費者に渡る直前まで $-18℃$

ブランチング
熱湯,蒸気などにより,食品中の酵素の失活を主な目的とした短時間の加熱処理のこと.

表 2.5 食品の氷結点

食品	(℃)
サラダ菜	−0.4
トマト	−0.9
タマネギ	−1.1
エンドウ	−1.1
カリフラワー	−1.1
ジャガイモ	−1.7
サツマイモ	−1.9
リンゴ	−2
西洋ナシ	−2
オレンジ	−2.2
ブドウ	−2.2
カキ	−2.1
レモン	−2.2
サクランボ	−2.4
バナナ	−3.4
クリ	−4.5
クルミ	−6.7
牛肉	−1.7〜−0.6
魚肉	−2〜−0.6
牛乳	−0.5
卵白	−0.45
卵黄	−0.65
バター	−2.2
チーズ	−8.3

(加藤舜朗：食品冷凍の理論と応用，光琳，1966)

グレーズ
凍結した魚や食肉を冷水中にくぐらせて，引き上げると，食品表面の水はすぐに氷結する．凍結食品に氷の薄い膜ができ，外気を遮断され包装されたようになる．

チルド食品 −5〜5℃において食品が凍らない氷結点近くの温度で流通および保存する食品をチルド食品といい，冷蔵品よりも長期間保存できる．食肉では−1〜1℃で保存される．チルド食品は食肉，魚介類，野菜，果物などの生鮮食品と加工食品，調理済食品，デザート・菓子類など多くの食品がある．

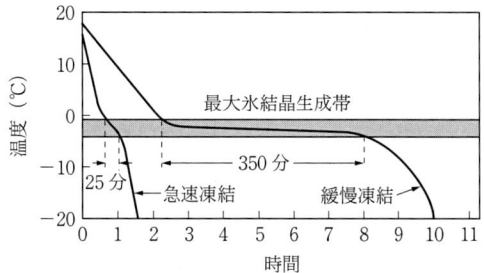

図 2.10 食品の冷凍曲線
(加藤舜朗：食品冷凍の理論と応用，光琳，1966)

以下で流通，保存された食品である．簡単な調理で食べられるものが多い．冷凍食品などの品質の保持のために，一定の低温で流通させることをコールドチェーン（低温流通機構）という．

ⅰ）凍結方法　食品中の水が凍りはじめる温度を氷結点といい，生鮮食品では−2〜−0.5℃であり，−1℃あたりが氷結点となっている（表2.5）．食品を凍結するときの温度（品温）と時間の関係を示したものを冷凍曲線（図2.10）という．食品を冷却していくと，−5〜−1℃の温度帯を通過する間は冷却エネルギーが氷の生成に使われるため，品温の低下は緩やかになる．食品の品温が−5℃に下がると約80％の水が凍り，見た目に凍結した状態になる．−5〜−1℃の温度帯を最大氷結晶生成帯といい，この温度帯をゆっくり通過（緩慢凍結）させると食品の細胞内の水は細胞外に出て，大きな氷結晶が生成する．一方，急速に通過（急速凍結）させると食品の細胞内に小さな氷結晶ができる．緩慢凍結により細胞外で大きな氷結晶ができると，細胞膜の破壊，タンパク質の変性，解凍時のドリップの流出などにより，品質が低下する．急速凍結では食品の細胞の損傷や解凍時のドリップの流出が少なく，タンパク質の変性が抑えられ，冷凍品の品質は良好である．

ⅱ）凍結保存中の品質変化とその防止　凍結保存による食品の品質変化は，氷の昇華による乾燥，脂質の酸化，変色などがある．冷凍する食品の包装やグレーズにより，乾燥および脂質などの食品成分の酸化を防ぐ．また，食品の急速凍結により，食品組織の変化と解凍後のドリップの流出によるエキス成分の損失を小さくすることができる．

ⅲ）解凍方法　凍結した食品を利用するためには，凍結前の状態に戻す解凍操作が必要となる．食品や利用状態により緩慢解凍と急速解凍が使い分けられている．生肉は冷蔵庫や冷水でゆっくりと解凍した方が肉の保水性が保たれ肉質が良好であるが，ブランチングした野菜，加熱処理後に凍結したエビ・カニ類，パンなどのデンプン食品は熱湯，スチーム，オーブンなどで加熱して急速解凍した方が品質のよさが保たれる．また，冷凍食品の多くは解凍と調理を同時に行う形態のものが多い．

氷温貯蔵

食品の保存温度は食品の氷結点（−2℃くらい）〜0℃の間で，通常約−1℃に設定され，冷蔵よりも品質が長期間保持される．また，氷結点を低下させるシロップや塩溶液を食品に添加して，凍らない範囲のより低温（−6℃など）で保存する方法もある．

パーシャルフリージング
（半凍結法）

魚介類，畜肉に主に利用され，−3℃付近の半凍結状態での保存方法である．大部分の微生物は−3℃では生育できないため，冷蔵に比べて保存期間は長くなる．冷凍よりも保存期間は短いものの，タンパク質の変性が少なく良好な品質が保たれる．

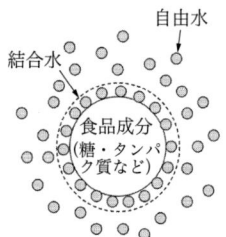

図 2.11 自由水と結合水の存在状態（イメージ図）

表 2.6 微生物の生育に必要な最低水分活性

微生物	最低水分活性
普通細菌	0.90
普通酵母	0.88
普通カビ	0.80
好塩細菌	≦0.75
耐乾性カビ	0.65
耐浸透圧性酵母	0.61

(Mossel, D. A.：*Food Research*, **20**, 415, 1955)

3) その他の温度帯による保存

チルド食品，氷温貯蔵，パーシャルフリージングなどがある．

c. 水分活性の低下および乾燥による保存性の向上

1) 水分活性

食品は多かれ少なかれ水を含み，その水分含量は100％近いものから数％以下のものまでの広い範囲にわたっている．食品を腐敗させる微生物の生育には水が必要であることから，食品に含まれる水の存在状態や水分量が食品の保存性に大きな影響を与える．

食品に含まれる水は存在状態により自由水と結合水に分けられ，食品により存在割合が異なっている．自由水は，比較的自由に分子運動ができ，溶媒として働き，微生物が利用できる水である（図2.11）．結合水は，食品成分と水素結合により結合した水であり，一般に蒸発しにくく，自由水が示す氷結点では凍りにくく，溶媒としての働きがなく，微生物が利用できない水である．したがって，微生物の生育に必要な自由水量が少ないほど，微生物の増殖による食品の変質（腐敗）が起こりにくい．そこで，保存性の面からは，食品の全水分量よりも水の存在状態を表す指標，すなわち自由水の存在割合を示す水分活性（water activity, A_w）を使用することが望ましい．

食品の水分活性（A_w）は次の式から求められる．また，水分活性は，食品を密閉容器内に入れ，食品が平衡水分量に達したときの容器中の相対湿度（％）を100で割った値と等しい．

$$A_w = P/P_0$$

P：食品の水蒸気圧，P_0：食品と同一温度で測定された純水の水蒸気圧
純水はすべて自由水からなり，その水分活性は1である．無水物の水分活性は0であることから，食品の水分活性は $0 \leq A_w \leq 1$ の範囲にあり，水分活性が1に近いほど自由水を多く含む．

食品の変質（腐敗）を起こす微生物が生育する最低の水分活性は，一般に細菌が0.90，酵母が0.88，カビが0.80付近である（表2.6）．食肉類，魚介類，果物，野菜などの生鮮食品は水分量が多く，水分活性が0.97以上と高いため，微生物が増殖しやすく，保存期間が短い（表2.7）．一方，水分活性が0.65以下の食品は乾燥食品（乾燥野菜，粉乳，インスタントコーヒー，コーンフレークなど）であり，水分量が少なく，水分活性も低いため微生物による腐敗は起こりにくい．これら食品の中間的な水分活性0.65〜0.85を示す食品を中間水分食品といい，ジャム，ゼリー，サラミソーセージなどがある．中間水分食品は，ソフト感を保つ水分（10〜40％）を保持しながら，比較的長期間の保存が可能な食品である．水分活性を低下させるために添加される物質として，砂糖，食塩，ソルビトールなどがあり，ジャム類，つくだ煮に利用されている．

水分活性の低い食品ほど微生物による腐敗は起こりにくく，食品を劣化さ

表 2.7 食品の水分量と水分活性

	食品	食塩 (%)	砂糖 (%)	水分 (%)	水分活性
生鮮食品・多水分食品	野菜			>90	0.98〜0.99
	果実			87〜89	0.98〜0.99
	魚介類			70〜85	0.98〜0.99
	食肉類			>70	0.97〜0.98
	卵			約75	0.97
	魚肉ソーセージ			66〜69	0.96〜0.98
	焼きちくわ			72〜75	0.97〜0.98
	かまぼこ			70〜73	0.93〜0.97
	開きあじ	3.5		68	0.96
	ナチュラルチーズ			35〜53	0.94〜0.99
	プロセスチーズ			約40	0.97〜0.98
	パン			約35	0.93〜0.96
	ハム，ソーセージ			56〜65	約0.90
	塩ざけ	11.3		60	0.89
	しらす干し	12.7		59	0.87
中間水分食品	フルーツケーキ			—	0.80〜0.87
	サラミソーセージ			30	0.78〜0.83
	いわし生干し	13.6		55	0.80
	いか塩辛	17.2		64	0.80
	ジャム，マーマレード		66	約30	0.75〜0.80
	醤油			—	0.76〜0.81
	味噌（甘，辛）			約40〜50	0.69〜0.80
	いか燻製			66	0.78
	パルメザンチーズ			17	0.76
	はちみつ			16	0.75
	ケーキ		55	25	0.74
	乾燥果実			15〜17	0.65〜0.72
	ゼリー			18	0.60〜0.69
	裂きいか			30	0.65
	干しえび			23	0.64
乾燥食品	貯蔵米			13〜14	0.60〜0.64
	小麦粉			13〜14	0.61〜0.63
	煮干し			16	0.57〜0.58
	クラッカー		70	5	0.53
	香辛料（乾燥），乾めん			約10	0.50
	全卵粉末			約5	0.40
	ビスケット			4	0.33
	チョコレート			1	0.32
	脱脂粉乳			4	0.27
	緑茶			4	0.26
	全粉乳，乾燥野菜			2〜3，約5	0.20

（好井久雄：低食塩化と食品の保存, *New Food Industry*, **24** (9), 1-13, 1982）

せる酵素反応や非酵素的褐変反応も進みにくいが，水分活性が0.2以下になると，空気中の酸素により食品成分が酸化されてむしろ保存性は悪くなる（図2.12）．

2) 乾燥

乾燥の目的の一つは，自由水を除去して水分活性を低下させることで食品の保存性を高めることである．乾燥方法は図2.13のような方法があり，食品により使い分けられている．保存性向上以外の乾燥の目的は2.3.3項を参

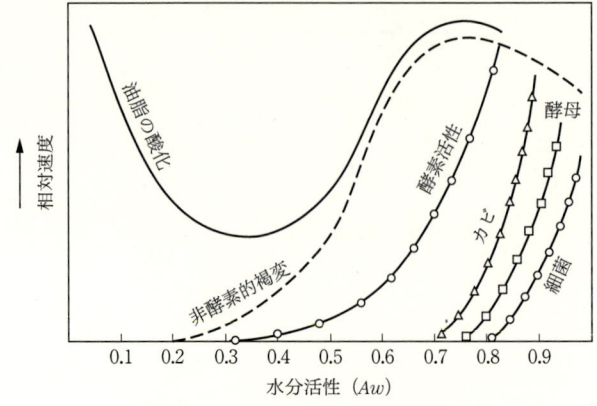

図 2.12 水分活性と食品の劣化の関係
(Labuza, T. P. *et al.*：Stability of intermediate moisture foods. 1. Lipid oxidation, *J. Food Sci.*, **37**, 154-159, 1972)

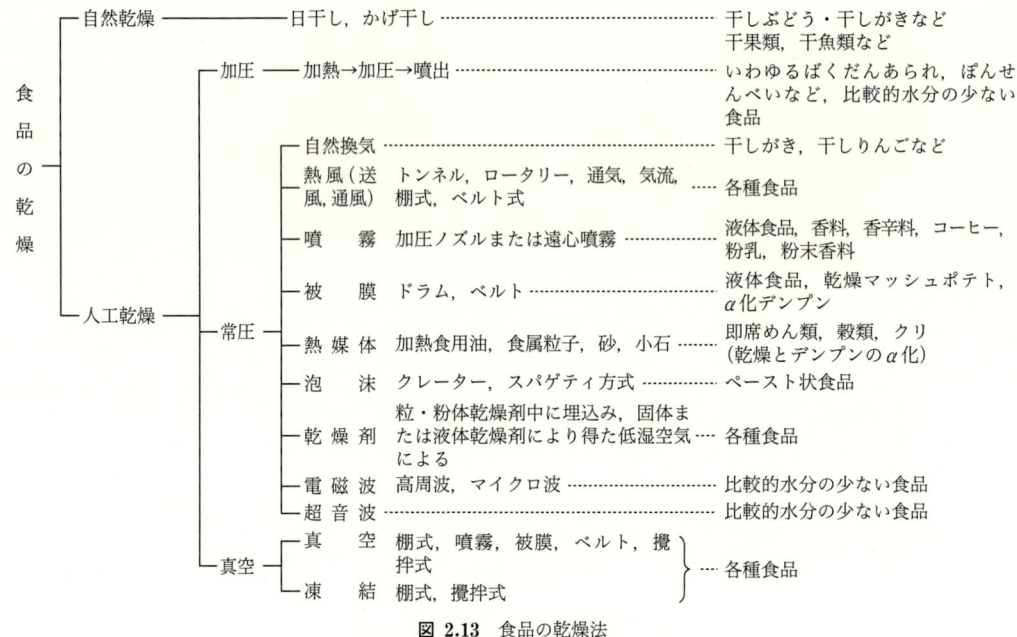

図 2.13 食品の乾燥法
(木村 進：乾燥食品事典，朝倉書店，1984)

照のこと．

i) 自然乾燥（天日乾燥，陰干し乾燥）　自然の太陽熱や風を利用して乾燥させる方法で経済的であるが，天候に左右されるため，品質の管理が難しく，人工乾燥法で代用されることが多くなってきた．干ししいたけ，切り干し大根，かんぴょう，干し魚，干しがき，など．

ii) 熱風乾燥　加熱空気を送風することにより食品中の水を蒸発させる方法である（送風乾燥や通風乾燥ともいう）．装置としては，箱型棚式乾燥機，トンネル式乾燥機，流動層乾燥機などがあり，食品に適した乾燥機を用いる．各種食品に適用される．

iii) 噴霧乾燥　液状の食品を高温気流中に噴霧微粒化して，瞬間的に乾燥する方法である．乾燥品は成分変化が少なく，溶解性・分散性に優れるなどの特徴をもつため，液状食品の乾燥に広く用いられている．粉乳，インスタントコーヒー，インスタントティーなど．

iv) 被膜乾燥　液体，ペースト状，半固形状のものを加熱したドラム表面に薄膜状に付着させ，ドラムの回転に伴って乾燥させる方法である．乾燥物は後処理の方法によって，粉末状，フレーク状，フィルム状にすることができる．乾燥マッシュポテト，αデンプン，乾燥ベビーフードなど．

v) 泡沫乾燥　泡沫化した液状食品を多孔板の下部あるいは上部から熱風を送って乾燥させる．泡沫化は液状食品を濃縮するか，起泡剤を添加して，高圧ガスと激しく混合することで行う．泡沫の形成により乾燥表面積が大きくなり，乾燥速度が速い．粉末トマトジュース，粉末リンゴジュースなど．

vi) 真空乾燥　真空（凍結乾燥の場合より真空度は低い）にした密閉容器に食品を入れ，30〜50℃の低温で乾燥する．インスタントコーヒー，粉末スープ類，粉末エキス類など．

vii) 凍結乾燥　凍結した食品を真空状態で水分の昇華により乾燥させる方法である．高度に真空状態を保つ必要があるため，乾燥経費は高くつくが，乾燥による成分変化が少なく，復元性に優れている．インスタントコーヒー，即席めんの具など．

乾燥食品は保存中に酸化および吸湿により品質が劣化することがあるため，密封包装，窒素ガス充填包装，脱酸素剤や吸湿剤の封入，低温などで変質を防止する．

脱酸素剤
一般的な脱酸素剤は鉄粉を主原料としたものであり，鉄と酸素との酸化反応を利用している．

吸湿剤
シリカゲルと塩化カルシウムが吸湿剤として用いられるが，シリカゲルが一般的である．

d. 塩蔵，糖蔵による保存性の向上

食品に食塩や砂糖を加えると，それらの浸透圧作用により動植物食品の細胞内の水が細胞外へ出て脱水される．食品の水分量が減少するとともに，自由水が失われて水分活性が低下するため，微生物の生育抑制や食品自身のもつ自己消化酵素反応が抑えられることにより食品の保存性が向上する．溶質（電解質の場合は解離しているイオン）のモル数に比例して浸透圧は高くなり，逆に水分活性は低下するため，同一量であれば分子量の小さい物質ほど

表 2.8　食塩とショ糖の水溶液濃度と水分活性 (25℃)

水分活性	食塩 (%)	ショ糖 (%)
0.995	0.872	8.51
0.990	1.72	15.4
0.980	3.43	26.1
0.940	9.38	48.2
0.900	14.2	58.4
0.850	19.1	67.2
0.800	23.1	—

（河合　章・石田祐三郎：食品微生物学, 培風館, 1980）

浸透圧が高く，水分活性は低くなる．砂糖（スクロース）の分子量よりもイオン式量の小さい食塩（Na^+，Cl^-）は，砂糖よりも少ない量で浸透圧が高くなり水分活性は低くなる（表2.8）．

1) 塩蔵

食塩添加による食品の保存性向上の理由は，脱水作用による水分および水分活性の低下による微生物の生育抑制である．高濃度の食塩では，微生物自身も脱水され原形質分離を起こして死滅する．さらに，塩素イオンによる殺菌作用，溶存酸素の減少による好気性細菌の生育抑制，自己消化酵素作用の抑制があげられる．一般の細菌は10%食塩濃度程度で生育が抑制される（図2.14）．しかし，ある一定食塩濃度で生育する好塩細菌や濃度に関係なく生育する耐塩細菌は，20%もの高食塩濃度でも生育する．また，一般にカビおよび酵母は好塩性および耐塩性のあるものが多い．近年では，消費者の嗜好の変化や健康志向により，低塩の塩蔵品が多く，これらは室温では保存期間が限られることから，冷蔵が必要である．塩蔵品としては，野菜の漬け物（たくあん漬け，奈良漬け，たかな漬けなど），魚類・魚卵の塩蔵品（いくら，キャビア，かずのこ，たらこなど），つくだ煮（海苔，あさり，こんぶなど），塩辛（いか，うに，かつおなど）などがある．

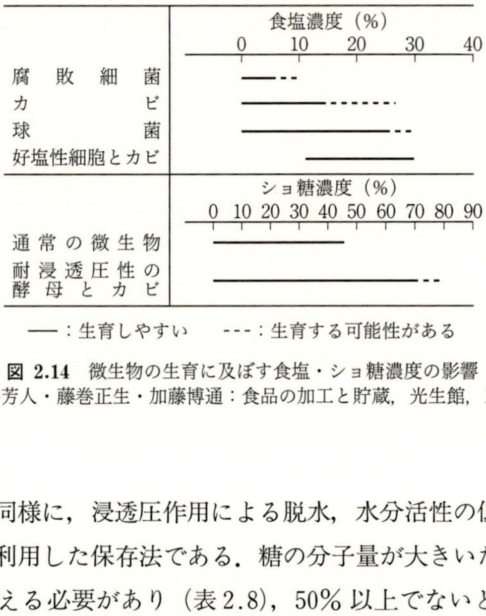

食塩添加法

食塩水に食品を浸ける「立塩法」と直接食品に食塩をかける「ふり塩法」がある．立塩法は食塩が均一に食品中に浸透し，外観や食味のよい製品ができるが，食塩が多くいるわりには貯蔵性は劣る欠点がある．ふり塩法は脱水作用が強く，少量の食塩でも貯蔵性は高くなるが，食塩の浸透が均一になりにくく，食品は空気にふれるため脂質の酸化による油焼けが起こり，外観や食味が悪くなりやすい．

図 2.14 微生物の生育に及ぼす食塩・ショ糖濃度の影響
（桜井芳人・藤巻正生・加藤博通：食品の加工と貯蔵，光生館，1985）

2) 糖蔵

糖蔵は塩蔵と同様に，浸透圧作用による脱水，水分活性の低下による微生物の生育抑制を利用した保存法である．糖の分子量が大きいため食塩に比べて大量の糖を加える必要があり（表2.8），50%以上でないと一般的な微生物の生育を抑えることができない（図2.14）．糖蔵品としてジャム，果物などの砂糖漬けなどがある．

e. pHの低下による保存性の向上

微生物は生育可能なpH範囲があり，一般に細菌はpH7付近，酵母とカビはpH5付近で生育する（図2.15）．酢漬け品は，食酢などの有機酸を加えてpHを低下させ，ボツリヌス菌や一般細菌の生育を抑制して保存性を高

いずし

　米飯にこうじを混ぜた漬け床に，生の魚や塩漬け魚そして大根などの野菜類を加えて発酵，熟成させたもの．加賀のかぶらずし，北海道のにしん飯ずし，釧路地方のさけずしなどがある．

なれずし

　塩をした魚を米飯に漬け込み，長期間熟成させたもの．琵琶湖の周辺でつくられるふなずしがある．

サワークラウト

　キャベツを塩漬けにし，乳酸発酵させたドイツの漬け物．

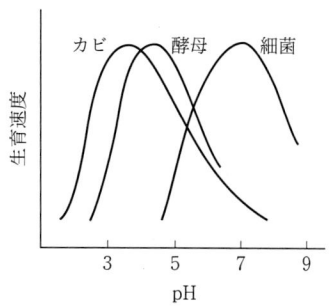

図 2.15　微生物の生育 pH
（藤野博史：食品加工貯蔵学，朝倉書店，1986）

めたものである．微生物生育に対する酸の阻止効果は，同 pH の場合では無機酸よりも有機酸の方が強い．さらに，有機酸の中で，酢酸は乳酸，クエン酸よりも阻止効果が高い．酢漬け品は野菜類や魚介類の酢漬け，乳酸発酵品（いずし，なれずし，サワークラウトなど）がある．

f.　ガスの調節による保存性の向上

　空気のガス組成は窒素 78%，酸素 21%，二酸化炭素 0.03% からなっている．酸素は青果物の呼吸作用による鮮度低下，好気性細菌の生育，油脂や色素などの食品成分の酸化による劣化など，食品の品質低下に大きくかかわっている．食品の保存環境として，酸素濃度を低下させて品質の低下を抑える方法がある．

1)　ガス貯蔵（CA 貯蔵）

CA 貯蔵

　controlled atmosphere 貯蔵.

　ガス貯蔵は，貯蔵庫の酸素濃度を低下（2〜5%）させ，二酸化炭素濃度を高く（2〜10%）し，同時に青果物を低温環境におくことで，果物や野菜の呼吸作用が抑えられ，鮮度が保たれる方法である．特に，クライマクテリック・ライズ（climacteric rise）現象（図 2.16）が認められる果物はガス貯

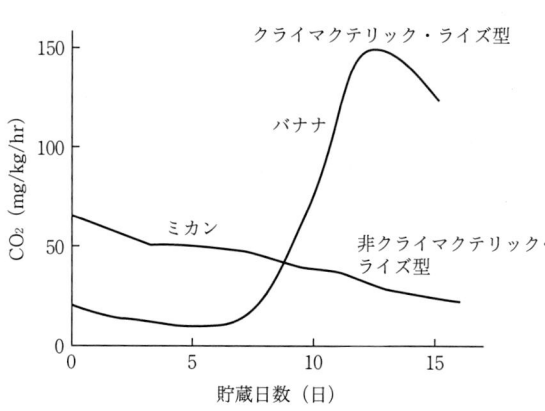

図 2.16　クライマクテリック・ライズ現象
（竹中哲夫：食品工業技術概説，鴨居郁三監修，恒星社厚生閣，1997）

表 2.9　呼吸型による果実・果菜の分類

クライマクテリック・ライズ型	非クライマクテリック・ライズ型
アボガド	ウンシュウミカン
イチジク	ナツミカン
グアバ	ハッサク
スイカ	イヨカン
トマト	オレンジ
パパイア	グレープフルーツ
マンゴー	レモン
モモ	ポンカン
アプリコット	サクランボ
西洋ナシ	ブドウ
キウイフルーツ	パイナップル
バナナ	ブルーベリー
メロン	イチゴ
リンゴ	キュウリ

（鴨居郁三監修：食品工業技術概説，恒星社厚生閣，1997）

蔵により追熟が遅くなり，長期間の保存が可能となる（表2.9）．しかし，酸素が極端に少ない環境では，青果物は嫌気的な呼吸（アルコール発酵）を行うため，むしろ品質は劣化する．そのため，貯蔵庫内のガス組成のコントロールは厳密に行う必要がある．青果物の中では，リンゴのガス貯蔵が最も広く行われており，一般的な条件は酸素濃度2.5%，二酸化炭素濃度2%，0℃，湿度85～90%となっている．

ガス貯蔵庫によるCA貯蔵よりも，青果物をポリエチレン袋に入れ密封する簡便で経済的なMA貯蔵（フィルム包装貯蔵）がある．青果物の呼吸作用によって袋の中の酸素濃度は低下し，二酸化炭素濃度は上昇する．適度なガスバリアー性のある袋の外部から酸素が入り，内部から二酸化炭素が排出されることによって袋内のガス組成は一定となり，ガス貯蔵と同様な効果が得られる．かんきつ類，リンゴ，ナシ，ブドウなどの果物，各種野菜の鮮度保持に利用されている．

> **MA貯蔵**
> modified atmosphere 貯蔵．

青果物を減圧下の保管庫で保存する減圧貯蔵法は，酸素分圧が低下するため，ガス貯蔵と同様の貯蔵効果が得られる．また，常に保管庫内のガスを吸引排気するため，青果物から発生する植物の成熟ホルモンであるエチレンガスも排出され，鮮度保持効果が高まる．しかし，保管庫の維持経費が高いことから，実用的ではない．

2) 酸素除去などによる保存

包装内の空気を窒素や二酸化炭素で置き換えて，食品成分の酸化，好気性微生物の生育抑制による劣化を抑制する保存法はガス置換包装法といい，削り節，緑茶，ナッツ類などの脂質含量の多い食品や酸化されやすい食品に適用される．食品を真空状態で保存する真空（脱気）包装法は，缶詰などで行われている．

食品をガスバリアー性のあるプラスチックフィルムで包装した中に脱酸素剤を封入すると，フィルム内の酸素は脱酸素剤（微細鉄粉）と反応するため袋内の酸素濃度は低下する．和洋生菓子類，水産練り製品，ハム類，ナッツ類などの食品の品質維持のために多用されている．また，鮮度保持剤はエチレン除去による青果物の鮮度保持のために利用される．

g. 燻煙法による保存性の向上

広葉樹の堅木（ブナ，カシ，サクラ，クリなど）を燻煙材として，食品を煙でいぶすことで，乾燥が起こり，さらに煙に含まれる抗菌性成分と抗酸化性成分が食品に付与されることで食品の保存性が高まる．しかし，近年では，室温で長期間の貯蔵が可能なほど水分含量を低下させた燻製品は少なく，冷蔵が必要なものが大部分であり，燻煙処理による独特の風味を楽しむ加工品となっている．燻煙操作による嗜好性の向上は，燻煙のにおい成分が食品に付着し，好ましい香りをつけると同時に肉や魚介類の不快臭をマスクすることや，燻煙成分と食品成分間のアミノ・カルボニル反応生成物による

> **燻煙材**
> チップ状，おがくず状，木粉を角材状に固めたものなどが燻煙材として使用される．

着色があげられる．

1) 燻煙法の種類

日本で行われている燻煙法は，燻煙の温度と時間の組み合わせの違いにより冷燻法，温燻法（温燻中温法），熱燻法（温燻高温法）に分けられる．これらの燻煙法の条件と燻製品例を表2.10に示す．また，燻煙の効果が短時間で得られる速燻法がある．

表 2.10 燻煙法と燻製品

燻煙法	特 徴	燻煙温度，時間	燻製品の水分量（％）	燻製品
冷燻法	水分量が低いため，保存性が高い	16～24℃，1日～3週間	40％以下	ニシン，サケなどの魚類，ドライソーセージ，生ハムなど
温燻法（温燻中温法）	燻煙温度が低く，水分量が多いため，衛生面から適用食品は少ない	25～45℃，2～12時間	50％以上	ボンレスハムやクックドサラミの加熱ハムなど
熱燻法（温燻高温法）	水分量が多いため，冷蔵保存が必要となる	50～90℃，0.5～2時間	50％以上	ウインナーソーセージ，フランクフルトソーセージ，ロースハムなど

速燻法

煙中の成分を水に溶解し，この溶液に浸すか，吹き付けるかして，短時間燻煙，乾燥する方法である．また，木材を乾留して得られる木酢液を用いて燻液をつくり，この燻液を加熱して製品をいぶす方法や燻液に浸す液燻法がある．

燻製品の製造工程

燻製品の一般的な製造工程を以下に示す．
（原料）→ 前処理 → 塩漬け → 塩抜き → 洗浄 → 水切り・風乾 → 燻煙処理 → 仕上げ手入れ →（製品）

2) 燻煙操作による保存性向上の理由

燻煙操作による保存性向上の理由には抗菌性と抗酸化性がある．燻製品の製造工程において，抗菌性に影響を与える要因は，① 乾燥（水分含量が40％以下となる冷燻法），② 加熱（品温が50℃以上の燻煙法），③ 抗菌性のある燻煙成分の食品表面への付着（ホルムアルデヒド，フェノール類，酸類など），④ 食品表面の被膜形成（タンパク質変性被膜と燻煙成分による樹脂状被膜の形成）がある．一方，抗酸化性の付与は，燻煙に含まれるフェノール類などの抗酸化物質やアミノ・カルボニル反応による抗酸化物質の生成による．

h. 食品照射による保存性の向上

食品への放射線照射は，殺菌，殺虫，発芽・発根抑制，熟成のコントロールなどの効果があり，食品自体の温度上昇がない利点がある．しかし，日本では照射食品の安全性が確認されていないため，^{60}Coのγ線照射によるジャガイモの発芽防止に適用されているのみである．

i. 食品添加物による保存性の向上

食品添加物は，食品衛生法にて「食品の製造過程において又は食品の加工もしくは保存の目的で，食品に添加，混和，浸潤，その他の方法によって使用する物をいう」と定義されている．食品の品質低下の防止すなわち保存性の向上のために，保存料，殺菌料，防カビ剤，酸化防止剤の各食品添加物が存在する．

1) 保存料，殺菌料，防カビ剤

保存料は加工食品の微生物による腐敗，変敗を防止し，食中毒の発生を予防することを目的として添加される．その種類には有機酸とその塩類，有機

表 2.11 保存料

分類	主な食品添加物	使用食品例
有機酸およびその塩類	安息香酸ナトリウム*，ソルビン酸*，ソルビン酸カリウム*，プロピオン酸*，プロピオン酸ナトリウム*，デヒドロ酢酸ナトリウム*	マーガリン，醬油，清涼飲料水
有機酸エステル類	パラオキシ安息香酸ブチル*，パラオキシ安息香酸イソブチル*，パラオキシ安息香酸プロピル*	醬油，果実ソース（とんかつソース）
無機塩類	亜硫酸ナトリウム*，次亜硫酸ナトリウム*，ピロ亜硫酸カリウム*，ピロ亜硫酸ナトリウム*，二酸化硫黄*	
植物成分抽出物および分解物	ツヤプリシン（抽出物），エゴノキ抽出物，ペクチン分解物	惣菜などの一般食品
タンパク質など	しらこタンパク抽出物，ε-ポリリシン	惣菜，浅漬けなどの一般食品

*：使用基準が定められているもの．
（日本食品添加物協会：よくわかる暮しのなかの食品添加物，光生館，2000）

酸エステル類，無機塩類，天然の植物成分抽出物，タンパク質がある（表2.11）．指定添加物の保存料は使用基準が定められている．殺菌料は食品やその原材料，食品製造用機械類に付着し，食品の腐敗，変質の原因となる微生物を殺滅するために用いられ，使用基準が定められている．殺菌料の一例として，野菜類，魚介類，食品製造装置・器具類の殺菌に用いられる次亜塩素酸ナトリウムがある．外国から輸入されるバナナ，レモンやグレープフルーツなどのかんきつ類は日本の消費者に届くまでに長い時間がかかるため，輸送・貯蔵中のカビの発生を予防し，その増殖を抑えるために防カビ剤が使用される．防カビ剤として，オルトフェニルフェノール，ジフェニルなどがあり，使用基準が定められている．

2）酸化防止剤

食品の保存中に光，熱，酸素などによって油脂やその他の食品成分が酸化され，異味，異臭，または毒性成分が生じたりすることがある．食品中の油脂などの酸化を防止，食品の変色や褐変を防止するのに酸化防止剤が使用される．アスコルビン酸系以外の指定添加物の酸化防止剤は使用基準が定められている（表2.12）．

表 2.12 酸化防止剤

分類		主な食品添加物
水溶性	アスコルビン酸類	L-アスコルビン酸，L-アスコルビン酸ナトリウム
	エリソルビン酸類	エリソルビン酸*，エリソルビン酸ナトリウム*
	亜硫酸塩類	亜硫酸ナトリウム*，ピロ亜硫酸カリウム*
	その他	エチレンジアミン四酢酸二ナトリウム*，カテキン
油溶性	トコフェロール類	ミックストコフェロール，d-α-トコフェロール
	BHTなど	BHT（ジブチルヒドロキシトルエン）*，BHA（ブチルヒドロキシアニソール）*
	アスコルビン酸エステル類	L-アスコルビン酸パルミチン酸エステル
	香辛料抽出物	ローズマリー抽出物，ペパー抽出物，クローブ抽出物
	その他	ごま油不けん化物，米ぬか油抽出物

*：使用基準が定められているもの．
（日本食品添加物協会：よくわかる暮しのなかの食品添加物，光生館，2000）

2.3.3 食品加工の目的と原理

　原材料から食品をつくる加工操作を大別すると，物理的な加工，化学的な加工，生物的な加工に分けられる．それぞれの加工操作にはさまざまな方法があり，また，加工食品は単独の加工操作のみでつくられる場合は少なく，通常は複数の加工操作により製造される．たとえば，豆腐は，大豆の磨砕，豆乳の分離のような物理的加工と豆乳に凝固剤を加えて固める化学的加工の組み合わせでつくられる．また，ヨーグルトは，原料乳の加熱殺菌・冷却などの物理的加工，乳酸菌発酵による生物的加工から製造される．

a. 物理的加工

　物理的な加工は，粉砕，混合，分離，ろ過，蒸留，抽出，吸着，乾燥，濃縮，冷蔵，冷凍などの操作のことで，原材料から有害成分や非栄養素成分の除去，食品の嗜好性および消化性の向上などのために，加工食品製造において多く行われる．主な操作法を以下に示す．

1) 粉砕

　食材に含まれる成分や組織の分離，または以降の乾燥，溶解，抽出などの操作を容易にするために，固体状の原材料を破壊し，細粒化することである．原材料をそのまま粉砕する乾式粉砕と水を加えて粉砕する湿式粉砕とがあり，粉砕中の発熱で品質が劣化する場合には冷却しながら粉砕する．

2) 混合

　固体と固体，液体と液体，固体と液体，固体と気体，液体と気体などの原材料を混ぜる操作．混合操作によって，混ぜ合わせ，溶解，分散，乳化，吸着，酵素反応や化学反応の促進などを行う．

3) 分離

　固体と固体，固体と液体，固体と気体，液体と液体の各形態間の分離があり，ふるい分け，圧搾，ろ過，遠心分離，蒸発，蒸留，抽出，吸着などによる操作がある．これらの操作によって，目的成分を分離することが多い．蒸留は各成分の沸点の差を利用して，成分を分離する操作のことで，焼酎，ウィスキーなどの蒸留酒の製造，脂溶性成分（脂溶性ビタミン，モノグリセリドなど）の分離などで行われる．抽出は目的とする成分を固体や液体から水や溶剤によって溶かし出す操作のことで，緑茶，紅茶，コーヒーなどの嗜好飲料の製造，テンサイからの糖分抽出，種子からの油脂の抽出などで行われる．吸着は活性炭などの吸着剤を用いて特定の成分を分離する操作のことで，脱臭，脱色，脱塩など油脂，水などの精製のために行われることが多い．

4) 乾燥

　食品や原材料から水を除く操作で，凍結乾燥など以外は，加熱による乾燥が大部分である．乾燥および乾燥法については 2.3.2 項を参照のこと．乾燥

の目的は，水分活性を低下（自由水の除去）させることで食品の保存性を高めること，重量を減らして輸送・貯蔵のコストを下げること，乾燥インスタント食品（インスタントラーメンなど）のように簡便性を与えること，原材料とは異なる新しい食品（するめ，レーズンなど）をつくることがある．

5) 濃縮

水の蒸発により食品成分の濃度を高めることが一般的である．乾燥のための前処理，濃縮による新たな食品製造（ジャム，あんなど），軽量化による輸送コストの減少などを目的とする．

6) 冷凍

冷凍品，調理冷凍食品，凍結乾燥品，凍り豆腐および寒天の製造などに冷凍操作が用いられる．また，粉砕・濃縮操作による香味，栄養成分などの劣化を防ぐために，香辛料や健康食品などの微粉砕に凍結粉砕法，コーヒー抽出液やミルクなどの濃縮に凍結濃縮法が採用されている．

b. 化学的加工

化学反応や成分間相互作用を利用して，食品成分の化学的あるいは物理的変化により食品の加工を行う操作で，デンプンの酸加水分解による水あめやグルコースの製造，不飽和油脂への水素添加（還元反応）による硬化油の製造，豆乳に凝固剤（Mg塩，グルコノデルタラクトンなど）を添加して豆腐の製造，酸とアルカリによるミカンの内果皮の除去などがある．パンやクッキーなどの焙焼時にアミノ・カルボニル反応（ストレッカー分解）により好ましい香気成分が生成することも化学的加工といえる．

c. 生物的加工

生物的加工は，微生物または酵素を利用して食品の成分を変化させて，新たな加工素材や食品をつくる操作である．微生物の利用による加工は，微生

硬化油
　油脂（植物油，魚油）の不飽和脂肪酸の二重結合を，部分的にニッケルなどの触媒を用いて水素添加し，飽和化させて得られた油脂である．もとの油脂よりも融点は高くなり，マーガリンやショートニングの原料となる．

ストレッカー分解
　加熱によって，アミノ・カルボニル反応の中間生成物であるα-ジカルボニル化合物とアミノ酸とが反応して，アミノレダクトンとアルデヒドが生成する反応をストレッカー分解という．さらに，アミノレダクトンが2分子縮合・環化して，ピラジンが生成する．アルデヒドとピラジン類は加熱香気成分である．

表 2.13 食品における微生物の利用

食品	微生物
清酒	カビ，細菌，酵母
ビール，ワイン，ウィスキー	酵母
味噌，醤油	カビ，細菌，酵母
食酢（米酢）	カビ，細菌，酵母
パン	酵母
漬け物	細菌，酵母
チーズ	細菌，カビ
ヨーグルト	細菌
納豆	細菌
アミノ酸（グルタミン酸，リシン）	細菌
核酸（イノシン酸，グアニル酸）	酵母，放線菌，カビ，細菌
アルコール	酵母
有機酸（クエン酸，乳酸，酢酸）	カビ，細菌
ビタミン（B_2, B_{12}, C）	カビ，放線菌，細菌
酵素（アミラーゼ，プロテアーゼ）	カビ，細菌，酵母，放線菌
有用微生物	キノコ，単細胞藻類，酵母

（熊谷英彦：食品微生物学，培風館，1980）

表 2.14 食品における酵素の利用

食品	酵素（起源）	作用	効果
パン	α-アミラーゼ（カビ）	デンプンの分解	パン生地粘度の調節，発酵の促進，生地体積の増加，鮮度・やわらかさの保持
	プロテアーゼ（カビ，細菌）	小麦グルテンの分解	パン生地伸展性の増強，混捏時間の減少，生地体積の増加，焼き上がり色調の改善
ビール	パパイン（パパイア），プロテアーゼ（カビ，細菌）	タンパク質の分解	ビール中の冷却凝固物の沈澱防止
	β-グルカナーゼ（カビ，細菌）	β-グルカンの分解	麦芽由来β-グルカンの分解によるろ過の目詰まりの防止
清酒	アミラーゼ（カビ）	デンプンの分解	蒸米の糖化とエキスの増加
	プロテアーゼ（カビ，細菌）	タンパク質の凝集	沈澱の促進
味噌	プロテアーゼ（カビ，細菌）	タンパク質の分解	大豆タンパク質の分解促進
醬油	プロテアーゼ（カビ，細菌）	タンパク質の分解	速醸
チーズ	レンニン（子牛胃，カビ）	カゼインの部分分解	カードの生成
	リパーゼ（カビ，膵臓）	脂質の分解	脂肪酸生成によるフレーバーの改良
果汁	ペクチナーゼ（カビ）	ペクチンの分解	混濁物質ペクチンの分解，搾汁効果の増強，果皮分解物の除去
	ナリンギナーゼ（カビ）	ナリンギンの分解	かんきつ類苦味成分の分解
	ヘスペリジナーゼ（カビ）	ヘスペリジンの分解	ミカン缶詰の白濁原因物質の分解
果糖濃縮液	グルコースイソメラーゼ（放線菌）	グルコースの異性化	ブドウ糖果糖液糖の製造，果糖の製造
転化糖	インベルターゼ（酵母）	ショ糖の分解	転化糖の製造，ショ糖の晶析防止
アイスクリーム	ラクターゼ（酵母）	乳糖の分解	乳糖の晶析防止，牛乳の乳糖分解
肉	パパイン（パパイア），プロテアーゼ（カビ，細菌）	タンパク質の分解	調理前または缶詰前の肉の軟化，自己消化の促進

（河合弘康：食生活と加工食品，朝倉書店，1989）

物が分泌する酵素の反応により行うので，結局，生物的加工とは酵素反応の利用である．細菌，酵母，カビの微生物を各々単独あるいは複数の組み合わせで利用したものに発酵食品が多い．食品加工における微生物の利用例を表2.13に示す．

　酵素反応の特徴は温和な条件で特定の反応を選択的に行えるため，酵素の食品加工への利用は広く行われている（表2.14）．その反応法には，酵素製剤を直接用いる方法だけでなく，酵素を固定化して連続的に反応を進める方法がある．

● 2.3.4 主な加工食品とその利用 ●

a. 一次加工食品

1) 農産加工食品

ⅰ) 米

(1) 米粉

① 白玉粉：　白玉粉とはもち米を石臼で水を加えながら磨砕した後，乾燥した粉で，寒さらし粉ともいう．求肥(ぎゅうひ)，団子，ういろう，うぐいす餅に用いる．

② 餅粉，求肥粉： もち米を水洗，風乾後，製粉したものを餅粉という．特に粒度をそろえたものを求肥粉という．最中，しるこ，求肥，大福もちに用いる．

③ 上新粉，上用粉，かるかん粉： うるち米を製粉したものを上新粉という．串団子，柏餅に用いられる．さらにふるい分けしたものが上用粉であり，高級和菓子に用いられる．上新粉より粒子の大きい半乾き状のものをかるかん粉という．かるかんの製造に用いる．

④ 寒梅粉： もち米を蒸して餅にし，これに色がつかないよう焼き上げ，粉末にしたものを寒梅粉という．押し菓子，豆菓子，落雁(らくがん)に用いる．

⑤ 乾し飯(ほしいい)，道明寺粉（道明寺種）： もち米を蒸してから乾燥したものを乾し飯といい，さらに砕いたものを道明寺粉（道明寺種）という．桜餅に用いる．

(2) α化米　α化米は米をα化し保存できるようにしたもので，一般には米を適量の水とともに100℃以上で炊飯し，80〜130℃で常圧または減圧下で急速に脱水し，水分5%前後まで乾燥したものである．インスタントのめし類，携帯食として用いる．

(3) 米飯類，米飯缶詰　白飯，握り飯，重湯，粥，茶漬け，雑炊，丼飯，炊き込みご飯，混ぜご飯，五目飯，釜飯，栗ご飯，竹の子ご飯，まつたけご飯，黄飯，キリタンポ，焼き飯，カレーライス，ハヤシライス，ピラフ，オムライス，チキンライス，ドリア，ちまき，赤飯，すしなどがある．米飯缶詰には赤飯，五目飯，とりめし，牛飯，白飯などがある．30分間炊飯し，巻締め後レトルト内で約112℃，80分間加熱殺菌する．

(4) レトルト米飯　積層プラスチックフィルム（ポリエステル，アルミ箔，ポリエチレン）に米を入れて，約120℃の高温殺菌した米飯（中心温度120℃，4分間加熱）をレトルト米飯という．赤飯や白飯では透明度の高いパウチやポリプロピレン容器が用いられ，脂肪含量の高いピラフなどでは酸素透過性の低いアルミ積層パウチなどが用いられる．

(5) その他　無菌包装米飯，ビーフン，米パンなどがある．

ⅱ）小麦

(1) パン　パンの基本配合は小麦粉，イースト，水（100：2：65）である．これらに砂糖，食塩，油脂（ショートニング）などを配合し，混捏，発酵後200〜300℃のオーブンで焼く．配合以外パン生地をつくる製法に違いがある．パン生地の製法（図2.17）には直捏生地法(じかごね)（ストレート法），中種(なかだね)生地法（スポンジ法），液種(えきだね)生地法などがある．直捏生地法は諸原料を一度に混捏して発酵させる．温度管理，生地の取り扱いが難しいが風味のあるパンができる．中種生地法はまず粉の一部と水，イーストで生地をつくり，発酵後，残りの原料を加えて混捏，発酵させる．手間はかかるが温度管理が楽なため大量生産にむき，できたパンの容積も大きく，ソフトであるため日本

無菌包装米飯（パック米飯）
洗米を浸漬後，水切り，充填，炊飯ぶたをし，オーブン中で加熱する．取り出し，二重包装後，冷蔵冷凍保管する．これを加熱後開放する．

ビーフン，米パン
うるち米でつくられためんの一種がビーフンである．米粉8割に小麦グルテン2割をブレンドした粉で製パンを行ったものが米パンである．もっちりとした食感がある．

小麦粉の分類はグルテン含量で決まる
小麦粉はグルテン含量によって大きく三つに分けられている．強力粉はグルテンを最も多く含んでおり，粘弾性が強く，パンやぎょうざなどに使用されている．中力粉は，強力粉と薄力粉の中間のグルテン量で，うどんや菓子などに使用されている．薄力粉はグルテン量が少ないため，粘弾性が弱く，ケーキ，菓子，天ぷらなどの製造に用いられる．その他，パスタ専用のものとして，デュラム小麦のセモリナがある．

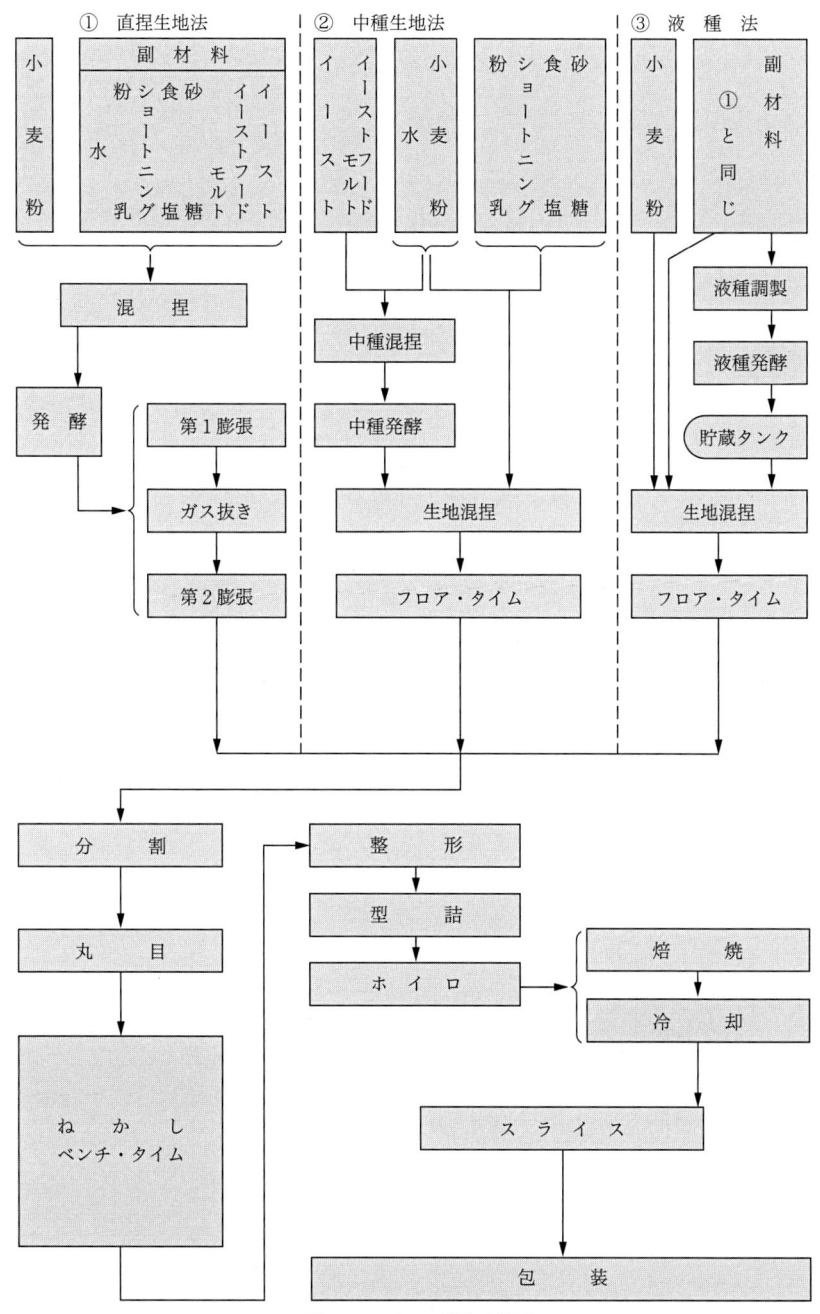

図 2.17 パンの製造工程図
(財団法人製粉振興会：小麦粉の話, 財団法人製粉振興会, 1995)

で最も多く用いられている．液種生地法は小麦粉以外の諸原料を混合発酵後，そこに小麦粉，砂糖，食塩，油脂を加えて混捏後，製パンする方法である．パンには食パン（日本のパンの半分は食パン），菓子パン，フランスパン，その他のパン（ライ麦パン，ハンバーガー用のバンズ，蒸しパン，中華まんじゅう）がある．食パンには四角形や山形のものがあるが，これはパン型のふたのあるなしによる．白いパンに対し，ふすま入りのブラウンブレッ

パン粉
　フライに用いるパン粉用のパンは，パン釜で焼く焙焼式と生地を2本の電極ではさみ，そこに通電してパンを焼く電極式がある．

生めん

うどんは小麦粉，水，食塩（73：24：2.5）からつくられ，これにアルカリ（かん水＝炭酸カリウム，炭酸ナトリウムなどの混合液）を加えたのが中華めんである．アルカリが小麦粉のフラボノイド系色素を黄色に発色し，めんを黄色にする．食感にも独特の効果を示す．ぎょうざやはるまきの皮は，中華めん同様のドウを薄く延ばしたもの．

乾めん

生めんをそのまま乾燥したもの．うどん，ひやむぎ，そうめん，日本そば，中華めんなどがある．手延べそうめんは，小麦粉に5％の食塩と50％の水を加え，よく捏ね，引き延ばしては植物油脂を練り込みながら細くしていく．「厄（やく）」といわれる熟成を行ない，食感のよいそうめんにする．

即席めん

袋ものとカップものがあり，熱湯を注いで短時間のうちに食べられる．蒸してめんを α 化させ，これを油揚げ（フライめん），熱風乾燥（ノンフライめん）の二つの方法で乾燥する．

パスタ（スパゲティ，マカロニ類）

パスタにはデュラム・セモリナを使う．デュラム・セモリナはタンパク質含量が高いが，グルテンが伸びにくく，パン用には使えない．パスタは押し込み穴から押し出す際，先端の金型の形や大きさによってスパゲティ，マカロニ，バーミセリー（細棒状）になる．デュラム・セモリナはカロチノイド系色素が多く，高圧で押し出すと透明感あるパスタの黄色になる．

ドや全粒粉パンもある．菓子パンにはあんパン，クリームパンなどがあり，食パン生地と違う点は砂糖の配合量が多い点である．ふくらませる手段もイーストだけではなく，酒種やこうじ種を使うこともある．クロワッサン，デーニシュペーストリーなど油分の多いパンもある．特殊パンとして腎臓病患者用パンがあるが，低タンパク質，高カロリーのパンである．フランスパンは直捏法の製法が標準的であるが，フランスパン独特の外皮をつくるため，オーブン中での焼きはじめに多量の水蒸気をドウ表面にかける．

(2) **めん，パスタ** 配合材料が非常に簡単で，小麦粉，水，食塩（中華めんではさらにかん水というアルカリ水を加える）があればできる．うどんやそうめんには中力粉（タンパク質9〜10％），中華めんには強力粉に近いもの（タンパク質11〜13％），パスタ（マカロニ，スパゲティ）ではデュラム・セモリナ（強力粉の一種；タンパク質11〜14％）というようにめんのかたさに伴って小麦粉中のタンパク質含量の高いものを用いる．めんのなめらかさ，こしという独特の粘弾性は，タンパク質よりもデンプンのアミロペクチンの性質の影響を大きく受ける．めんの色調は小麦粉の色調によるため，小麦粉は明るいものが必要である．現在国内産小麦粉（内麦）よりオーストラリアのASW（オーストラリア産スタンダード，ホワイト）という白い小麦粉が好まれる．

めんを細長く線状にする方法には，引き伸ばす方法（油をぬりながら伸ばす手述べそうめん，かん水を加えてやわらかくして伸ばす中華めん），製めん機で押圧してめん帯をつくり線切りする方法（一般の製めん），生地をシリンダーに押し込み，穴から強い圧力で押し出す方法（スパゲティ，マカロニ類，ビーフン，はるさめ）がある．

めん類は生めん，乾めん，即席めん，パスタに分類される．

(3) **日本そば** そば粉にはねばりのあるタンパク質が存在しないため，めんにするときには非常につながりにくい．そのため水の代わりに熱湯を用いて湯捏ね（一部デンプンの糊化）後，練りあげるもの（更科粉）もある．普通はそば粉をつなぐために小麦粉（強力粉）がブレンドされグルテンの力を借りる．

(4) **プレミックス** ホットケーキミックス，ドーナッツミックス，パンミックス，お好み焼き，天ぷら粉などがある．小麦粉以外の副材料をすべて配合し，そのままクッキングできるようにした調整粉である．

(5) **植物性タンパク質，小麦デンプン** 強力小麦粉からグルテンを取り出し，これを加工したものが植物性タンパク製品である．グルテンは粉末状，ペースト状，繊維状にされ，活性グルテンと変性グルテンに分けられる．活性グルテンは水添加後，水産練り製品（かまぼこ，さつまあげなど），ハンバーガー，しゅうまいなどに用いる．変性グルテンはグルテンをさらに還元剤，酵素類で処理したもので，保水性，乳化性が高いためハム，ソーセ

ージに用いられる．小麦粉から取り出された小麦デンプンは，水とともに加熱するとゲル化し弾力性を示すことから水産練り製品や畜肉ソーセージに使われる．プレミックスの原材料にも用いられる．

iii) トウモロコシ　コーンミール，コーングリッツ（ミルクと粥状にして食べる），コーンフレーク（ミルクと食べる），ポップコーン（胚乳が白く露出し，消化のよい食物），コーンスターチ（くせのないデンプンとしてスナック材料に使う）などの原料になる．

iv) 雑穀（アワ，ヒエ，キビ，エンバク，ハトムギ，ソバなど）　製菓材料として用いられる．生活習慣病予防食材として見直されつつある．ヒエはこうじ原料であり，ひえ味噌，ひえ醤油の原料ともなる．キビは餅，だんご，和菓子原料となる．あわ餅，あわおこしがある．

v) 豆類（大豆）　大豆は味噌，醤油，豆腐，豆乳，湯葉（ゆば），もやし，煮豆，きなこ，煎り豆などに利用される．

(1) 豆腐類の製造　大豆の約60%は豆腐に加工されている．十分吸水させた大豆を磨砕し，水とともに加熱して可溶物，不溶物に分けた後，布袋に入れて絞り，不溶物のおからを除いて可溶物の豆乳を集める．そこにまだ熱いうちに凝固剤（$MgCl_2$, にがり，グルコノデルタラクトンなど）を加えて固める．もめん袋の中で凝固したものを圧搾して形成するもめん豆腐と，より濃い豆乳に凝固剤を入れそのまま容器の中で固める絹ごし豆腐の二つのタイプがある．さらに二次加工品として油揚げ，がんもどき（ヒロウス），凍り豆腐などがある．大豆から豆腐へ，タンパク質と脂質は各々70%程度移行する．凝固剤のうち最近はにがりが多い．

絹ごし豆腐
均一でなめらかなゲルであることからそのように呼ばれる．充填豆腐はその一つである．

(2) 豆乳，湯葉　豆乳は大豆から熱水抽出によりタンパク質その他の成分を溶出したもので，繊維（おから）を除去した乳状の飲料である．大豆固形分の8%以上からなる．大豆中のリポキシゲナーゼなどの生理活性物質は失活している．豆乳，調整豆乳，豆乳飲料，大豆タンパク飲料などがある．加熱した豆乳の表面に生じる薄い皮膜をすくいあげたものが湯葉である．生湯葉，乾燥湯葉がある．豆乳は大豆の10倍の加水量で加熱後，おからを除いて調製する．一度すくった後，しばらくしてまた皮膜が生じてくるが，はじめはタンパク質，脂質含量が高く，次第に糖質含量が高くなり，品質は低下する．現在は京都，日光の限られた地方で生産されている．味は淡泊であるが栄養価は高い．

(3) 油揚げ，がんもどき（ヒロウス）　油揚げは，薄く切って油で揚げ，さらに高温の油で揚げ表面を乾燥させてつくる．豆腐は揚げることで膨化し，容積はもとの豆腐の3倍になり内部は海綿状組織になる．膨化するのは豆腐中の水蒸気によりゲルがふくらむためである．がんもどきは，豆腐を水切りし，そこにつぶして細かく刻んだ野菜を入れ，ヤマイモとすりあわせて丸めて油で揚げたものである．関西ではヒロウスという．南蛮菓子からきた

といわれている.

(4) 凍豆腐（高野豆腐，凍り豆腐）　冬場は乾燥しているため，豆腐を自然の寒気で凍結乾燥した．現在は水分の少ないかための豆腐をつくりこれを切って−10℃で凍結する．−2℃で2〜3週間放置すると，氷結晶間で濃縮した豆腐のゲルはキセロゲルにかわる．このため解凍後，海綿状になり，もとの組織状態には戻らない．

(5) 納豆　納豆には糸引き納豆と塩納豆の2種がある．いずれも蒸煮した大豆を微生物の発酵作用によって熟成させたもので，糸引き納豆の主生産地は東北，関東を中心とした東日本であったが，現在では全国的に食べられている．2002年に大豆の消費量が大きく増加したのはこの納豆の消費量増加のためといわれている．一方，塩納豆は中国から禅宗とともに伝えられたもので，京都の大徳寺，一休寺などで製造されている．糸引き納豆の製造は，大豆に水を吸わせてから蒸煮し，納豆菌の胞子を接種し，40〜42℃で16〜20時間発酵させてつくる．納豆菌は *Bacillus subtilis*（枯草菌）に入る好気性有胞子細菌である．この菌はビオチン要求性を示し，*B. subtilis* の一般的性質とは異なる．煮豆表面に多量の粘質物（ポリグルタミン酸とフラクタン）を形成する．乾燥納豆，納豆味噌などの二次加工品もある．

(6) テンペ　インドネシアのジャワ島，スマトラを中心として古くから食用に供されている大豆発酵食品である．吸水させた大豆を100℃で60分間蒸煮し，種菌と混ぜ30〜35℃の発酵室で2〜3時間保温する．主発酵菌は *Rhizopus* 属の *R. oligosporus* である．真っ白な菌糸が全体をおおった煎餅状の食品である．テンペは抗酸化作用が強く，ビタミンB_{12}も多い．

(7) 大豆タンパク質　大豆タンパク質は乳化性，ゲル化性，気泡性，凝固性，結着性，組織化性などの食品加工に必要な機能性をもっている．製パン，製菓材料などの食品加工用に種々の大豆タンパク素材が製造されている．大豆タンパク質の濃度から大豆粉，グリッツ（タンパク質50％以上），濃縮大豆タンパク（70％程度），分離大豆タンパク（90％程度）に分離される．また，形状から分離すると粉状，ペースト状（カード），粒状（組織状），繊維状などがある．各々のもつ機能性と関連して畜肉加工品，水産練り製品，冷凍食品，調理済み食品，パン菓子類，冷菓デザート類，スープ類，惣菜類などの食品に利用されている．

vi）イモ類

(1) デンプン　種子デンプンの米，トウモロコシ，小麦，サゴデンプンなどに対して，根茎デンプンとしてジャガイモ，サツマイモ，クズ，タピオカデンプンがある．根茎デンプンとしては主にジャガイモデンプンが広く用いられている．一般に種子デンプンは根茎デンプンよりその粒表面のタンパク質，脂質含量が高い．

(2) コンニャク　コンニャクはサトイモ科の多年生作物である．その球

高野豆腐
凍り豆腐の普及に高野山が大きくかかわっていたことから高野豆腐ともいう．

納豆の粘質物
この粘質物に血栓溶解酵素（ナットーキナーゼ）のあることが知られ，日本が世界でトップクラスの長寿国であり続けるのも納豆の作用によるところが大きいともいわれている．

根茎デンプン
ジャガイモデンプンは他のデンプンより糊化温度が低く流動性が高く，コーンスターチなどより透明性が優れているので調理食品の加工に多く用いられる．一般に片栗粉の名称で市販されている．サツマイモデンプンは糊の粘度の安定性はジャガイモデンプンより大きく，かまぼこやはるさめに用いる．キャッサバの根からとるタピオカデンプンは，アミロース含量が低く糊化しやすく，老化しにくいため，小麦粉の中にブレンドされ，日本人好みのしっとりとしたパン組織形成に利用されている．

根（コンニャクイモ）中に多糖類のコンニャクグルコマンナンを含有する．コンニャクイモの粉（精粉）に水を加えて膨潤させたコンニャク糊に石灰水を加えて加熱すると，凝固して半透明の塊（コンニャク）となる．シラタキはこのコンニャク糊を細孔から熱石灰乳中に押し出し固めたものである．凍コンニャクはコンニャクを凍結乾燥したものである．コンニャクは難消化性の食物繊維としてダイエット食品にも用いられる．最近はスポンジとして化粧品に用いられる．コンニャクグルコマンナン化学構造式は下記のとおり．

→4)-β-Man-(1→4)-β-Glc-(1→4)-β-Glc-(1→4)-β-Man-(1→

(3) ポテトチップ　ポテトチップはジャガイモを薄くスライスして油で揚げたもの．最近はポテトフラワーに調味，着香料を加え成形後，油で揚げた組み立て食品もある．

(4) マッシュポテト　マッシュポテトは，ゆでたジャガイモを熱いうちにつぶし，それにバター，牛乳，塩，コショウ，ナツメッグを加えて練って仕上げたものもある．ジャガイモを熱いうちにつぶすと柔組織が細胞単位で分離し，あんのようなホクホクした感じが生じる．

(5) 蒸し切り干しさつまいも　サツマイモを蒸した後スライスし，天日乾燥する．表面は白い粉（麦芽粉，デキストリン，ショ糖，転化糖を含む）でおおわれ甘みが強くなり，あめ色のものができる．

vii) 野菜類

(1) 漬け物　漬け物には薄塩漬けだけの当座漬け，調味料を加えた薄塩漬けのこうじ漬け，一度塩漬け（下漬け，貯蔵漬け）したものに調味料・香辛料を加えた醬油漬け（福神漬け），粕漬け，味噌漬け，からし漬けや，乳酸発酵による酸味のある漬け物でらっきょう漬け，サワークラウト，ピクルス，酸味のある漬け物で発酵させないものに梅干し，はならっきょう，千枚漬けなどがある．また，ぬかを用いた沢庵漬け，ぬかみそ漬けもある．

(2) 乾燥野菜　野菜は水分活性（A_w）が高く，収穫時に多くの微生物が付着しているために変質，腐敗しやすい．乾燥脱水すると保存性は高まるが，野菜類の色素や香気成分は酵素的，非酵素的に分解されやすく，乾燥，貯蔵中に分解が進み，同時に食感も変化する．切り干し大根，かんぴょう，メンマ，干ししいたけ，切り干しさつまいもなどは逆にこれを利用した加工食品である．常圧乾燥では 50～70℃ の温風で水分含量数～20% まで乾燥する．凍結乾燥の場合，-40〜-30℃ で急速凍結し凍結乾燥する．凍結乾燥技術の進歩により，加水後復元性の高い乾燥野菜がつくられるようになった．湯を注ぐだけですぐ食べられるインスタント食品の副材料に用いる．

(3) トマト加工品　トマト加工品にはトマトジュース，トマトミックスジュース，トマトピューレ，トマトペースト，トマトケチャップ，トマトソリッドパック（ホールトマト），トマトジュース入りホールトマトなどがある．原料トマトは，可食用のものとは別に加工専用に育成され，果肉中のリ

トマトピューレ，トマトペースト
　トマトジュースを濃縮したもので，ジュース，ケチャップ，スープ，ミートソースに利用される．

トマトケチャップ
　濃縮トマトに食塩，香辛料，食酢，糖類，およびタマネギ，またはニンニクなどを加えて調味し，ペクチン，酸味料，化学調味料などを加えてつくる．

コピン含量が高く，可溶性固形分が多い．

トマトの果汁を原料とする飲料には100％果汁のトマトジュース，トマトジュースに野菜類，香辛料を加えたトマトミックスジュース（野菜ジュース），50％以上トマトジュースを含有するトマト果汁飲料がある．この中でもトマトジュースの生産量が最も多い．

(4) 冷凍野菜　沸騰水中で数分間ブランチングし，野菜中のクロロフィラーゼ，リポキシダーゼ，アスコルビン酸酸化酵素などを失活させ，さらに同時に野菜組織の軟化と空気の追い出しの後，冷凍する．エダマメ，グリンピース，サヤインゲン，サヤエンドウ，スイートコーン，ソラマメ，アスパラガス，ホウレンソウ，ブロッコリー，カボチャ，ニンジン，サトイモ，ジャガイモ，これらのミックス野菜などがある．

viii) 果実類

(1) ジャム類　ジャム類は果実の果肉を砂糖などと煮詰めた加工品で，ジャム，プレザーブ，果実バター，フルーツソースなどの総称である．果実のゼリー化にはペクチン，酸，糖が必要であり，製品100 gに対して，ペクチンが0.7～1.6 g，有機酸はクエン酸として0.2～0.3 g（pH 2.8～3.6），糖は60～68 gが必要である．ジャム類の約50％はイチゴジャムである．イチゴ（チャンドラー，マーシャル，宝幸，女峰など）を洗浄後，砂糖を加え，一定濃度まで煮詰める．そこにペクチンと有機酸を加え，加熱攪拌後，充填，密閉，殺菌，冷却する．水分活性（A_w）の0.90以下のものは85℃で充填後，殺菌はしない．その他のものは94℃以上，10分間殺菌する．

(2) 果実飲料　表2.15にJAS（日本農林規格）によって規格化された果実飲料の定義と種類を示す．ウンシュウミカン，ナツミカン，ナシ，ウメ，オレンジ，リンゴ，ブドウ，西洋ナシ，グレープフルーツ，レモン，バナナ，パイナップル，グアバ，パパイア，パッションフルーツなどの果汁飲料がある．

(3) 果実缶詰　わが国ではミカン缶詰が最も多く，モモ缶詰，パイナップル缶詰が次に多い．その他リンゴ，クリ，サクランボ，ビワ，ブドウ，混合果実（二種以上），フルーツカクテル（四種類以上混合）などの缶詰がある．原料の調整（選別，洗浄，切断，除核，剥皮，整形など）を行い，ブランチングにより酵素活性の失活，果肉，組織中の脱気後，果肉を缶に詰め，シロップを注入する．缶内空気を排除のため脱気し，ホームシーマーで密封する．その後加熱殺菌，流水あるいは冷水中で急冷却する．ミカン缶詰の場合，酸，アルカリを利用して完全に剥皮する．

(4) その他　乾燥果実，さわしがき，果実酒などがある．

2) 畜産加工食品

i) 肉類の加工品　食肉製品は，畜肉および家禽肉を原料とする加工食品の総称で，ハム類，ベーコン類，ソーセージ類，乾燥品類，食肉缶詰類な

リンゴ林

1930年代にはまだ人の手の入らない野生の大規模なリンゴ林が残っていた．ロシアの遺伝学者バビロフ（1887-1943）はコーカサス地方でリンゴや西洋ナシなどの落葉果樹が何十キロにもわたって延々と続く自然林を発見した．そこでリンゴ林をよく観察すると，甘いものからすっぱいもの，黄色いものから赤いもの，両方が混ざったような縞のあるもの，丸いものから細長いもの，西洋ナシのような形のものなどなど，現在の世界のリンゴの品種がもっているほとんどすべての形質がこの林で見つかったと報告している．バビロフは，人類はこのような森の中に入り，おいしい実のなる木を選び，毎年その木から収穫したのであろうと推察している．小麦の栽培が盛んになり，人口が増えるにつれてリンゴ林は小麦畑へかわっていった．

（梅谷献二・梶浦一郎：果物はどうして創られたか，筑摩書房，1994）

乾燥果実

ブドウ，カキ，リンゴ，アンズ，パイナップルなどの果肉を乾燥したもので，乾燥方法によって加水して新鮮な果実に復元するものと加水しても復元せずに異なった風味と果肉組織を与えるものがある．

果実酒

果実を発酵させた酒類（エキス分21度未満）のことで，その中でもブドウ酒が世界的に多く消費されている．リンゴ，ナシ，ビワ，イチゴ，サクランボ，マルメロ，モモ，アンズなども果実酒の原料とされている．

表 2.15 JAS規格における区分別果実飲料の定義

果実の搾汁	果実を破砕して搾汁又は裏ごし等をし，皮，種子等を除去したものをいう．
濃縮果汁	果実の搾汁を濃縮したもの若しくはこれに果実の搾汁，果実の搾汁を濃縮したもの若しくは還元果汁を混合したもの又はこれらに砂糖類，はちみつ等を加えたものであって，糖用屈折計示度（加えられた砂糖類，はちみつ等の糖用屈折計示度を除く．）が別表1の基準以上（レモン，ライム，うめ及びかぼすにあっては，酸度（加えられた酸の酸度を除く．）が別表2の基準以上）のものをいう．
還元果汁	濃縮果汁を希釈したものであって，糖用屈折計示度（加えられた砂糖類，はちみつ等の糖用屈折計示度を除く．）が別表3の基準以上，別表1の基準未満（レモン，ライム，うめ及びかぼすにあっては，酸度（加えられた酸の酸度を除く．）が別表4の基準以上，別表2の基準未満）のものをいう．
濃縮オレンジ	オレンジの濃縮果汁又はこれにみかん類の濃縮果汁を加えたもの（みかん類の原材料に占める重量の割合が10％未満であって，かつ，製品の糖用屈折計示度（加えられた砂糖類，はちみつ等の糖用屈折計示度を除く．）に寄与する割合が10％未満のものに限る．）をいう．
濃縮うんしゅうみかん	うんしゅうみかんの濃縮果汁をいう．
濃縮グレープフルーツ	グレープフルーツの濃縮果汁をいう．
濃縮レモン	レモンの濃縮果汁をいう．
濃縮りんご	りんごの濃縮果汁をいう．
濃縮ぶどう	ぶどうの濃縮果汁をいう．
濃縮パインアップル	パインアップルの濃縮果汁をいう．
濃縮もも	ももの濃縮果汁をいう．
果実ジュース	1種の果実の果実の搾汁若しくは還元果汁又はこれらに砂糖類，はちみつ等を加えたものをいう．ただし，オレンジジュースにあってはみかん類の果実の搾汁，濃縮果汁若しくは還元果汁を加えたもの（みかん類の原材料に占める重量の割合が10％未満であって，かつ，製品の糖用屈折計示度（加えられた砂糖類，はちみつ等の糖用屈折計示度を除く．）に寄与する割合が10％未満のものに限る．）を含む．
オレンジジュース	オレンジの果実の搾汁若しくは還元果汁若しくはこれらにみかん類の果実の搾汁，濃縮果汁若しくは還元果汁を加えたもの又はこれらに砂糖類，はちみつ等を加えたもの（みかん類の原材料に占める重量の割合が10％未満であって，かつ，製品の糖用屈折計示度（加えられた砂糖類，はちみつ等の糖用屈折計示度を除く．）に寄与する割合が10％未満のものに限る．）をいう．
うんしゅうみかんジュース	うんしゅうみかんの果実の搾汁若しくは還元果汁又はこれらに砂糖類，はちみつ等を加えたものをいう．
グレープフルーツジュース	グレープフルーツの果実の搾汁若しくは還元果汁又はこれらに砂糖類，はちみつ等を加えたものをいう．
レモンジュース	レモンの果実の搾汁若しくは還元果汁又はこれらに砂糖類，はちみつ等を加えたものをいう．
りんごジュース	りんごの果実の搾汁若しくは還元果汁又はこれらに砂糖類，はちみつ等を加えたものをいう．
ぶどうジュース	ぶどうの果実の搾汁若しくは還元果汁又はこれらに砂糖類，はちみつ等を加えたものをいう．
パインアップルジュース	パインアップルの果実の搾汁若しくは還元果汁又はこれらに砂糖類，はちみつ等を加えたものをいう．
ももジュース	ももの果実の搾汁若しくは還元果汁又はこれらに砂糖類，はちみつ等を加えたものをいう．
種類別以外の果実ジュース	オレンジジュース，うんしゅうみかんジュース，グレープフルーツジュース，レモンジュース，りんごジュース，ぶどうジュース，パインアップルジュース及びももジュース以外の果実ジュースをいう．
果実ミックスジュース	2種類以上の果実の搾汁若しくは還元果汁を混合したもの又はこれらに砂糖類，はちみつ等を加えたもの（みかん類の果実の搾汁又は還元果汁を加えたオレンジジュースであって，みかん類の原材料に占める重量の割合が10％未満，かつ，製品の糖用屈折計示度（加えられた砂糖類，はちみつ等の糖用屈折計示度を除く．）に寄与する割合が10％未満のものを除く．）をいう．
果粒入り果実ジュース	果実の搾汁若しくは還元果汁にかんきつ類の果実のさのう若しくはかんきつ類以外の果実の果肉を細切したもの等（以下「果粒」という．）を加えたもの又はこれらに砂糖類，はちみつ等を加えたものをいう．
果実・野菜ミックスジュース	果実の搾汁若しくは還元果汁に野菜を破砕して搾汁若しくは裏ごしをし，皮，種子等を除去したもの（これを濃縮したもの又は濃縮したものを希釈して搾汁の状態に戻したものを含む．以下「野菜汁」という．）を加えたもの又はこれらに砂糖類，はちみつ等を加えたものであって，果実の搾汁又は還元果汁の原材料に占める重量の割合が50％を上回るものをいう．
果汁入り飲料	次に掲げるものをいう． 1　還元果汁を希釈したもの若しくは還元果汁及び果実の搾汁を希釈したもの又はこれらに砂糖類，はちみつ等を加えたものであって，糖用屈折計示度（加えられた砂糖類，はちみつ等の糖用屈折計示度を除く．）が別表3の基準（レモン，ライム，うめ及びかぼすにあっては，酸度（加えられた酸の酸度を除く．）について別表4の基準．2種類以上の果実を使用したものにあっては，糖用屈折計示度（加えられた砂糖類，はちみつ等の糖用屈折計示度を除く．）又は酸度（加えられた酸の酸度を除く．）について果実の搾汁及び還元果汁の配合割合により別表3又は別表4の基準を按分したものを合計して算出した基準）の10％以上100％未満のもので，かつ，果実の搾汁及び還元果汁の原材料に占める重量の割合が果実の搾汁，還元果汁，砂糖類，はちみつ及び水以外のものの原材料に占める重量の割合を上回るもの 2　果実の搾汁を希釈したもの又はこれに砂糖類，はちみつ等を加えたものであって，果実の搾汁の原材料に占める重量の割合が10％以上のもので，かつ，果実の搾汁の原材料に占める重量の割合が果実の搾汁，砂糖類，はちみつ及び水以外のものの原材料に占める重量の割合を上回るもの 3　希釈して飲用に供するものであって，希釈時の飲用に供する状態が1又は2に掲げるものとなるもの

さわしがき
渋がきを人工的に脱渋したカキのこと．人工的脱渋方法として干しがき，湯抜き，アルコール散布，炭酸ガスを用いる方法がある．

どがある．

(1) **食肉製品の製造工程**　肉用家畜を屠殺し，放血・解体を経て枝肉を得る．時間の経過により死後硬直を起こすが，このときの肉は保水性や風味に乏しく加工・調理に適さない．その後，低温での保存を続けると自己消化により筋肉の構造が小片化することで，時間とともに軟化し（硬直解除），

風味や保水性が増加することで，加工・調理に適すようになる（肉の熟成）．この肉を用いて，原則的に以下のように加工する．

塩漬 食肉加工において最も重要な工程である．塩漬剤（食塩や硝酸カリウム，亜硝酸カリウム，砂糖，ポリリン酸塩など）を原料肉に直接すり込んだり，塩漬剤を溶かした溶液（塩漬水）に肉を漬ける方法があり，前者を乾塩漬法（ふり塩法），後者を湿塩漬法（塩水塩漬法，ピックル塩漬法）と呼ぶ．その他，塩漬水を直接肉に注入する方法もある．食肉は，塩漬剤の成分により風味の改善や保存性の向上が生じる．各成分の役割を簡単に記すと，食塩や亜硝酸塩は，微生物の増殖を抑え保存性を増すとともに風味を改善する．さらに亜硝酸塩は，肉色素（ミオグロビン）と反応し，化学的に安定なニトロソミオグロビンを生ずることで，加熱などによる退色を防ぐ（図2.18）．また，ポリリン酸塩や中性塩などは，保水性および結着性の改良に効果があるなどの働きをしている．

細切・混和 ソーセージの製造では，塩漬後の肉塊をチョッパーを使ってひき肉とし，カッター操作により細切・混合・練り上げが行われる．このとき，脂肪，水，香辛料，調味料やその他の食品添加物なども練り込む．

充填・結紮（けっさつ） 骨付きハムは，結紮（ひもで巻き締めて形を整える）するだけであるが，他のハムは，ケーシング材で包み込み，ひもで巻き締めて形を整える．ソーセージは，練った肉をケーシングに充填し，一定間隔でひねり結紮する．

乾燥・燻煙 乾燥により水分活性が低下し，微生物の繁殖が抑えられることから保存性が増す．また，テクスチャーも改善され，風味や嗜好性が高まる．燻煙は，燻煙材でいぶし，燻煙成分を製品に付着させることにより，保存性が高められ風味や光沢もよくなる．

亜硝酸塩
塩漬剤の成分である亜硝酸塩は，食肉製品の色や風味の改善に欠かせないが，反応性に富み（たとえば，海産魚に含まれるジメチルアミンなどの2級アミン類と酸性下（胃の中など）で反応し発ガン物質のニトロソアミンを生成する），強い酸化力や急性毒性をもつので，食品衛生法により食肉製品の亜硝酸残存量を亜硝酸根として70 ppm以下とするよう規制されている．

燻煙材
サクラ，カシ，ナラなどの堅木のチップやおがくずなど．

燻煙成分
フェノール類やケトン類，アルデヒド類など．

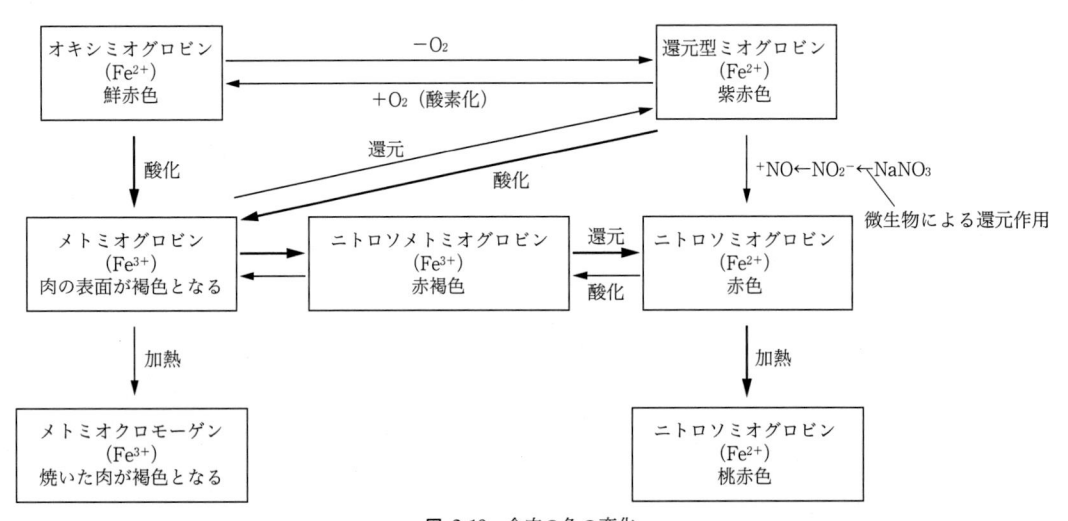

```
オキシミオグロビン          −O₂           還元型ミオグロビン
(Fe²⁺)          ⇄                      (Fe²⁺)
鮮赤色          +O₂（酸素化）            紫赤色

    │酸化              還元
    │         酸化
    ↓                              +NO←NO₂⁻←NaNO₃
メトミオグロビン  ⇄ ニトロソメトミオグロビン ⇄ ニトロソミオグロビン
(Fe³⁺)              (Fe³⁺)      還元      (Fe²⁺)
肉の表面が褐色となる    赤褐色     酸化        赤色
                                         微生物による還元作用
    │加熱                              │加熱
    ↓                                  ↓
メトミオクロモーゲン                  ニトロソミオグロビン
(Fe³⁺)                                (Fe²⁺)
焼いた肉が褐色となる                    桃赤色
```

図2.18 食肉の色の変化
（瀬口正晴，八田 一編：新食品・栄養科学シリーズ 食品学各論，化学同人，2003）

加熱 非加熱食肉製品以外は，湯あるいは蒸気により中心部を63℃に30分以上保つ．有害な微生物や寄生虫を死滅させるために行う工程であるが，結果として，食肉製品に適度のかたさと弾力性が与えられ，食味性が一段とよくなる．加熱後は，冷却され，包装されて製品となり，10℃以下で保存される．

(2) ハム類 ハムは，本来ブタのもも肉を塩漬・燻煙したもので，日本農林規格（JAS）では図2.19に示すように骨付きハム，ボンレスハム，ロースハム，ショルダーハム，ベリーハム，およびラックスハムに分類している．骨付きハムとラックスハムが非加熱ハムで，他のものは加熱ハムである．

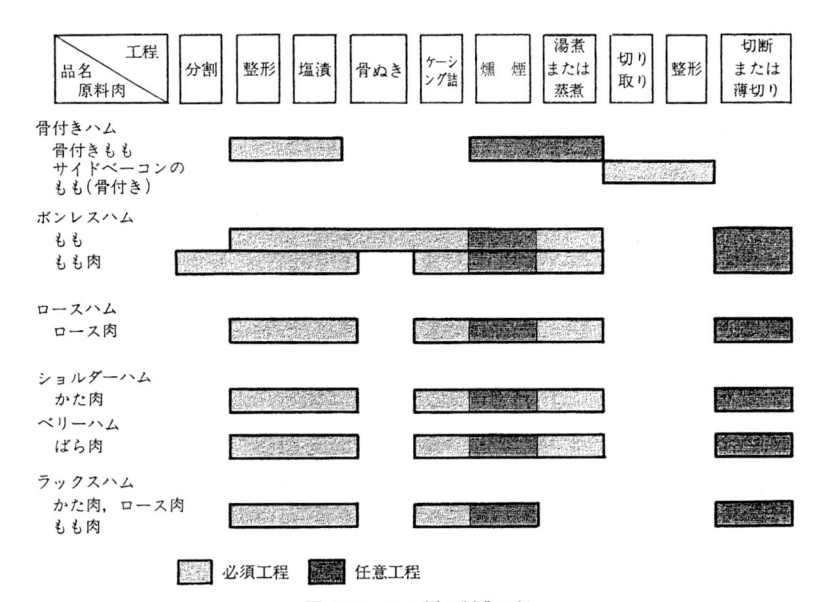

図 2.19 ハム類の製造工程
(日本農林規格品質表示基準：食品編（農林水産省消費経済課監修）2，中央法規出版，1994)

結着性
肉の塊どうしが互いに接着したり，ソーセージのように決して混ざり合わない成分（水と脂肪）を含んでいても，見かけ上均一の組織を形成し，弾力性を示すこと．

その他のベーコン類
JASでは，ベーコン（ブタのバラ肉を原料）に加えて，ショルダーベーコン（ブタの肩肉を原料），ロースベーコン（ブタのロース肉を原料），ミドルベーコン（ブタの胴肉を原料）およびサイドベーコン（ブタの半丸枝肉を原料）をベーコン類としている．

プレスハムは，日本で開発されたもので，各種畜肉の小塊肉を塩漬し，つなぎ剤や香辛料などを添加後，混和しケーシングに充填，燻煙加熱したものである．畜肉や家兎肉をはじめとする肉類やデンプン，結着剤をつなぎ剤として，そのままではハムとならない肉の小さな塊をつなぎ合わせてハムのように整形したところが特徴である．

(3) ベーコン類 ブタのバラ肉を塩漬，燻煙し，骨付きハムの製造法に準じて非加熱製品に近い処理（図2.20）で得られたものをベーコンと呼ぶ．JASでは，バラ肉以外の部位を原料としたものもベーコン類としており，全部で5種に分類され規格化されている．現在ではほとんどが加熱されお

原料肉 → 塩漬 → 水洗い → 整形 → 乾燥・燻煙 → 冷却 → 包装

図 2.20 ベーコンの製造工程

熟成ハム類・熟成ベーコン類・熟成ソーセージ類

1995年に特別な生産方法や特色ある原材料を用いた食品に新たに統一規格を設け，検査に合格したものに特定JASマークを認めることとした．熟成ハム類・熟成ベーコン類・熟成ソーセージ類は原料肉を低温（0～10℃）でそれぞれ3・5・3日以上塩漬し，色素を固定し，特有の風味を十分出せるよう製造工程を工夫したものである．

り，風味が昔のものと異なっている．

（4）ソーセージ類　ハム類やベーコン類をつくる際に，派生してくる家畜や家禽の肉の小片を利用するために開発されたと考えられる．その製造方法より加熱して得られるもの（ドメスティックソーセージ）と加熱しないで長期乾燥させて仕上げるもの（ドライソーセージ）に大別される（表2.16）．前者は，一般家庭でも容易につくれることからこの名前があり，われわれにとって一番なじみのあるソーセージ類（フランクフルトソーセージ，ウインナーソーセージなど）は，これに属する．後者は，常温下での長期保存を目的に長期間乾燥熟成させたものでサラミソーセージが代表的なソーセージである．両者の製造工程を図2.21に示す．

表 2.16　主なソーセージ類

ドメスティックソーセージ	水分含量が高く，長期保存には不適
フレッシュソーセージ	生ソーセージ類
	フレッシュポークソーセージ，フレッシュリンガーソーセージなど
スモークソーセージ	生ソーセージを燻煙後，湯煮または蒸煮したもの
	ポークソーセージ，ウインナーソーセージ，フランクフルトソーセージ，ボロニアソーセージ，リオナソーセージなど
クックドソーセージ	主に内臓類を煮沸・加工したもの
	レバーソーセージ，ヘッドソーセージ，ブラッドソーセージなど
ドライソーセージ	水分含量が低く，長期保存が可能
アンスモークドライソーセージ	燻煙をしないで乾燥を十分行ったもの
	ジャーマンサラミソーセージなど
スモークドライソーセージ	燻煙・乾燥を行ったもの
	セルベラートなど
セミドライソーセージ	乾燥状態が多少低く，組織がやわらかい
	カルパス，モルタデラなど

この他，ミートローフ，プディングなどの寄せ肉製品をソーセージの1種としている．
（小川　正，的場輝佳：食品加工学　改訂第2版，南江堂，1997）

ドメスティックソーセージ

原料肉 → 塩漬 → 肉ひき（チョッピング）→ カッティング → 充填 → 乾燥・燻煙 → 加熱 → 冷却 → 包装

ドライソーセージ

原料肉 → 塩漬 → 冷凍 → カッティング → 充填 → 乾燥・熟成 → 燻煙 → 包装

図 2.21　ソーセージの製造工程

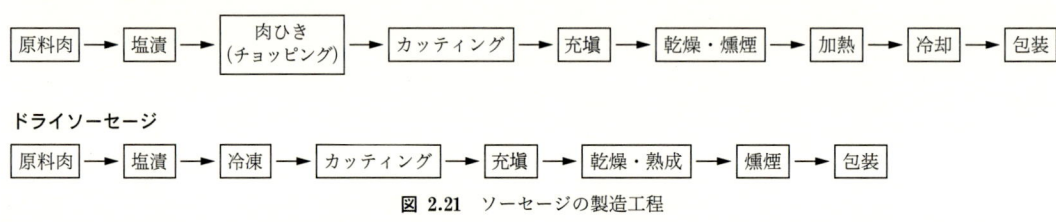

（5）ハンバーガーパティ　畜肉のひき肉にタマネギ，調味料，香辛料，植物性タンパク質などを加えて練り合わせ，円板状に整形後凍結したものである．加熱調理しハンバーガーの材料として用いる．

（6）乾燥品　肉を乾燥させることにより水分活性を低下させ微生物の繁殖を抑え，長期保存を可能とした製品で，代表的なものに米国のビーフジャーキーがある．塩漬牛肩肉スライスを用いて，十分乾燥させてつくる．近年は，インスタントラーメンの具材としても乾燥肉が用いられている．

レトルトパウチ食品
　缶の代わりにパウチと呼ばれる袋状の容器を用いた製品をレトルトパウチ食品という．食肉類のレトルトパウチ食品では，ハンバーグ，ビーフシチューなどがよく見受けられる．

(7) 食肉缶詰類　　高圧下100℃以上の蒸気や熱水によって加熱殺菌を行って，長期常温保存を可能としたものに缶詰やレトルトパウチ食品がある．食肉缶詰としては，コンビーフや牛肉の大和煮が有名である．前者は，塩漬牛肉をほぐして調味した食肉缶詰で，馬肉を加えたものをニューコンビーフと呼んでいる．後者は，牛肉を薄切りとし醬油や砂糖で味付けしたものである．両者とも缶に詰めた後，脱気・巻締（缶にふたをすること）を行い加熱殺菌する．

ⅱ）卵の加工品　　一次加工品には，殻付き卵を割り，流通過程における取り扱いを容易にした比較的加工度の低い液卵，凍結液卵，乾燥粉末卵などが含まれる．これらの製造工程を図2.22に示す．

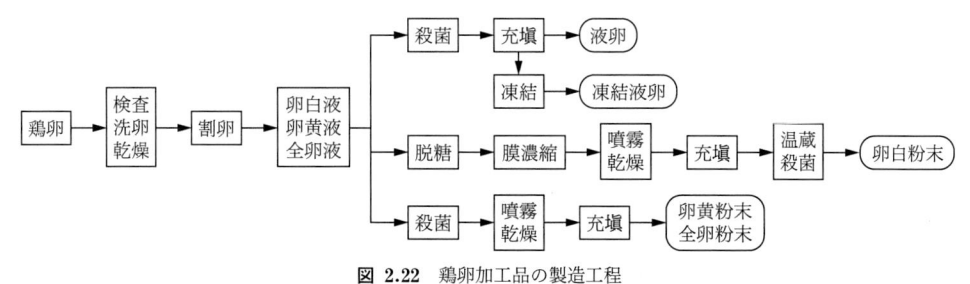

図 2.22　鶏卵加工品の製造工程
（森　孝夫編：新ガイドライン準拠食品加工学，化学同人，2003を改変）

(1) 液卵　　殻付き卵を割卵し，卵白液，卵黄液，全卵液へ加工したものである．液卵に加塩または加糖したものもある．微生物に対する防御機構が脆弱なため保存性に乏しく，チルドで配送しその日のうちに消費する必要がある．

(2) 凍結液卵　　液卵は保存が効かないが，−30℃以下に急速凍結し，凍結液卵とすると長期保存が可能となる．冷凍卵白，冷凍卵黄，冷凍全卵などがある．卵黄液は，凍結中に成分のリポタンパク質が，凍結変性するので解凍時にゲル化が生じ使用ができなくなる．そこで，凍結変性防止のために砂糖（10％以上）や食塩（3〜5％）が添加される．

脱糖処理
　卵白液中に自然に繁殖してくる微生物または，グルコース分解能力が強い菌によりグルコースを乳酸にかえて脱糖する方法（前者は自然発酵法，後者は，細菌発酵法），パン酵母によりグルコースをエチルアルコールと二酸化炭素に変えて脱糖する方法（酵母発酵法）およびグルコースオキシダーゼおよびカタラーゼを添加して脱糖する方法（酵素法）がある．

(3) 乾燥粉末卵　　乾燥粉末卵は，液卵を噴霧乾燥法で粉末化したもので，卵の長期保存および保存スペースの節約を可能としている．卵白液中には，グルコースが約0.5％含まれているので，そのまま粉末化して温蔵殺菌（50〜60℃で5〜10日間放置する殺菌法）して保存するとメイラード反応が起こり，褐色化が進み，タンパク質も不溶化する．そのため，前処理として脱糖処理が行われる．

(4) その他の卵の一次加工品　　液卵に糖を添加してから減圧濃縮することで水分活性を下げ微生物の繁殖を抑えた濃縮卵や，タンパク質分解酵素を作用させることで熱凝固性を消失させたり，起泡性や乳化性を向上させた酵素処理卵などがある．

(5) 卵の二次加工品

① 皮蛋（ピータン）： 古くから中国で製造されており，元来はアヒルの卵の殻付き卵製品である．現在では，鶏卵やうずら卵の卵をピータン風に加工したものも製造されている．殻付き卵に石灰や木炭，粘土などを練ったアルカリ物質をぬりつけ長期保存することで卵タンパク質をアルカリ変性させ凝固させたものである．

② ロングエッグ： 中央が空洞の円筒形の卵白凝固物に卵黄を充填し，凝固させた加工品で，どの部分で輪切りにしても同一直径のゆで卵スライスが得られる．エッグロールとも呼ばれている．

③ マヨネーズ： 詳細は p.56．

iii) 乳類の加工品　人間が利用している乳類の数は多いが，わが国で消費されている乳類は，ほとんどが乳用牛（ホルスタイン種やジャージー種など）のものであり，その加工品は，飲用牛乳と乳製品に大別される．それらの製造工程を図2.23に示す．なお，飲用牛乳と乳製品の成分規格，製造方法などの規格基準は，厚生労働省の「乳および乳製品の成分規格等に関する省令（乳等省令）」により定められている（一部農林水産省のJASにより定められている）．

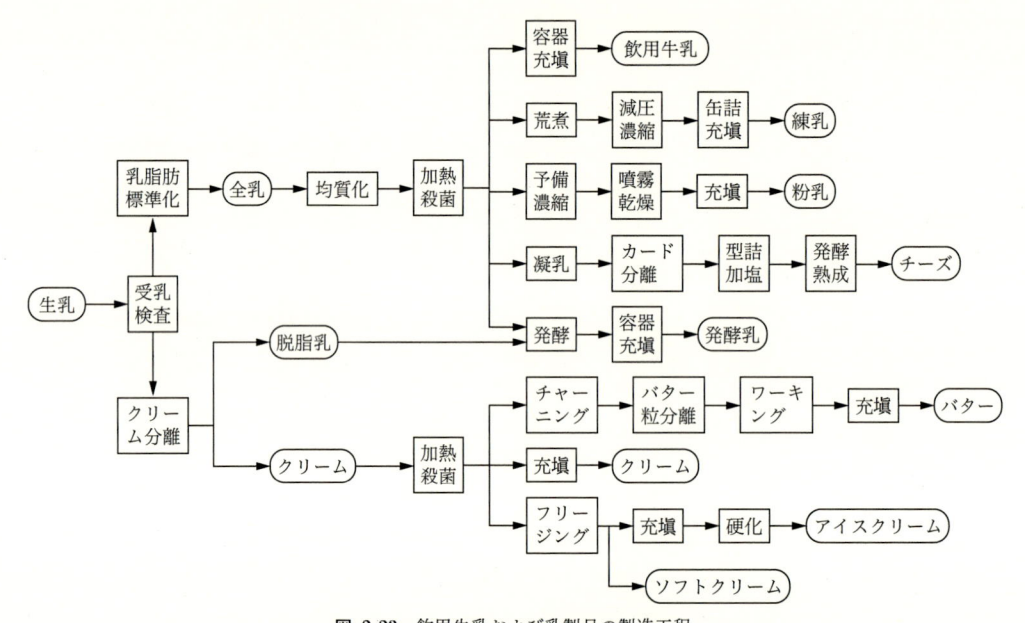

図 2.23　飲用牛乳および乳製品の製造工程
（森　孝夫編：新ガイドライン準拠食品加工学，化学同人，2003 を改変）

(1) 飲用牛乳　飲用牛乳は，乳等省令により牛乳，加工乳および乳飲料に分類されている．各成分・衛生規格を表2.17に示す．

① 牛乳： 生乳（搾乳したままの牛の乳）を均質化（ホモジナイズ）し，殺菌，容器充填したものである．生乳中の脂肪はリポタンパク質の皮膜に包まれた球状（脂肪球）状態で分散しているが，その直径は不均一

表 2.17 乳等省令が定める飲用牛乳の成分・衛生規格

		乳固形分	乳脂肪分	無脂乳固形分	細菌数（ml 当たり）	大腸菌群
飲用牛乳	牛乳	—	3.0%以上	8.0%以上	5万以下	陰性
	加工牛乳	—	—	8.0%以上	5万以下	陰性
	乳飲料	3.0%以上	—	—	3万以下	陰性

LL 牛乳（long life milk）
通常 135～150℃ で 2～4 秒間殺菌（一般には，滅菌）処理をした生乳を無菌処理した専用紙容器（アルミ箔とポリエチレンでコーティングされている）に無菌充填包装したもので，常温流通販売が認められている．常温下での長期保存が可能であるが，業界の自主基準として保持期間は 60 日間とされている．生産量は年間 10 万 kl 強で，全飲用牛乳に占める割合は，2% 程度である．

（0.1～17 μm）で，放置しておくと脂肪球どうしが融合してクリーム層として分離する．そのため，均質化を行い粒径を 1 μm 以下とし，クリーム層の分離を防いでいる．また，牛乳は微生物が繁殖しやすいので，乳等省令により，62～65℃ で 30 分間の加熱殺菌または同等以上の殺菌効果で処理することが定められており，現在，表 2.18 に示す殺菌方法がとられている．低温保持殺菌（LTLT）法では，中温菌（病原菌）は死滅するが，耐熱芽胞を死滅させることはできない．一方，超高温加熱殺菌（UHT）法は耐熱芽胞も死滅させることができるので，日本では約 93% の生乳がこの方法で殺菌されている．UHT 法を用いて常温で長期保存が可能なロングライフミルク（LL 牛乳）が製造されている．

表 2.18 殺菌方法

殺菌方法	温 度	時 間
低温保持殺菌法：LTLT 法 （low temperature long time）	62～65℃	30 分
高温短時間殺菌法：HTST 法 （high temperature short time）	72～85℃	1～15 秒
超高温加熱殺菌法：UHT 法 （ultra high temperature）	120～150℃ 130～135℃	1～3 秒 2 秒

（吉田 勉編：新食品加工学，医歯薬出版株式会社，1999 を改変）

② 加工乳： 生乳を主原料とし脱脂粉乳，濃縮乳，クリームやバターなどの乳製品および水を混合し，表 2.17 の規格に合うよう調整されたものである．ビタミンやミネラルの添加は禁止されている．乳脂肪分 3.0% 以上で無脂乳固形分を 8.5% 以上とした濃厚牛乳や乳脂肪分を 0.5～1.5% に調整した低脂肪乳（ローファットミルク），0.5% 未満に抑えた無脂肪乳（ノンファットミルク）などがある．

③ 乳飲料： 牛乳や乳製品を主原料とし他の食品や食品添加物（糖類，色素，香料など）を加えて表 2.17 の規格に合うよう調整されたものである．コーヒー乳飲料（ラクトコーヒー），フルーツ乳飲料，乳糖不耐症者用に開発された乳糖分解乳（ラクターゼにより牛乳中の乳糖を分解した牛乳）などがある．

(2) 乳製品

① 練乳： 牛乳を約 1/2.5 に減圧濃縮したもので，ショ糖を添加した加糖練乳（コンデンスミルク）と無添加の無糖練乳（エバミルク）がある．

② 粉乳： 噴霧乾燥により牛乳から水分を除去して粉状にしたもので，保

存性，輸送性，貯蔵性を高めたものである．全（脂）粉乳（牛乳をそのまま乾燥したもの），加糖粉乳（牛乳にショ糖を加えて乾燥したもの），脱脂粉乳（牛乳からクリームを除いた脱脂乳を乾燥したもの），調製粉乳（乳児に必要な各種栄養成分を調合した粉乳）がある．

③ チーズ：　チーズは，乳製品の中でも最も多く生産されており，ナチュラルチーズとプロセスチーズに大別される．一般的に加熱殺菌した牛乳に乳酸菌をスターターとして添加し，生成してくる乳酸でpHを低下させ，カゼインを不安定化させる．そこにレンネットを加えると，レンネットが容易にκ-カゼインの糖結合部分を切断し，カゼインが不溶化して沈澱凝固する（カードの生成）．このカードを細切りしホエー（乳清）を排出させた後，圧搾・加塩する（フレッシュチーズの完成）．細菌やカビでさらに熟成させると表2.19に示す各種ナチュラルチーズができあがる．

プロセスチーズは，1種または数種のナチュラルチーズ（チェダーやゴーダなど）を加熱溶解，混合してつくられる．乳化剤（クエン酸塩やポリリン酸塩など）も同時に添加し，均質でなめらかな構造に仕上げている．風味も温和であり，保存性もよい．わが国でのチーズ消費量の約90％を占めている．

> **レンネット**
> 子ウシの第4胃から抽出されるキモシンを主成分とする凝乳酵素剤．

表 2.19　ナチュラルチーズの分類

分類	水分含量	熟成	代表的なチーズ	生産国	特徴
超硬質チーズ	30〜35%	細菌熟成 2〜3年	スプリンツ パルメザン	スイス イタリア	保存性がよい 粉末にして利用
硬質チーズ	30〜40%	細菌熟成 1年以内	チェダー エダム エメンタール	英国 オランダ スイス	ガス孔なし ガス孔小 ガス孔大
半硬質チーズ	38〜45%	細菌熟成 カビ熟成	ゴーダ ロックフォール	オランダ フランス	風味まろやか 青カビ利用
軟質チーズ	40〜60%	カビ熟成 1〜3ヵ月	カマンベール ブリー・ド・モー	フランス フランス	白カビ利用 中身がやわらかい
フレッシュチーズ	40〜60%	熟成なし	クリームチーズ モッツァレラ	米国 イタリア	チーズケーキのベース ピザに欠かせない

（森　孝夫編：新食品・栄養科学シリーズ，食品加工学，化学同人，2003）

④ 発酵乳，乳酸菌飲料：　乳酸菌や酵母により各種の乳または，脱脂乳を発酵し，風味をもたせたものを発酵乳という．近年は，原料に脱脂粉乳を用いたものが多い．発酵乳類の成分・衛生規格を表2.20に示す．乳酸

表 2.20　乳等省令が定める発酵乳類の成分・衛生規格

		無脂乳固形分	大腸菌群	乳酸菌または酵母（ml）
発酵乳類	発酵乳	8.0%以上	陰性	1000万以上
	乳製品乳酸菌飲料　生菌	3.0%以上	陰性	1000万以上
	殺菌	3.0%以上	陰性	—
	乳酸菌飲料	3.0%未満	陰性	100万以上

発酵を利用したヨーグルトや，乳酸発酵およびアルコール発酵の両方を利用したケフィアやクミスなどが有名である．ヨーグルトは，乳酸発酵により生成してくる乳酸によりpHを下げ，牛乳または脱脂粉乳中のカゼインを凝固させたもので，その形状からハードタイプ（寒天やゼラチンをゲル化剤として用い固めた固形のもの），ソフトタイプ（ゲル化剤を用いない糊状のもの），ドリンクタイプ（発酵乳を液状としたもの）に分かれる．乳製品乳酸飲料はヤクルトなどに代表される生菌タイプのものとカルピスに代表される殺菌タイプのものがある．無脂乳固形分が3.0％未満のものを乳酸飲料という．

⑤ バター： 生乳から分離したクリーム（脂肪分約35％前後）を加熱殺菌し，冷却後数時間放置することで脂肪の結晶化を促す．このとき，激しく撹拌すると，その衝撃で乳脂肪が凝集し，脂肪粒（バター粒）を形成するとともにバターミルクと分かれる（チャーニング）．バターミルクを流出させて得られたバター粒を，水洗後練り合わせて余分な水分を除き均一な組織にする（ワーキング）．バター塊を包装し製品とする．乳酸発酵をしたクリームを原料とするか否かで，製品は発酵バターと非発酵バターに分かれる．また，ワーキングにおける加塩の有無により有塩バターと無塩バターにも分かれる．

⑥ クリーム： 生乳から乳脂肪分以外のものを除去したもので，脂肪率20〜30％程度に調整されたテーブルクリームや高脂肪生クリームを泡立てたホイッピングクリームなどがある．

⑦ アイスクリーム： アイスクリーム類は，表2.21に示すようにアイスクリーム，アイスミルク，ラクトアイスに分類される．乳原料として生乳，クリーム，バター，脱脂粉乳などを用い，そこに糖類，乳化剤，安定化剤や香料などを添加混合してアイスクリームミックスを調製する．加熱殺菌後冷却しながら撹拌することで，一定の空気粒を混入させ，気泡や脂肪，氷結晶を均一に分散させて−7〜−3℃まで冷却（フリージング）しソフトクリームが得られる．この空気の混入率をオーバーランと呼び，アイスクリームの品質の指標となる．その後，紙カップなどに充填され−30℃以下で急速凍結（硬化）されることで，アイスクリームとなる．

チャーニング
クリームは牛乳中の脂肪球が融合して分離したものであるが，この段階では，水中油滴（O/W）型エマルジョンを形成している．これを激しく撹拌すると相転移が生じ油中水滴（W/O）型のバター粒子に変化する．バター製造においてワーキングとならんで重要な工程である．

オーバーラン
アイスクリームやホイップクリームなどに抱き込まれた空気の割合を示す値でオーバーラン（％）＝（1 l のミックス重量−1 l のアイスクリーム重量）／（1 l のアイスクリーム重量）×100の式で算出される．アイスクリームの値は，80〜100％程度となる．

表 2.21 乳等省令が定めるアイスクリーム類の成分・衛生規格

		乳固形分	乳脂肪分	細菌数（ml 当たり）	大腸菌群
アイスクリーム類	アイスクリーム	15.0％以上	乳固形分中 8.0％以上	10万以下	陰性
	アイスミルク	10.0％以上	乳固形分中 3.0％以上	5万以下	陰性
	ラクトアイス	3.0％以上	—	5万以下	陰性

3） 水産加工食品

ⅰ） 魚介類　水産物は，畜産物に比べてきわめて多種類であり，魚種によって成分組成が大きく異なっている．これら魚介類の加工品も多種多様で

表 2.22 主な魚介類の加工品

分類	種類
冷凍品	冷凍品，調理冷凍食品
乾燥品	素干し品，塩干し品，煮干し品，節類
燻製品	冷燻品，温燻品
塩蔵品	魚類塩蔵品，魚卵類塩蔵品
発酵食品	塩辛，漬け物類，魚醤
調味加工品	つくだ煮，乾燥調味品
魚肉練り製品	かまぼこ類，魚肉ハム・ソーセージ
缶詰類	缶詰，レトルト食品
その他	濃縮魚肉タンパク質，魚肉エキス

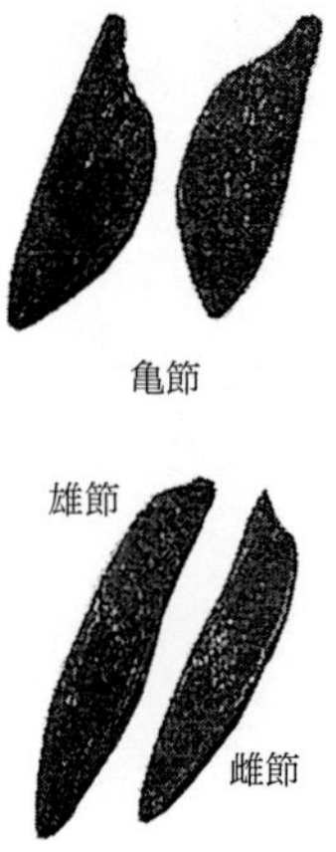

図 2.24 節類
亀節
雄節
雌節
本節

あり，主なものを表2.22にまとめた．

(1) 冷凍品　冷凍品とは，前処理を施し，品温が−18℃以下（食品衛生法では−15℃以下）になるように急速凍結し，通常そのまま消費者に提供される．魚肉のフィレー（通常魚体を左右二枚におろした片身）や切り身，貝類・エビ類の生むき身などの冷凍食品をはじめ，可食部を調味し加熱して製造した調理冷凍食品も多い．調理冷凍食品では，特にエビ，カキ，イカ，アジ，サバなどがフライ類の原料となる（表2.23）．

表 2.23 魚介類の処理形態とその名称

処理形態	処理方法	適用魚
丸 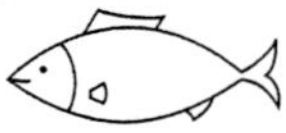	原形のままのもの	イワシ，サバ，サンマ，アジ，カツオ，イカ，タイなど
セミドレス 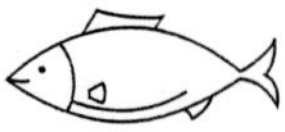	えら，内臓を取り除いたもの	サケ，マス，マグロなど
ドレス 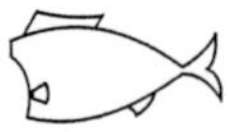	えら，内臓，頭を取り除いたもの　ひれおよび尾を取り除く場合もある	サケ，マス，タラ，エビなど
フィレー 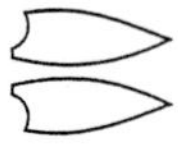	ドレスを三枚におろし背骨を取り除いたもの	メカジキ，カレイ，スケトウダラ，マグロなど
チャンク 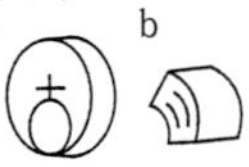	a. ドレスを輪切りにしたもの　b. フィレーを横切りにしたもの	メカジキ，マグロなど
角切り　落とし身　すり身	正肉をさいの目に切ったもの　採肉機で取った正肉，砕肉　擂潰機にかけてすりつぶした肉	

(2) 乾燥品　魚介類の乾燥品は，乾燥方法や前処理方法の違いにより，表2.24に示すように分類することができる．

① 素干し品：　魚介類をそのまま，または調理し，水洗いしたのち乾燥したもので，するめ，みがきにしん，たらなどが主である．

② 塩干し品：　塩干し品の製造に際して行われる塩漬けには，肉に適度の塩味をつけ食味の向上を目的とする場合（アジ，サンマなどの生干し品）と塩漬けにより肉の水分の一部を除いて細菌による肉質の悪変を防止することを目的とする場合（開きだら）とがある．

③ 煮干し品：　煮干し品の製造に際して原料魚介類をあらかじめ煮ることにより，乾燥が容易になるとともに，煮熟により自己消化酵素や付着している微生物を不活性化させ，乾燥中に悪変を起こすことが少ない．

④ 節類：　節類は主として赤身の魚肉を煮熟したのち，焙乾し，さらにカビ付けをしてよく乾燥させたもので，かつお節，さば節，いわし節，まぐろ節およびそれらを薄片に削った削り節がある（図2.24）．また，製造

表 2.24 主な乾燥品

乾燥品	種 類	原料・製法・特徴など
素干し品	するめ	新鮮なスルメイカの胴部を縦に切り開き，内臓，眼球，くちばしを除いたものを洗浄し，天日乾燥または機械乾燥する．
	みがきにしん	尾部を切り離すことなく三枚におろし，背骨を除き，腹肉は切り取らずに乾燥する．
	干しだら	わが国古来の製法による棒だら（割り棒だらと平割り棒だら）とノルウェーなどで行われているストック・フィッシュ（丸干しと開き干し）がある．
	ごまめ	カタクチイワシの素干し品．原料を水洗後，うろこなどを除き，天日乾燥する．
	ふかひれ	サメの胸びれ，背びれ，尾びれを乾燥したもの．白翅（はくし；マブカ，メジロザメなど）と黒翅（こくし；アオザメ，ヨシキリザメ，ネコザメなど）の2種類がある．
塩干し品	塩干しいわし	魚体を開いて塩漬け・乾燥した開き干しと丸のまま魚体を塩漬け・乾燥した丸干しがある．
	塩干しあじ	丸干しと開き干しがつくられているが，大部分はマアジおよびムロアジの開き干しである．
	塩干しさんま・さば	ほとんどが開き干しにつくられているが，その製法はアジの場合と同じである．
煮干し品	煮干しいわし	小形の脂肪の少ないカタクチイワシとマイワシが用いられる．
	干しえび	干しえびには皮（甲殻）付きのえび，すりえび，はぎえびの3種類がある．皮付きえびはシバエビ，クルマエビ，テナガエビ，サクラエビなどから製造する．
	煮干し貝柱	タイラギ，イタヤガイ，ホタテガイなどを原料とする．煮熟した貝柱の乾燥方法の違いにより，白干しと黒干しがある．
	干しあわび	マダカおよびメガイからつくる明鮑（めいほう）とクロガイからつくる灰鮑（かいほう）の2種類がある．
節 類	かつお節	九州の枕崎（薩摩節），四国の土佐清水（土佐節），静岡県の焼津・西伊豆地方（伊豆節）で生産される節は古くから有名である．
	さば節	さば節は削り節として用いられることが多いが，カビ付け工程はかつお節製造ほど丁寧には行わない．
	まぐろ節	クロマグロ，ビンナガ，キハダ，メバチなどを原料とする．
	削り節	かつお節，そうだがつお節，さば節，いわし節などを蒸煮して軟化させてから削り機で薄片としたもので，かつお節やそうだがつお節の鬼節を削ったものは一般に花がつおと呼ばれている．

にカビを利用するため発酵食品として取り扱われることも多い．

(3) 燻製品　広葉樹の木部やおがくずを不完全燃焼させ，その煙と熱気の中に魚介類をつり下げて乾燥させたものを燻製品という．一般に燻製品の製造は，調理，塩漬け，塩抜き，風乾，燻乾などの工程で行われるが，燻乾工程の温度により冷燻法，温燻法などがある．主な燻製品を表2.25に示す．

表 2.25 主な燻製品

分 類	種 類	原料・製法・特徴など
魚類燻製品	にしん燻製品	欧米では最も一般的な燻製品で，レッドヘリング（全形冷燻品），ブローターヘリング（全形温燻品），キッパーヘリング（背開き温燻品）などが生産されている．
	さけ・ます燻製品	魚介類の燻製品で最も高級なものである．ベニザケ，シロザケ，サクラマス，ギンザケなどが用いられる．
	たら燻製品	マダラやスケトウダラを原料としたフィレーの冷燻品および温燻品が生産されている．
調味温燻品	いか調味温燻品	アカイカ，マツイカ，スルメイカなどを原料とする．
	すけとうだら調味温燻品	大型の生鮮スケトウダラを原料とする．頭部を除き，三枚におろしたフィレーから皮を除き，調味液に漬けたのち，燻乾する．
その他	くじらベーコン	イワシクジラ，ナガスクジラの腹部表層の結合組織に富む畝から赤肉部にかけての層を原料とする．
	貝柱燻製品	ホタテガイ，タイラギなどの貝柱を煮熟，乾燥，燻乾したもの．

燻煙法の種類
・冷燻法： 魚介類の筋肉タンパク質が熱凝固しない程度の低温（15～23℃）で長期間（2～3週間）燻乾する方法である．一般に長期の貯蔵が可能である．
・温燻法： 高温（30～80℃）で短時間（3～8時間）燻乾する方法で，主として香味をつけることを目的とする．一般的に貯蔵性に乏しい．
・液燻法： 水または薄い食塩水で希釈した燻液（燻煙を凝縮させ，油分・タール分を除いた水溶液）に原料魚を10～20時間浸漬し，乾燥して製品とする方法である．

塩蔵法の種類
・ふり塩漬け： 魚体に直接固体の食塩を散布する方法である．塩蔵処理に特別な容器を必要としないなどの利点があるが，食塩の濃度が不均一になりやすく，外観も歩留まりも悪い．塩蔵中に空気にふれるので油脂が酸化し，製品が油焼けを起こしやすいなどの欠点もある．
・立塩漬け： 魚体を食塩水中に浸漬する方法である．魚体が塩蔵中に空気とふれないため油脂の酸化が起こりにくく，食塩濃度が均一になり，外観・風味・歩留まりとも良好な製品が得られるなどの利点があるが，設備（容器）および管理に要する負担が大きい．
・改良立塩漬け： 容器にまき塩漬けに準じて食塩をまぶした魚体を積み重ね，最上層に食塩を散布し，落しぶたをして重石をのせる．食塩の浸透が均一になり，塩漬け初期の腐敗や脂質の酸化が抑えられる．

(4) 塩蔵品　塩蔵法にはふり塩漬け，立塩漬け，改良漬けがある．主な塩蔵品を表 2.26 にまとめた．また，一般的な塩蔵品の製造工程を図 2.25 に示す．

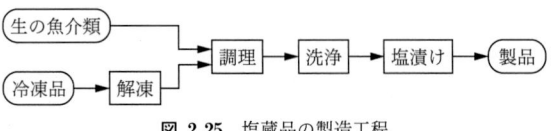

図 2.25　塩蔵品の製造工程

(5) 発酵食品　魚介類の場合は自己消化による分解と微生物による作用が見かけ上区別しにくいものが多いので，通常はこれらを区別せず発酵食品と呼んでいる．主な発酵食品を表 2.27 にまとめた．

(6) 調味加工品

① つくだ煮： つくだ煮は，醬油を含む調味液で煮熟したもので，アサリ，イカ，コウナゴのつくだ煮などがある．一方，醬油を使わず砂糖，水あめ，食塩からなる調味液で調味したものを飴煮といい，金沢のゴリの飴煮，彦根の小アユの飴煮などがある．

② 乾燥調味品： 乾燥調味品は，小形の魚介類を調味液中に浸漬したのち乾燥し，保存性をもたせた製品である．調味焙乾品は，醬油，砂糖，水あめ，香辛料などで調味した小形の魚介類を焙焼したもので，さきいか，のしいか，魚せんべい，魚あられなどが代表的なもので，類似の珍味製品も多い．一方，みりん干しは，さくら干しともいわれ，マイワシ，ウルメイワシ，サンマ，サヨリ，キス，フグ，カレイ，タイ，エビなどを原料とし，醬油，みりん，砂糖，水あめ，うま味調味料などの調味液に浸漬し，天日乾燥する．

(7) 練り製品　練り製品は魚肉に 2～3% の食塩を加え，すりつぶして塩すり身とし，これを加熱凝固させてつくる食品の総称である．練り製品は，魚の種類や大きさに関係なく広い範囲の魚を原料として利用でき，かつ品質を改良するために種々の素材を自由に配合・調味できることが最大の特徴である．

① かまぼこ類： よいかまぼこは優れた風味とともにしなやかさと強い弾力（足）をもっている．原料魚肉からすり身を調製するときに 3% 程度の食塩を添加するが，この食塩による筋原繊維タンパク質の溶出と加熱による網状構造の形成が，練り製品の足の形成に重要である．主なかまぼこ類を表 2.28 にまとめた．かまぼこの製造工程を図 2.26 に示す．

② 魚肉ハム・ソーセージ： 魚肉ハムは魚肉の肉片を塩漬けし調味したのち，つなぎを加えて混ぜ合わせ，ケーシングに充填し密封してから湯煮または蒸煮したものである．魚肉ソーセージは魚肉を細切したのち，油脂，調味料，香辛料などの添加物を加えて練り合わせ，ケーシングに充

表 2.26 主な塩蔵品

分類	種類	原料・製法・特徴など
魚類塩蔵品	塩ざけ・塩ます	わが国で塩蔵されるサケ・マス類は主にシロザケ，カラフトマス，サクラマス，ベニザケ（ベニマス），ギンザケなどである．
	塩さば	魚体を背開きにし，えらや内臓を除去したのち，容器の中でまき塩漬けにする．
	たら塩蔵	通常頭部を切り落とし，魚体を開かずに内臓を抜き取り，まき塩漬けまたは立塩漬けする．
	塩蔵かたくちいわし（アンチョビー）	カタクチイワシをふり塩漬けする．熟成品を三枚におろし，フィレーを缶または瓶に詰める．
魚卵類塩蔵品	すじこ	サケ・マスの卵巣をそのまま塩蔵したものである．
	いくら	サケ・マスの卵を一粒ずつに分離し，立塩漬けしたものである．
	たらこ	マダラ，スケトウダラの卵巣をふり塩漬けにする．たらこを赤く着色したもの（もみじこ）やトウガラシを加えたもの（めんたいこ）がある．
	からすみ	大型のボラの卵巣をまき塩漬けにする．製品はあめ色のものが上質で，変色や過度の乾燥を防ぐため密閉貯蔵する．
	キャビア	チョウザメの卵粒を塩蔵したもので，缶または瓶に詰める．

表 2.27 主な発酵食品

分類	種類	原料・製法・特徴など
塩 辛	かつおの塩辛	かつお節などを製造する際に得られる内臓（胃，みのわた（幽門垂）および腸管）を原料とした塩辛で，酒盗とも呼ばれる．
	いかの塩辛	一般にスルメイカを原料とする．いかの塩辛には大別して，赤づくり，白づくり，黒づくりなどがある．赤づくりは，表皮をつけたままのイカを，白づくりは，表皮を除いたイカを用いる．黒づくりは，いか墨を加えて製造する．
	ねりうに	バフンウニ，アカウニ，ムラサキウニなどの生殖腺を原料とし，調味料を加えて練り合わせたものである．
	いそうに（粒うに）	ねりうに同様にウニの生殖腺を用いた塩漬け品であり，生殖腺を崩さないように塩漬けする．
	うるか	アユを原料とした塩辛をうるかというが，使用する部分や加工法によりいろいろな呼び名がある．子うるかはアユの卵を，白うるかは精巣を，苦うるかは内臓を原料としたものである．
	このわた	ナマコの腸の塩辛である．このわたは腸管が長く1本に連続していることが身上で，途中で切断したものは値打ちがない．
	めふん	サケ・マスの腎臓を原料とした塩辛で，ビタミン B_{12} を多量に含んでいる．
漬け物類	すし	魚肉を塩蔵して水分の一部を除去したのち，飯と交互に積み重ねて自然発酵させたものを「すし（なれずし）」という．代表的な製品としては，ふなずし（滋賀県など），あゆずし（岐阜県など），ますずし（富山県），さけずし（北海道），はたはたずし（秋田県），たいずし（新潟県）などがある．
	ぬか漬け	イワシ，サバ，フグなどを原料として製造される．魚介肉を塩蔵または塩干ししてから米ぬかに漬け込んだ製品で，ぬか中の可溶性成分とその発酵生成物を魚介肉中に浸透させて調味することを目的として製造される．
	粕漬け	アユ，アワビ，フグ，タラ，アマダイ，サワラ，カジキなどを塩蔵してから酒粕に漬けたものである．
魚 醤	しょっつる	秋田県でつくられ，ハタハタやイワシを原料とする．
	いかなご醤油	千葉県や香川県でつくられ，イカナゴを原料とする．
	いしる	石川県や北海道でつくられ，イカの内臓を原料とする．
	その他	ベトナムのニョクマン，フィリピンのパティス，タイのナムプラ，欧米のアンチョビー・ソースなどがある．

でんぶ
タイやスケトウダラの筋繊維をもみほぐしてそぼろをつくり，醤油，砂糖，うま味調味料からなる調味液で煮詰め，少量の砂糖をまぶし，乾燥したものをでんぶという．

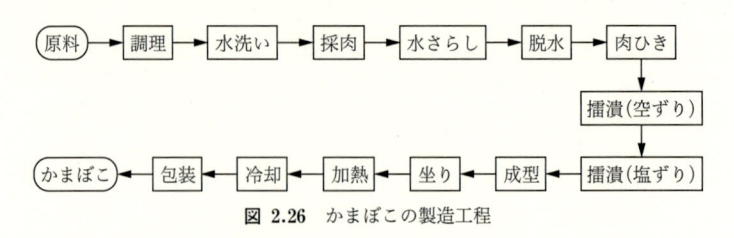

原料 → 調理 → 水洗い → 採肉 → 水さらし → 脱水 → 肉ひき → 擂潰(空ずり) → 擂潰(塩ずり) → 成型 → 坐り → 加熱 → 冷却 → 包装 → かまぼこ

図 2.26　かまぼこの製造工程

表 2.28　主なかまぼこ類

種類	原料・製法・特徴など
板付きかまぼこ	木の板にすり身を半円筒状につけ，加熱して製造した典型的なかまぼこを板付きかまぼこという．蒸してつくる蒸し板，蒸し上げてから焙焼する焼き板，はじめから焙焼する焼き抜きの3種がある．
ささかまぼこ	すり身を木の葉状にし金串をさして炉上で焼き上げた製品で，仙台地方で生産されている．
ちくわ	原料の調理・加工方法はかまぼこの場合と大差がない．焼きちくわ，蒸しちくわ，揚げちくわなどが生産されている．野焼は島根県出雲地方で生産される大型のちくわである．
あげかまぼこ	魚肉のすり身を油で揚げたもので，関東ではさつまあげ，関西ではてんぷら，鹿児島ではつけ揚げという．野菜やイカ・キクラゲなどを練り込んだものも多く，惣菜として人気が高い．
ゆでかまぼこ	はんぺんは，サメ類を主原料として製造される．ヤマノイモを入れない湯煮かまぼこが「しんじょ」または「あんぺい」であるが，関西ではハモを主原料にした「はもしんじょ」もつくられている．

塩辛
塩辛とは，魚介類の筋肉または内臓諸器官に比較的多量の食塩を加えて自己消化させ，「こく」と「うま味」をもたせたものである．タンパク質の分解には，好塩細菌のタンパク質分解酵素の作用も大きい．

漬け物類
魚介類を塩蔵・脱水したのち，飯，米ぬか，こうじ，酒粕などに漬け込んで，発酵と自己消化作用によって，貯蔵性と特有の風味を醸成させたものである．

魚醤
魚醤は魚介類を長期に塩蔵・熟成させ，液体部分を分取したもので，調味料として使用される．

填し密閉して魚肉ハムと同様に加熱処理したものである．畜肉，家兎肉または家禽肉が混合される場合がある．魚肉ソーセージの製造工程を図2.27に示す．

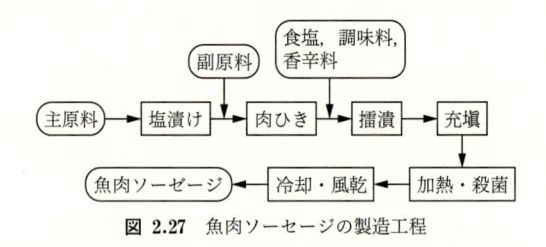

主原料 → 塩漬け → 肉ひき → 擂潰 → 充填 → 加熱・殺菌 → 冷却・風乾 → 魚肉ソーセージ
（副原料；食塩，調味料，香辛料を添加）

図 2.27　魚肉ソーセージの製造工程

(8)　缶詰　　魚介類の缶詰の中で比較的生産量の多いものは，サバ，マグロ類，貝類，サケ・マス類，サンマ，カニの缶詰である．また，製品の形態も，水煮（塩水漬け），油漬け，味付けなどがあり，主な缶詰類を表2.29にまとめた．

ii）藻類　　収穫した藻類は，それぞれの特色を活かした乾製品や塩蔵品に加工されることが多い．

(1)　アオノリ加工品　　代表的なものにのりつくだ煮がある．原料は主にヒトエグサで，一部アオノリが利用される．原料を水洗・脱水後，調味液と共に攪拌しながら煮熟し，包装して製品とする．

(2)　コンブ加工品

①干しこんぶ：　コンブを乾燥したもので，コンブの種類や産地により名称が異なる．それぞれ品質や用途にも相違がある．マコンブは，呈味に優れているので高級だし用，加工用に適している．リシリコンブは，品

表 2.29 主な缶詰類

分類	種類	原料・製法・特徴など
水煮缶詰	さけ・ます水煮缶詰	ベニザケ，ギンザケ，シロザケ，カラフトマスなどが主な原料である．頭部，内臓，ひれを除いた胴部のみを用いる．
	かに水煮缶詰	タラバガニ，ケガニ，ハナサキガニ，ズワイガニなどが主な原料である．
	さば水煮缶詰	頭部，内臓，ひれを除いた胴部を水洗したのち，缶の高さにカッターで切断し，少量の食塩を加え肉詰めする．
油漬け缶詰	まぐろ油漬け缶詰	原料は，ビンナガマグロ，キハダマグロ，クロマグロ，メバチマグロなどであるが，ビンナガマグロを原料としたものをホワイトミートといい，最高の品質とされている．それ以外の魚種でつくった製品はすべてライトミートと呼ばれている．肉詰めの様式にソリッド（大塊の肉片だけでほとんどくずれ肉の入らないもの），フレークス（くずれ肉だけ詰めたもの），チャンク（一口で食べられる程度の肉片を詰め，くずれ肉の混入量が40％以下のもの）などがある．
	さばフィレー油漬け缶詰	まぐろ油漬け缶詰の場合と同様にサバを蒸煮し，缶に肉詰めする．
味付け缶詰	まぐろフレーク味付け缶詰	フレーク状の肉が用いられ，肉詰めしたのち，醬油，砂糖，うま味調味料などからなる調味液を注入し，脱気・密閉したのち滅菌する．
	いか味付け缶詰	主にスルメイカが原料．醬油，砂糖からなる調味液を注入し，脱気・密閉したのち滅菌する．

その他コンブ加工品

塩こんぶ

高級品のコンブを角切りにし，たまり醬油，砂糖，みりんなどを配合した調味液中で炊き込んだものである．

こんぶつくだ煮

角型，短冊形，糸状に切断した乾燥こんぶを，醬油，砂糖，みりんなどを配合した調味液で煮熟したものである．

こんぶ茶

干しこんぶを切断・乾燥後，粉砕機で粉末にし，食塩を加えて製品としたものである．

質優秀のため高級おぼろこんぶ，とろろこんぶ，だしこんぶに利用される．ミツイシコンブは，だし用，加工用とされる．オニコンブは，マコンブ同様に品質が高く，高級加工用とされる．ナガコンブなどはつくだ煮，おでん用とされる．

② おぼろこんぶ： コンブを薄片状に削ったものである．原料の持ち味が製品の優劣を左右するので品質の優秀なマコンブやリシリコンブで葉が厚く内層に白い部分が多いものを原料とする．

③ 白板こんぶ： おぼろこんぶを削り取った残りの黄白色の芯を白板こんぶという．バッテラすしや菓子用に利用される．

④ とろろこんぶ： コンブを枠型に入れ重ね合わせ，細線状に薄く削り取ったもので，良質のコンブを原料とする．コンブ全体を削った黒とろろと白板こんぶを削った白とろろがある．

(3) ワカメ加工品

① 干しわかめ： ワカメを海水で洗浄し，竿などにかけて天日乾燥したものである．

② 鳴門わかめ（灰干しわかめ）： ワカメに25％の草木灰を加え，乾燥と吸湿を交互に行った後，海水でよく洗い，乾燥して製品としたものである．色調が鮮やかな緑色で，弾力と歯切れがよく，香気や保存性もよい．

③ 湯通し塩蔵わかめ： ワカメを80℃以上の海水中で1分程度加熱し，冷却後40％量の食塩を加えてよくもみほぐし，加圧脱水して製品としたものである．食べる前に真水に数分間浸漬し，塩分を抜く．

(4) ノリ加工品

① 干しのり・焼きのり： 干しのりは，スサビノリやアサクサノリを原料

とし，裁断，洗浄，抄製（抄く工程），脱水，乾燥，剥離，選別などの工程でつくられる．焼きのりは，干しのりを180〜200℃，5〜30秒焙焼して製造する．焙焼により，熱に弱いフィコビリンが退色し，熱に安定なクロロフィルやカロテノイドの青緑黄色を呈し，特有の「焼き色」となる．

② 味付けのり： 干しのりを焙焼して焼きのりとし，醬油，だし類，みりんなどを配合した調味液をノリの表面に均一に塗布し，乾燥機中で水分を除き，細断・製品とする．

(5) 寒天・アルギン酸・カラギーナン

① 寒天： テングサをはじめとする紅藻類から，熱水で粘質多糖の寒天を抽出し，冷却によって生じたところてんゲルを漂白，脱水したものである．

② アルギン酸： 褐藻類のアラメ，カジメ，コンブなどの風乾物を細かく刻み，炭酸ナトリウム液で加温すると，藻体細胞壁からアルギン酸ナトリウムが溶解してくる．その後精製・乾燥し，粉末にして製品とする．アイスクリーム，ジャム，マヨネーズなどの増粘剤として用いられる．

③ カラギーナン： 紅藻スギノリ目に属する数種の藻体から熱水で抽出して得られる粘質多糖がカラギーナンである．食品，薬品，化粧品などの安定化剤として広く利用されている．

(6) その他の加工品　干しひじき，おごのり，とさかのりなどがある．

b. 二次加工食品

ここでは，パン，めん，マーガリン，ショートニング，マヨネーズ（ドレッシング類）の種類，製造法，特性などについて述べる．

1) パン

パンは，小麦粉（強力粉）に食塩，酵母，水を加えて混捏した後，この生地（ドウ）を発酵，焼成したものである．ここに，砂糖，油脂（ショートニング），乳製品などの副原料が豊富に添加されたものをリッチパンと呼ぶ（アメリカパン，イギリスパン）．フランスパンやドイツパンは，これら副原料の使用量が少なく，リーンパンと呼ばれる．わが国のパンは，一般にこれら副原料の使用量が多く，食パン，ロールパン，硬焼きパン，菓子パン，調理パンなどに分類されている．

パンの主な製造法には，直捏（生地）法と中種（生地）法がある（図2.28）．直捏法は，原料のすべてを一度に混捏して生地をつくり，発酵させる方法で，小麦粉の特性を生かした風味のよいパンができる．小規模ベーカリーむきの製法であるが，発酵時間や温度の管理，生地の取り扱いが非常に重要である．中種法は，小麦粉の一部（大多数の工場で70％使用）に酵母，イーストフード，水を加えてややかための生地（中種）をつくり，十分に発酵させた（27℃，3〜5時間）後，残りの小麦粉や食塩，砂糖，油脂などの副原料を加えて本捏を行う．10〜20分間のフロアータイム（28℃）の後，

干しひじき
素干し品と煮干し品がある．茎だけの長ひじきと小枝や短い茎が混じった芽ひじきに区別される．

おごのり塩蔵品
紅藻類のオゴノリは，刺身のつまやサラダに利用される．

とさかのり塩蔵品
製法の違いにより，赤とさかのりと青とさかのりがある．色彩が鮮やかなのでサラダなどへ利用され，消費が伸びている．

製パン原料の役割
食塩は，パン生地のグルテン形成に役立つとともに，有害菌の生育を抑制する．砂糖は，酵母の栄養源となり，パンの色や風味をつくりあげる．油脂は，パンのつや，風味，食感を向上させ，老化を遅らせる．

直捏（生地）法

混和（全原料）〔小麦粉, 食塩, 酵母, 砂糖, 油脂, 乳製品, 水〕 → こんねつ混捏 → 発酵（第一膨張）→ ガス抜き → 発酵（第二膨張）→ 仕上げ（分割, 丸め, ねかし, 成形）→ 焙炉（二次発酵）→ 焼成 → 製品

中種（生地）法

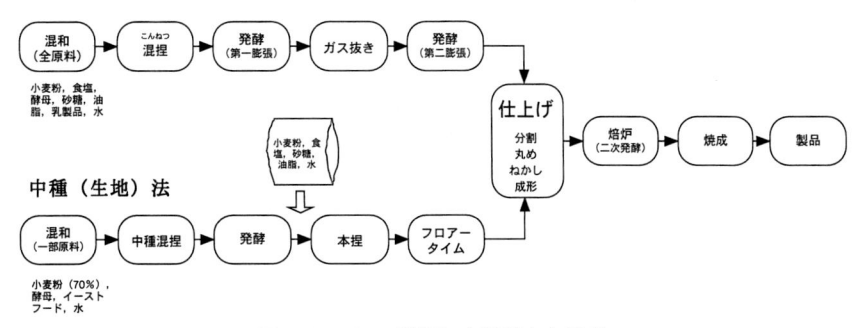

混和（一部原料）〔小麦粉（70%）, 酵母, イーストフード, 水〕 → 中種混捏 → 発酵 → 本捏〔小麦粉, 食塩, 砂糖, 油脂, 水〕 → フロアータイム → 仕上げへ

図 2.28 パンの製造法（直捏法と中種法）

直捏法と同様，仕上げ，ほいろ（二次発酵），焼成を行って製品とする．中種法の生地は機械耐性が優れ，機械化・量産化に適している．パンのす立ちや体積も良好で，老化が遅く，製品の保存性もよい．

世界のパンの種類・分類は多様である．近年，わが国でも小麦全粒を比較的荒く粉砕した粉（グラハム粉）を使用したグラハムパン（全粒粉パン）が市場に出回っている．ライ麦パン（黒パン）は，本来ライ麦の外皮や胚芽部分を多く含む粉を使用し，乳酸菌や酢酸菌で発酵させたもので，酸味があり，独特の風味をもつ重いパンである．これらのパンは，食物繊維，ビタミン類，ミネラルなどを豊富に含み，栄養的に優れている．

2) めん

めん類は，小麦粉，そば粉，米粉などに水を加えて捏ねた後，この生地を細長く線状に成形したものである．製品別には生めん類，乾めん類，即席めん類，マカロニ類などに分類される．これらのめんの成形法として，圧延した生地の線切り（うどん，そば），生地の引き延ばし（中華めん，手延そうめん），生地の押し出し成形（マカロニ類）がある．

うどんは，中力粉に食塩水を加えてよく捏ねた後，圧延しためん帯を切り出したもので，生，ゆで，冷凍，乾燥された形態で利用されている．手延そうめんは，捏ね上げた生地に植物油（綿実油）を練り込みながらゆっくりと熟成・引き延ばしを行い，日光にさらして乾燥させる．このめんは，さらに"厄（やく）"と呼ばれる熟成（冬場につくられためんを梅雨明けまで貯蔵）を行うことにより食感をよくする．中華めんの製造には，かん水（炭酸ナトリウム，炭酸カリウムを主成分）を使用することにより，グルテン形成を速め，また収斂作用で生地はかたく，弾力性も増強し，独特の食感を得る．めんはアルカリ性となり，小麦粉中のフラボノイド系色素は黄色を呈し，中華めん特有の色を形成する．マカロニ，スパゲティなどのパスタは，タンパク質，カロテノイド色素含量の多い硬質デュラム小麦より調製したセモリナ（胚乳部の粗粒）を水で捏ね，高圧下で押し出し（圧出）成形したものである．

グロブリン系タンパク質含量の多いそば粉は，グルテンを形成しない．日

即席中華めん

インスタントラーメンと呼ばれる．切り出しためん帯中のデンプンを α 化した後，油で揚げるか（油揚げめん），熱風あるいはマイクロ波で加熱することによって乾燥させる．熱湯を注いだり，簡単な調理で食用に供することができる．

そば粉
そば粉は，玄そばを脱皮したもの（ソバの実）から製粉してつくられる．製粉時に胚芽部や糊粉層などが混入するため，リパーゼや各種酸化酵素などが多く含まれる．そば粉の長期貯蔵は，そばの風味を低下させる原因となる．

ジアシルグリセロール
1,3-ジアシルグリセロールを主成分とする油脂は，食後の血中中性脂肪の上昇を抑制し，体脂肪の蓄積を抑える機能をもつ．特定保健用食品として最初に認可された油脂である．

ドレッシング類の分類（JAS規格）

ドレッシングおよびドレッシングタイプ調味料
- ドレッシング
  - 半固体状ドレッシング
    - マヨネーズ
    - サラダクリーミードレッシング
    - 半固体状ドレッシング
  - 乳化液状ドレッシング
  - 分離液状ドレッシング
- ドレッシングタイプ調味料

本そば（そばきり）は，通常，そば粉に小麦粉，ヤマノイモ，卵などの"つなぎ"を加えて生地をつくる．更科粉はソバの実の中心部分（胚乳部）のみを挽いたものであり，この粉でつくられる白く上品な香りをもつ更科そばは，湯捏ねによってデンプンを糊化させて粘性を出している．ビーフンは，米粉を糊化した後，熱湯中に小孔よりめん状に押し出し，乾燥させたものである．はるさめも，ジャガイモ，サツマイモ，緑豆などのデンプンを糊化，圧出，乾燥工程を経て製造されるが，乾燥前に，めんを冷凍させてデンプンの老化を引き起こす．この老化が，はるさめの調理時における"煮くずれ"を防いでいる．

3）マーガリン，ショートニング

植物油や魚油の不飽和脂肪酸の二重結合に水素添加を行うと，その油の融点は上昇し，硬化油が得られる．水素添加の度合により，そのかたさを調節できる．マーガリンは，硬化油を主原料として乳化剤，ビタミン類（カロテン），着色料を加え，さらに水，食塩，乳成分，着香料などとともに乳化させた油中水滴型（W/O）エマルジョンである（油脂含有率80％以上，水分含量16～17％）．ソフト型とハード型があり，前者は家庭用マーガリンの大部分を占め，後者は，魚油（いわし油など）よりつくられた硬化油を原料とした場合が多く，業務用として使用される．ショートニングはラードの代用品として考案されたもので，ビスケットなどに利用された場合，製品にもろく砕けやすい性質，いわゆる"ショートネス（ショートニング性）"を与える．また，攪拌することによって空気を抱き込む性質"クリーミング性"をもつ．ショートニングは，原料硬化油に乳化剤を混合・乳化し，窒素ガス（10～20％）を吹き込みながら急冷，練り合わせを行って製造される．水分含量は0.5％以下である．

4）マヨネーズ（ドレッシング類）

マヨネーズは，食用油（サラダ油），食酢，卵（卵黄または全卵）を主原料とした半固体状のドレッシングである．通常，副原料として食塩，砂糖類，香辛料，調味料などを加え，混合・攪拌し，卵黄中のレシチン（リン脂質）の乳化作用により，水中油滴型（O/W）エマルジョンを形成したものである．

最近，ドレッシングに関する日本農林規格（JAS）などの一部改正が行われた．現在，JASで定められたドレッシングには，半固体状ドレッシング（マヨネーズ，サラダクリーミードレッシング，半固体状ドレッシング），乳化液状ドレッシング，分離液状ドレッシングがある．サラダクリーミードレッシングには，デンプンまたは糊料が使用されている．その他，市場にはドレッシングタイプ調味料（品質表示基準による分類）が出回っている．この調味料は，食酢またはかんきつ類の果汁に食塩，砂糖類，香辛料などを加えて調製したもので，主としてサラダに使用される．このものは，"食用油脂

を原材料として使用していないものに限る"と定められている．

c. 三次加工食品

食品加工製造の流れにおいて，前述の一次加工食品，二次加工食品と同様に，農産，畜産，水産物に，よりいっそうの手を加え（加工操作），消費者すなわち食事摂取者に対して調理品に近いものがこの三次加工食品である．したがって，一次加工食品と二次加工食品が原料となり，調理済み食品，冷凍食品，レトルトパウチ食品など，多くは加温，調味，盛り付けなどの簡単な調理操作で食卓に供せられる食品である．家庭，外食産業などますますの利用増加が見込まれる．

1) 調理済み食品

調理済み食品は，特に調味までされており，多くはそのままか，再加温後，料理として食べられるものである．中食，外食の増加に伴い，調理済み食品のわれわれの食事へのかかわりは強まっている．その加工工程においては，不特定多数を対象とするため，食品衛生上の取り扱いが厳しく求められる．また，調理済み食品を瓶，缶，耐熱性フィルム包装（レトルトパウチ），凍結処理をすることで保存性を高め，家庭での調理作業の簡便化や，大量調理，特定の摂食対象者，病院施設などでの栄養管理（減塩食，カロリー制限食など）や業務軽減化においてもますますの利用発展が期待される食品でもある．

2) 冷凍食品

用途別に業務用，家庭用があり，中食，外食産業の振興とともに，家庭での冷凍食品は野菜などの生鮮品の保存品やハンバーグ，ぎょうざ，コロッケなどの調味済み食品，お好み焼き，たこ焼きなどの食品まで多岐にわたり製造されている（図2.29）．特に加工調味食品は，冷凍に伴う食品の食感変化や乾燥などに注意した方法で製造されている．また，フライ類，ぎょうざ，魚・エビ・イカ・カキのフライ，はるまき，コロッケなど，数十種類につい

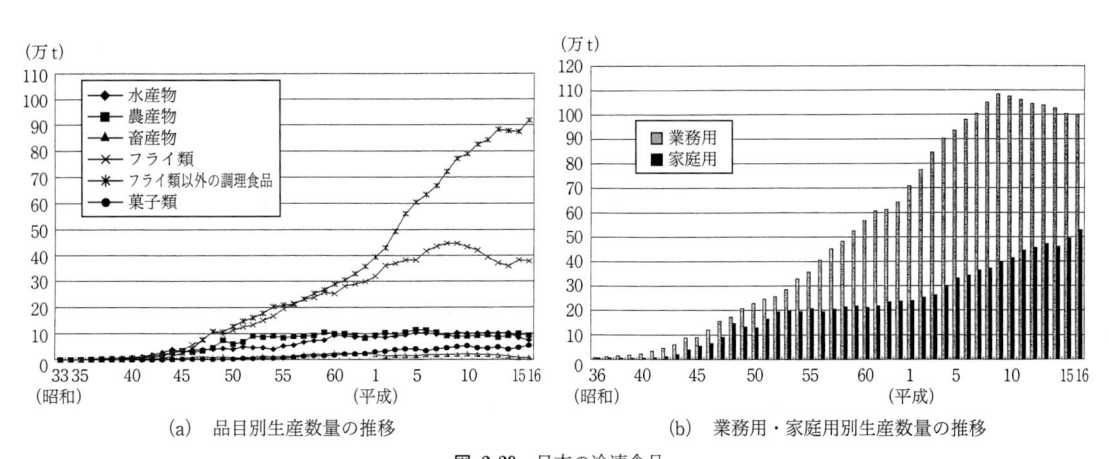

(a) 品目別生産数量の推移　　(b) 業務用・家庭用別生産数量の推移

図 2.29 日本の冷凍食品
（社団法人日本冷凍食品協会：冷凍食品に関連する諸統計, 2005）

ては日本農林規格（JAS）の規格が定められている．海外からの冷凍野菜の輸入量も増加しつつある．

冷凍食品は，食品の品質を保持したままに保存できるようにされた食品であり，原料の選択，原料の前処理（切り身にする，パン粉をつけるなど），急速凍結，包装，輸送される食品である．これら生産，貯蔵，輸送，配送，販売の各段階を通じて，−18℃以下に保つことで，製造後1年間ぐらいは品質が変わらないように加工調理されている．特に冷凍技術に関しては，急速凍結で最大氷結晶生成帯（−5〜−1℃）の通過時間を短時間にすることが重要であり，この過程が食品組織の品質に大きく影響を与える．また，包装に関しては，JASおよび食品衛生法などで定めがある．

3) レトルトパウチ食品

レトルト食品とも呼ばれ，一般的には耐熱性の薄層フィルムに入れられた食品である．この薄層フィルムは外層にポリエステル膜（PET），中間層にアルミ箔，内層にポリプロピレン膜の3層構造よりなっている．レトルトパウチ食品は，缶や瓶詰の食品と比較して，加熱などの操作も容易であり，取り扱いが簡便であるため急速に増加している．製造にあたっては，一般的には120℃で4分間以上の熱処理がなされており，通常は室温での貯蔵保存ができるものである．使用するフィルムの材質により遮光性，気密性などが優れ，目的にあったものが使用されている．

4) その他

インスタント食品といわれるもので，熱湯を注ぐだけ，電子レンジで加熱するだけ，熱湯中で再加熱など簡単な調理操作により食用になる食品をいう．乾燥食品（コーヒー，味噌汁，スープなど），袋詰食品（米飯など）など調理の時間に多くを必要としないものである．これらは貯蔵性も優れており，特に，冷凍食品のような低温貯蔵は必要としない点など携行，携帯などの利便性にも優れている．また，前述した冷凍食品としてもフライ類，ハンバーグ，ぎょうざもインスタント食品として流通している．

2.4 食品流通・保存と栄養

生鮮食品，加工食品中の成分は流通・保存中においても絶えず変化しており，品質低下が生じてくる．品質低下の要因としては生物化学的変化（微生物の増殖による腐敗），化学的変化（分解反応，食品成分間反応，油脂の酸化など）および生化学的変化（呼吸作用，酵素作用）がある．これら品質低下要因はいずれも保存中の温度，光などの環境条件の影響を受ける．そのため，食品の品質低下を抑制するためには流通・保存中の環境を制御することは重要である．

2.4.1 流通環境と栄養成分変化

a. 温度

食品の品質低下要因である微生物の増殖抑制，化学的反応，生化学的反応は温度依存性が高く，低温にすることによりいずれの品質低下要因についても抑制することができる．食品の保持温度を 10℃ 低下させると品質低下速度が 1/2～1/3 に低下することが知られており，より低温での流通・保存は食品中の栄養成分を保持するためにはきわめて有効である．

b. 光

光により食品成分が急激に変化する場合がある．このような反応を光化学反応という．光により進行する反応としては，油脂の酸化，ビタミン（ビタミン A，ビタミン B_2，ビタミン C など）の分解，色素（特にカロチノイド，フラボノイド）の退色などがある．光反応を防止する方法としては，食品を冷暗所で保存するか，光を遮断する包装材（褐色フィルム，アルミ蒸着フィルム，着色瓶）の利用がある．

c. 酸素

空気中には約 20％ の酸素が存在している．この酸素と反応しやすい成分が食品中には多く含まれている．食品成分が酸素と反応（酸化）すると色調，風味が変しやすい．そのため，食品の品質保持において酸化の抑制は重要である．品質劣化の著しい食品成分として，油脂，ビタミン類，色素成分（カロチン，クロロフィル），ポリフェノール類の酸化による分解や変色がある．特に，油脂食品においては，油脂の酸化防止は品質保持の上で重要である．

d. 酵素作用

食品原料は動植物組織であるため，加熱されていない限り，活性をもつ酵素が残存している．保存中にこれらの酵素が作用し，褐変，ビタミンの分解，油脂の分解などの変化が生じてくる．これら酵素作用を抑えるためには，加熱により酵素を失活させるか，低温により酵素反応を抑制する方法がある．

2.4.2 保存条件と栄養成分変化

a. 水分活性（A_w）

食品の保存法として乾燥や濃縮により，水分活性を低下させる方法がある．これは，表 2.30 のように水分活性の低下により微生物の生育・増殖が抑制されることを利用したものである．

b. pH を下げる

pH を低くすると微生物の生育・増殖が抑制されることから食品の保存性が高められる．特に，一般細菌類の生育・増殖は pH 4.5 以下で抑制される

乾燥工程中の品質劣化

乾燥工程中に起こりやすい品質劣化として，酵素作用および酸化反応による成分変化（ビタミン類の分解，褐変）がある．乾燥品は保存状態により，水分の吸湿による変色，カビ・酵母による変敗，光反応による色素成分の分解および酸化によるビタミン類の分解が起きやすい．そのため，包装，環境ガス（酸素分圧を低くする）利用と低温との組み合わせにより食品中の成分変化を抑制する方法がとられている．

水分活性

密閉された食品の示す水分蒸気圧（P）と，同一温度での飽和蒸気圧（P_0）との比（P/P_0）が水分活性である．値は 0～1.0 の範囲にあり，この値が小さいほど微生物が繁殖しにくい．

表 2.30 微生物の生育と水分活性

微生物	生育できる限界 A_w
一般細菌	0.91
酵母	0.88
カビ	0.80
耐乾燥性カビ	0.75
耐浸透圧性酵母	0.60

ことから有機酸の利用は有効である．また，pH低下により，酵素作用も抑制されることから酵素（ポリフェノールオキシダーゼなど）による変色も防止できる．代表的な保存食品として，ピクルスおよびヨーグルトなどの乳酸発酵食品がある．しかし，pHを下げすぎるとタンパク質の酸変性や色素（クロロフィル）の分解が促進されるので食材により注意が必要である．

c. 浸透圧

食品中の可溶性成分の濃度を高くし，浸透圧を高めることにより微生物の生育・増殖が抑制される．浸透圧を高める食品成分としては食塩，アルコール，糖類がある．代表的なものとして，野菜，魚類の塩蔵品，ジャム類，糖菓などの糖蔵品がある．塩蔵，糖蔵工程中に水溶性ビタミンやミネラル類の流失と色調の変化が起きやすい．

d. 加熱殺菌

食品を加熱処理し，殺菌・滅菌することにより保存性が向上する．主な殺菌処理方法について表2.31に示す．対象食品や保存期間により処理条件が異なるが，熱による品質劣化を最小限に抑えることが大切である．加熱時の変化としてビタミン類の分解やアミノ・カルボニル反応による色調や風味の変化がある．また，流通・保存中の温度が高い場合には非酵素的化学反応が徐々に進行して，風味や色調の変化が生じやすい．

> **アミノ・カルボニル反応**
> メイラード反応ともいう．還元糖のカルボニル基とアミノ酸，タンパク質のアミノ基が反応して食品が茶色に変色（褐変）する反応である．この反応は食品の色調変化や風味形成に関与している．

表 2.31　食品の殺菌

殺菌	温度	対象食品
低温殺菌	60〜90℃ 10〜20分	ジャム，つくだ煮，漬け物，醬油，清酒など
高温殺菌	110〜121℃ 5〜10分	牛乳，液状食品
超高温殺菌	120〜150℃ 1〜5秒	ロングライフ牛乳

e. 低温貯蔵

低温による保存としては，冷蔵，パーシャルフリージング（半凍結），凍結の三つに分類できる．貯蔵温度が低いほど品質劣化が抑制され，長期保存が可能である．食品素材によっては低温で逆に品質劣化が促進されるデンプン食品や青果物もある．デンプン食品（炊飯米，餅，めん類）では低温で老化が促進され，青果物のバナナ，ナスなどは低温障害により品質劣化が促進される．また，青果物では冷蔵中の水分蒸散が鮮度低下の原因になる．低温貯蔵中においても，化学反応，酵素反応は徐々に進行するため，長期貯蔵になると油脂，色素，香気成分などの酸化による品質劣化が生じてくる．

> **パーシャルフリージング**
> 食品を−5〜−2℃の半凍結状態で貯蔵する方法．たとえば，魚肉や畜肉を−2〜−1℃で保存するとタンパク質の変性が少なく，保存効果が高い．

> **低温障害**
> 低温下で生理的機能のバランスが崩れ，生理障害により褐変やピッキング（表皮の部分的へこみ）の品質劣化を生じる果実・野菜がある．熱帯・亜熱帯を原産地とする果実・野菜に多くみられ，バナナ，ピーマン，ナス，キュウリ，サツマイモなどで発生する．

f. 燻煙

燻煙は木材チップ（カシ，サクラ，ブナ，カエデなど）を不完全燃焼させたときの煙成分（ホルムアルデヒド，アセトアルデヒド，フルフラール，ギ

酸など）による殺菌と熱による乾燥を使用した保存法である．燻煙では風味も賦与され，水産物，畜産物の一部の食品に利用されている．保存中の品質劣化としては油脂の酸化，アミノ・カルボニル反応による変色（褐変）が生じやすい．

g. 環境ガスの調節

食品の保存法として，保存環境のガス組成，温度，湿度をコントロールすることにより品質劣化を防止する方法がある．特に青果物（野菜，果物）の鮮度保持法として，酸素 $2\sim7\%$，二酸化炭素 $2\sim8\%$ にし，低温保存するCA（controlled atmosphere）貯蔵法は有名である．その他，酸化防止やカビなどの好気性菌の増殖を抑制するため，真空包装，ガス充填（N_2, CO_2），脱酸素剤が利用されているが，酸素が関与しない化学反応，酵素反応は進行するため，低温との併用が望ましい．

h. 保存料，添加物の利用

食品衛生法で使用が許可されている保存料，防カビ剤および酸化防止剤を利用して保存性を高める方法もある．また，天然系の日持ち向上剤の利用もあるが，低温との併用でないとその効果はあまり期待できない．近年，保存料，添加物はその利用が控えられる傾向にあるが，酸化防止用途でアスコルビン酸，ビタミンE（トコフェロール）は多くの食品で利用されている．

コールドチェーン

生鮮食品（果実・野菜，鮮魚など）の品質保持を図るためには収穫（収獲）直後から品温を速やかに下げ，集配，輸送，保蔵，販売，消費までの全過程を低温で流通する仕組み（低温流通機構）が必要である．この低温流通機構は一般に「コールドチェーン」と呼ばれており，この低温システムの導入により，生鮮食品の品質保持と供給および価格の安定化が図られるようになってきた．コールドチェーンにおいて最も大切なことは，収穫後の速やかな品温の冷却と，流通途中で商品の品温を上げないよう全過程を通じて所定の温度を保持する温度管理の徹底である．

2.5 包　　装

食品の包装は，食品を包んで飾ることであり，食品の品質変化を緩慢にさせる重要な意義（品質保全）をもっている．水蒸気透過性，気体透過性および光透過性，衝撃強度などの保護性，耐水性，耐熱性，無味無臭であることなどが包装の良し悪しの観点となる．また，食品の流通の過程で持ち運びを便利にするという利便性（簡便性や作業性）や高齢化社会に対応したユニバーサルデザインを取り入れた安価な包装（商品性および経済性）が必要不可欠となってくる．

● 2.5.1 容器の材料 ●

容器の材料には，紙，ガラス，プラスチック，金属，ラミネートフィルムがある．

a. 紙

紙による食品の包装は，水蒸気透過性，衝撃強度，耐水性などの安定性に劣っている．そこで，金属やプラスチックを構成材料に取り入れて，紙とともにラミネート加工し，気体透過性や水蒸気透過性が低く金属光沢を有したフィルムやレトルト殺菌可能な複合容器に加工されている．

b. ガラス

ガラス容器は液体食品の容器として重要である．ガラス容器は，SiO_2の骨格にNa^+，Ca^{2+}，K^+などが配列した構造をとっており，食品中の化学成分によって侵されにくく，耐熱性に優れている．また，気体の透過性もなく，紫外線もほとんど透過させない．しかし，外部からの力学的な衝撃に弱く，可視光を通過させる欠点をもっている．

実験室でみかける褐色瓶に入っている試薬は，白色や無色透明な試薬瓶に入っている試薬よりも光に対する安定性が一般的に低い．

c. プラスチック

> **プラスチック**
> プラスチックは，シート，フィルム，瓶型などに容易に成形できて自由に形をかえることができる"可塑性"を意味する．
>
> プラスチックの密度は，$1\sim2\,g/cm^3$で，ガラス（$2\sim3\,g/cm^3$）および金属（$3\,g/cm^3$以上）よりも軽い．

表2.32に示すように，ポリエチレン，ポリプロピレン，ポリ塩化ビニリデン，ポリ塩化ビニルなどでできている容器の材料をプラスチックといい，石油を主な主原料とした合成樹脂の包装材料の総称である．プラスチックの長所は，ガラスと比べて，軽く，柔軟であり，落下による衝撃に対しても破損しにくいなど強い強度を示すことにある．また，プラスチックには，柔軟性があり，透明な容器も作製できるという長所がある．しかし，プラスチックで作製されたフィルムには，気体や水蒸気の遮断性がなく，熱で容易に変形し，そのままでは遮光性がないなどの短所がある．

気体透過性が高いプラスチックの例としては，ポリエチレン，ポリプロピレン，ポリスチレン，軟質ポリ塩化ビニルなどがある．それに対して，硬質ポリ塩化ビニル，ナイロンなどは中程度の気体透過性があり，ポリ塩化ビニリデンやポリビニルアルコールなどは気体透過性が低い．水蒸気透過性の高いプラスチックにはナイロンなどがあげられ，水蒸気透過性の低いものにはポリエチレン，ポリプロピレン，ポリ塩化ビニリデンなどがある．果実や野菜を包装すると，果実や野菜から水蒸気が出てきて包装内で飽和水蒸気量を超えると結露するので，適度な気体透過性と水蒸気透過性をもつプラスチックを選ぶ必要がある．

塩化ビニル樹脂は，食品用包装材としても使用されていたが，耐熱温度が低いことや，ポリ塩化ビニルを作製される際に使用される塩化ビニルの単量体が疫学的に血管肉腫などの発症と関連することから，食器としての使用頻度は低くなってきている．また，ポリ塩化ビニルを燃焼させるとダイオキシ

表2.32 プラスチックを構成するポリマーの種類とモノマーの構造

ポリマー	ポリエチレン	ポリプロピレン	ポリ塩化ビニリデン	ポリ塩化ビニル	ポリエチレンテレフタレート	
モノマー	エチレン	プロピレン	塩化ビニリデン	塩化ビニル	エチレングリコール	テレフタル酸
モノマーの構造	=	⫿	Cl₂C=CH₂	CH₂=CHCl	HO–CH₂CH₂–OH	HOOC–C₆H₄–COOH

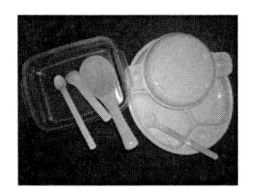

ポリプロピレンの容器

メラミン樹脂
学校給食におけるメラミン樹脂の使用率は10〜15％程度であり，ポリプロピレンが35％ほどである．最近では，強化磁器が学校給食全体の2割ほどの利用率となっている．

アルミニウム
アルミニウムの密度（$2.7\,g/cm^3$）は，ステンレス，鉄（ともに$7.9\,g/cm^3$），鉛（$11.3\,g/cm^3$）などの金属の中で小さい．

ンや塩化水素を発生させるため問題であるとされているが，焼却炉の選定でダイオキシンの発生は全く問題がなくなり，もともと発生する塩化水素の酸性雨に対する寄与率もきわめて小さい．ポリエチレンは，プラスチックの中でも密度（$0.9\,g/cm^3$）が一番低く，低温でも安定しており，安価であるため，量販店などで品物を包む袋としてよく見かける．ポリプロピレンは家庭用ラップフィルムや学校給食における食堂・食器具に，ポリスチレンは保温を目的としてアイスクリームなどのカップなどに用いられている．また，ポリエチレンテレフタレート（PET）は，ポリエステルの一種であり，温度が上昇しても性質が変化しにくい．さらに，無色透明で，強度に優れており，気体透過性が低い．

メラミン樹脂は，学校給食用のトレイに用いられているが，電子レンジでの再加熱には向かない．また，フェノール樹脂とメラミン樹脂は外見上よく似ているが，燃焼試験により区別できるという．食品器具容器包装にかかわる事項は，食品衛生法で定められているものの，合成樹脂製の食品容器包装に関して十分ではなかったため，都道府県知事などに対して厚生労働省は2006年に器具および容器包装の規格基準の改正を告示した．

d. 金属

金属は，耐熱性や伝熱性に優れ，気体透過性，水蒸気透過性，および光透過性は全くない．金属は，缶の材料として用いられることが多いが，紙などと組み合わせてフィルムとして食品包装材料としても用いられる．

缶はもともとtin canisterを略してカン（Can）と呼ばれるようになったが，スズの食品衛生的な観点からスズを使わないtin free steel（TFS）缶やアルミニウムを材料として用いられるようになっている．しかし，アルミニウムには，やわらかすぎるために溶接が困難で精密加工がしにくいという短所がある．そこで，アルミニウムと紙などを組み合わせてラミネートフィルムをつくり，アルミ箔として食品包装材料に利用している．このアルミ箔は，金属であるから光透過性や気体透過性がないが，酸やアルカリが接すると劣化する．

e. ラミネートフィルム

薄板を重ね合わせて調製されたフィルムである．このフィルムは，材質の欠点を補うため2種類以上の材質のフィルムを重ね合わせて作製している．たとえば，アルミニウムを使用した飲料用の紙パックはラミネートの代表例であり，ゴミの回収の際の分別の指標となるので注意する必要がある．また，バターやマーガリンの脂肪分の酸化や水分蒸発を少なくする目的で紙の表面をラミネート加工している．一方，ロングライフミルク（LL牛乳）の包装容器には，遮光性を有し，気体透過性のない材質が求められ，アルミ箔で内張りされた紙パックすなわちラミネート加工された材質が用いられている．

レトルトパウチ食品には，プラスチックフィルム，金属箔，またはこれらのラミネート容器を用いることになっている．これらのレトルトパウチ食品用の包装容器には，気体遮断性，防湿性，耐熱・耐低温性が要求されている．また，2003年にレトルトパウチ食品の日本農林規格は廃止された．

● 2.5.2　容器の形態 ●

食品の乾燥防止の目的で使用されるラップ類，パンの袋やスーパーマーケットのレジ袋などのポリ袋，カップめんの容器やゼリーのカップなどのカップ類，マーガリンの箱や鶏卵を数個転倒しないように入れるためのパック類，食用油などを入れるボトル類，わさびやしょうがを入れるチューブ類，食品トレイ，キャップなどに分かれている．

● 2.5.3　包装による栄養成分変化 ●

包装による栄養成分の変化は，気体透過性，水蒸気透過性，光透過性の違いによっている．したがって，野菜や果物の消費期限，ジャムやバターなどの賞味期限とも直接かかわっている．気体透過性の例としては，酸素があげられ，脂質の酸化とかかわりが深い．また，光透過性に関しても脂質の酸化や食品の色の変化とかかわっている．

参　考　文　献

荒井輝長他編：製パン技法1　基礎技術，ダイレック，2000
伊藤三郎編：果実の科学（シリーズ〈食品の科学〉），朝倉書店，1991
太田静行他：スモーク食品，恒星社厚生閣，1997
小川　正・的場輝佳編：食品加工学，南江堂，2003
葛良忠彦・平　和雄：新しい包装材料，共立出版，1988
加藤舜朗：食品冷凍の理論と応用，光琳，1966
鴨居郁三監修：食品工業技術概説，恒星社厚生閣，1997
鴻巣章二監修：魚の科学（シリーズ〈食品の科学〉），朝倉書店，1994
須山三千三・鴻巣章二編：水産食品学，恒星社厚生閣，1999
瀬口正晴・八田　一編：新食品・栄養科学シリーズ　食品学各論，化学同人，2003
Jenkins, W. A. and Harrington, J. P.: *Packing Foods with Plastics*, Technomic publishing, 1991
高野克己編：食品学各論，樹村房，2004
田島　眞編著：食品学II，同文書院，2004
露木秀男他：食品製造科学，建帛社，1994
長尾精一編：小麦の科学（シリーズ〈食品の科学〉），朝倉書店，1995
長澤治子編著：食品学・食品機能学・食品加工学，医歯薬出版，2005
日本化学会編：実験化学ガイドブック，丸善，1984
日本食品添加物協会：よくわかる暮しのなかの食品添加物，光生館，2000

参 考 文 献

日本農林規格品質表示基準：食品編（農林水産省消費経済課監修），2，中央法規出版，1994

日本冷凍食品協会：平成16年　冷凍食品に関連する諸統計，2005

野口　駿：食品と水の科学，幸書房，1992

林　弘通監修：チルド食品，光琳，1988

渕上倫子編著：調理学（テキスト食物と栄養科学シリーズ5），朝倉書店，2006

本間清一・村田容常編：食品加工貯蔵学，東京化学同人，2004

森　孝夫編：新食品・栄養科学シリーズ　食品加工学，化学同人，2003

森　友彦・河村幸雄編：食べ物と健康3，化学同人，2004

吉田　勉編：新食品加工学，医歯薬出版，1999

3. 食品の安全性と衛生管理

3.1 食品衛生行政と法規

3.1.1 対策と範囲

　食品衛生の目的は，食生活に伴って発生する健康障害を防止し，健康的な生活を送れるようにすることにある．食品による危害を防止するためには，食品の生産，製造，流通から消費に至るすべての段階において，疾病や中毒の原因になる要因を排除し，食品の安全性を確保する必要がある．わが国では，安全な食品を国民に安定的に提供する立場から農林水産省が，食品の危害から国民の健康を守る立場から厚生労働省が，食品の安全性確保に取り組んでいる．

　食品衛生行政の対象には，食品，食品添加物，食品を取り扱う器具，食品の容器，包装，乳幼児が口に入れる可能性のあるおもちゃなどが含まれる．また，食品に関連する営業施設，事業所，学校，病院などの集団給食施設なども対象となる．

3.1.2 食品衛生監視員と食品衛生管理者

　食品衛生法第28条において，「厚生労働大臣又は都道府県知事等は，必要があると認めるときは，営業者その他の関係者から必要な報告を求め，当該官吏員に営業の場所，事務所，倉庫その他の場所に臨検し，販売の用に供し，若しくは営業上使用する食品，添加物，器具若しくは容器包装，営業の施設，帳簿書類その他の物件を検査させ，又は試験の用に供するのに必要な限度において，販売の用に供し，若しくは営業上使用する食品，添加物，器具若しくは容器包装を無償で収去させることができる」としている．これを行うために，食品衛生法第30条において，厚生労働大臣または都道府県知事などが食品衛生監視員を配置することになっている．

　食品衛生監視員は，食品関係営業施設およびその営業者に対し，食品衛生の監視指導を行うもので，保健所に配置されている．また，輸入食品の検査を行うため空港や港の検疫所には，厚生労働省直属の食品衛生監視員が配置

表 3.1　食品衛生監視員の任用資格

1. 厚生労働大臣の指定した食品衛生監視員の養成施設において，所定の課程を修了した者
2. 医師，歯科医師，薬剤師又は獣医師
3. 学校教育法（昭和22年法律第26号）に基づく大学若しくは高等専門学校，旧大学令（大正7年勅令第388号）に基づく大学又は旧専門学校令（明治36年勅令第61号）に基づく専門学校において医学，歯学，薬学，獣医学，畜産学，水産学又は農芸化学の課程を修めて卒業した者
4. 栄養士で2年以上食品衛生行政に関する事務に従事した経験を有するもの

されている．なお，食品衛生監視員の任用資格は表3.1に示すとおりである．

食品衛生法第48条において，「乳製品，第10条の規定により厚生労働大臣が定めた添加物その他製造又は加工の過程において特に衛生上の考慮を必要とする食品又は添加物であって政令で定めるものの製造又は加工を行う営業者は，その製造又は加工を衛生的に管理させるため，その施設ごとに，専任の食品衛生管理者を置かなければならない」と定められている．したがって，全粉乳（その容量が1400 g以下である缶に収められるものに限る），加糖粉乳，調整粉乳，食肉製品，魚肉ハム，魚肉ソーセージ，放射線照射食品，食用油脂（脱色または脱臭の過程を経て製造されるものに限る），マーガリン，ショートニング，添加物（食品衛生法第11条第1項の規定により規格が定められたものに限る）を製造または加工する施設は，専任の食品衛生管理者を置かなければならない．

表 3.2　食品衛生管理者の任用資格

1. 医師，歯科医師，薬剤師又は獣医師
2. 学校教育法（昭和22年法律第26号）に基づく大学，旧大学令（大正7年勅令第388号）に基づく大学又は旧専門学校令（明治36年勅令第61号）に基づく専門学校において医学，歯学，薬学，獣医学，畜産学，水産学又は農芸化学の課程を修めて卒業した者
3. 厚生労働大臣の指定した食品衛生管理者の養成施設において所定の課程を修了した者
4. 学校教育法に基づく高等学校若しくは中等教育学校若しくは旧中等学校令（昭和18年勅令第36号）に基づく中等学校を卒業した者又は厚生労働省令で定めるところによりこれらの者と同等以上の学力があると認められる者で，第1項の規定により食品衛生管理者を置かなければならない製造業又は加工業において食品又は添加物の製造又は加工の衛生管理の業務に3年以上従事し，かつ，厚生労働大臣の指定した講習会の課程を修了した者

3.1.3　安全性の考え方

食品の安全性を考えるにあたり，消費者が認識しておかなければならないことの一つは，「絶対安全（ゼロリスク）はない」ということである．食品や食品に含まれる成分が安全であるかどうかは「摂取する量」によって決定されるのであって，「食品あるいは食品に含まれる成分であるから多量に摂取しても安全」というものではない．ヒトの成長に必要なビタミンでさえも多量に摂取すれば過剰症を引き起こし，ヒトの健康に悪影響を及ぼす．

次に，消費者が認識すべきことは，「天然由来のものは安全で，化学合成

したものは危険」という考え方は誤りということである．このような考え方は消費者の間で普遍的に認められているが，現在知られている物質の中で最も強い発ガン性を示す物質の一つはアフラトキシンであり，まぎれもない天然由来物質である．また，天然物質から製造された「いわゆる健康食品」でも多くの健康被害が報告されている．一方，食品添加物や医薬品などの化学的合成品には厳しい安全性評価が義務付けられており，適正に使用する限りにおいて健康被害を引き起こすことはない．したがって，天然物質であれ，化学的合成品であれ，「安全な物質」とは「科学的に安全性が評価されたもの」である．

● 3.1.4　食品衛生関連法規 ●

a.　食品衛生法

　食品衛生法は，11章（第1条～第79条）からなる法律で，憲法第25条の「すべて国民は，健康で文化的な最低限度の生活を営む権利を有する．国は，すべての生活部面について，社会福祉，社会保障及び公衆衛生の向上及び増進に努めなければならない」を具体化したものである．

　食品衛生法は，「食品の安全性の確保のために公衆衛生の見地から必要な規制その他の措置を講ずることにより，飲食に起因する衛生上の危害の発生を防止し，もって国民の健康の保護を図ること」を目的とした法律であり，

表 3.3　食品衛生法関連法規

食品衛生法
食品安全基本法
健康増進法
食鳥処理の事業の規則及び食鳥検査に関する法律
消費者保護基本法
不当景品類及び不当表示防止法
家庭用品品質表示法
消費生活用製品安全法
農林物資の規格化及び品質表示の適正化に関する法律
化学物質の審査及び製造等の規制に関する法律
有害物質を含有する家庭用品の規制に関する法律
地方自治法
地域保健法
薬事法
水道法
と畜場法
水質汚染防止法
学校給食法
旅館業法
感染症の予防及び感染症の患者に対する医療に関する法律
医療法
家畜伝染病予防法
毒物及び劇物取締法
検疫法
農薬取締法

表 3.4 食品衛生法の概要

章	内　容
第1章　総則	第1条　この法律の目的 第2条　国，都道府県，保健所を設置する市及び特別区の責務 第3条　食品等事業者の責務 第4条　用語の定義
第2章　食品及び添加物	第5条　販売用の食品及び添加物の取扱基準 第6条　販売等を禁止される食品又は添加物 第7条　新開発食品の販売の禁止措置 第8条　特定の食品又は添加物の販売等の禁止措置 第9条　病肉等の販売等の禁止 第10条　化学的合成品等の販売等の禁止 第11条　食品又は添加物の基準，規格の制定 第12条　残留農薬基準策定に関する協力要請 第13～14条　総合衛生管理製造過程
第3章　器具及び容器包装	第15条　営業上使用する器具及び容器包装の取扱原則 第16条　有毒有害な器具又は容器包装の販売等の禁止 第17条　特定の器具又は容器包装の販売等の禁止措置 第18条　器具又は容器包装の規格，基準の制定
第4章　表示及び広告	第19条　表示の基準の制定 第20条　虚偽表示の禁止
第5章　食品添加物公定書	第21条　食品添加物公定書の作成
第6章　監視指導指針及び計画	第22条　監視指導指針 第23条　輸入食品監視指導計画 第24条　都道府県等食品衛生監視指導計画
第7章　検査	第25条　検査 第26条　検査命令 第27条　輸入の届出 第28条　報告の要求，臨検，検査，収去 第29条　食品衛生検査施設 第30条　食品衛生監視員
第8章　登録検査機関	第31条　検査機関の登録 第32条　登録の欠格事由 第33～35条　検査機関指定の適合要件 第36条　検査機関の設置等の届出 第37条　業務規程 第38条　業務の休廃止 第39条　事業報告書等の提出 第40条　委託事務情報の守秘義務 第41～42条　適合命令 第43条　指定の取消し，業務停止命令 第44条　帳簿の備付等 第45～46条　指定等の公示 第47条　報告の徴収，立入検査等
第9章　営業	第48条　食品衛生管理者 第49条　養成施設 第50条　有毒，有害物質の混入防止措置基準 第51条　営業施設の基準 第52条　営業の許可 第53条　許可営業者の地位の継承 第54条　廃棄処分・危害除去命令 第55条　許可の取消・営業の禁停止 第56条　改善命令・許可の取消・営業の禁停止
第10章　雑則	第57条　国庫負担 第58条　中毒に関する届出，調査及び報告 第59条　死体の解剖 第60条　厚生労働大臣による調査の要請等 第61条　都道府県等の努力業務・食品衛生推進員 第62条　おもちゃ及び営業以外の食品供与施設への準用規定 第63条　名称等の公表 第64～65条　国民等の意見の聴取 第66条　読替規定 第67条　大都市等の特例 第68条　再審査請求 第69条　事務の区分 第70条　権限の委任
第11章　罰則	第71～79条　罰則

飲食物，食器，器具，容器，営業施設などに起因する衛生上の事故を防止し，国民の健康を保護しようとするものである．

食品衛生法第4条では，食品衛生法で使用される用語が定義されている．すなわち，この法律で「食品」とは，すべての飲食物をいう．ただし，薬事法（昭和35年法律145号）に規定する医薬品及び医薬部外品は，これを含まない．「添加物」とは，食品の製造の過程において又は食品の加工若しくは保有の目的で，食品に添加，混和，浸潤その他の方法によって使用する物をいう．「天然香料」とは，動植物から得られた物又はその混合物で，食品の着香の目的で使用される添加物をいう．

第5条では，「販売の用に供する食品又は添加物の採取，製造，加工，使用，調理，貯蔵，運搬，陳列及び授受は，清潔で衛生的に行われなければならない」とされており，食品や食品添加物の衛生的な取り扱いが規定されている．第6条ではこれを具体的に表現しており，「①腐敗し，若しくは変敗したもの又は未熟であるもの，②有毒な，若しくは有害な物質が含まれ，若しくは付着し，又はこれらの疑いがあるもの，③病原微生物により汚染され，又はその疑いがあり，人の健康を損なうおそれがあるもの，④不潔，異物の混入又は添加その他の事由により，人の健康を損なうおそれがあるもの」は販売などを禁止している．

第10条では，「人の健康を損なうおそれのない場合として厚生労働大臣が薬事・食品衛生審議会の意見を聴いて定める場合を除いては，添加物（天然香料及び一般に食品として飲食に供されている物であって添加物として使用されるものを除く）並びにこれを含む製剤及び食品は，これを販売し，又は販売の用に供するために，製造し，輸入し，加工し，使用し，貯蔵し，若しくは陳列してはならない」とし，指定添加物および既存添加物およびこれらを含む食品の製造や販売を制限している．さらに，第11条では，「厚生労働大臣は，公衆衛生の見地から，薬事・食品衛生審議会の意見を聴いて販売の用に供する食品若しくは添加物の製造，加工，使用，調理若しくは保存の方法につき基準を定め，又は販売の用に供する食品若しくは添加物の成分につき規格を定めることができる」としており，食品や食品添加物の規格・基準の制定を定めている．

第13条では，「厚生労働大臣は，製造又は加工の方法の基準が定められた食品であって政令で定めるものにつき，総合衛生管理製造過程を経てこれを製造し，又は加工しようとする者から申請があったときは，製造し，又は加工しようとする食品の種類及び製造又は加工の施設ごとに，その総合衛生管理製造過程を経て製造し，又は加工することについての承認を与えることができる」としている．総合衛生管理製造過程は，HACCP（hazard analysis and critical control point）システムの考え方を用いた承認制度である．

その他の用語

「器具」とは，飲食器，割ぽう具その他食品又は添加物の採取，製造，加工，調理，貯蔵，運搬，陳列，授受又は摂取の用に供され，かつ，食品又は添加物に直接接触する機械，器具その他の物をいう．ただし，農業及び水産業における食品の採取の用に供される機械，器具その他の物は，これを含まない．「容器包装」とは，食品又は添加物を入れ，又は包んでいる物で，食品又は添加物を授受する場合そのままで引き渡すものをいう．「食品衛生」とは，食品，添加物，器具及び容器包装を対象とする飲食に関する衛生をいう．

b. 食品安全基本法

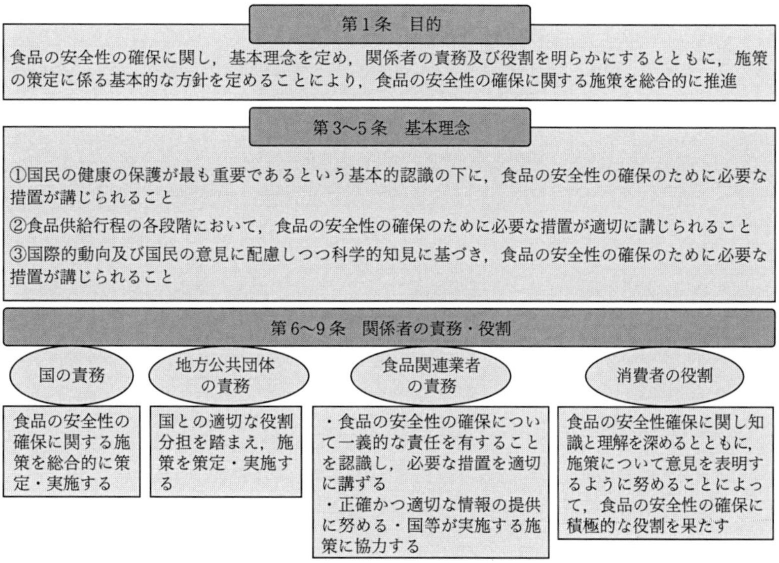

第1条　目的
食品の安全性の確保に関し，基本理念を定め，関係者の責務及び役割を明らかにするとともに，施策の策定に係る基本的な方針を定めることにより，食品の安全性の確保に関する施策を総合的に推進

第3～5条　基本理念
①国民の健康の保護が最も重要であるという基本的認識の下に，食品の安全性の確保のために必要な措置が講じられること ②食品供給行程の各段階において，食品の安全性の確保のために必要な措置が適切に講じられること ③国際的動向及び国民の意見に配慮しつつ科学的知見に基づき，食品の安全性の確保のために必要な措置が講じられること

第6～9条　関係者の責務・役割			
国の責務	地方公共団体の責務	食品関連業者の責務	消費者の役割
食品の安全性の確保に関する施策を総合的に策定・実施する	国との適切な役割分担を踏まえ，施策を策定・実施する	・食品の安全性の確保について一義的な責任を有することを認識し，必要な措置を適切に講ずる ・正確かつ適切な情報の提供に努める・国等が実施する施策に協力する	食品の安全性確保に関し知識と理解を深めるとともに，施策について意見を表明するように努めることによって，食品の安全性の確保に積極的な役割を果たす

図 3.1　食品安全基本法

　食品安全基本法は，「食品の安全性の確保に関し，基本理念を定め，並びに国，地方公共団体及び食品関連事業者の責務並びに消費者の役割を明らかにするとともに，施策の策定に係る基本的な方針を定めることにより，食品の安全性の確保に関する施策を総合的に推進すること（第1条）」を目的とした法律で38条から成り立っている．

　第3条から第5条は基本理念であり，「①国民の健康の保護が最も重要であること，②食品の安全性の確保は，このために必要な措置が食品供給行程の各段階において適切に講じられること，③食品の安全性の確保は，国際的動向及び国民の意見に十分配慮しつつ科学的知見に基づいて講じられること」が規定されている．

　第6条から第9条は関係者の責務・役割を規定しており，国，地方公共団体，食品関連業者の責務および消費者の役割を明確にしている．

　第11条から第21条は施策の策定にかかわる基本的な方針，すなわち「食品健康影響評価の実施（リスク評価）」，「国民の食生活の状況等を考慮し，食品健康影響評価の結果に基づいた施策の策定（リスク管理）」，「情報及び意見の交換の促進（リスクコミュニケーション）」を規定している．

　第22条から第38条では「食品安全委員会」の設置が規定されている．

3.1.5　コーデックス（Codex）

　食品の世界的な貿易の増大に伴い，消費者保護の目的で行われている各国の食品規制の違いが国際貿易の障害となるケースが目立つようになってきた．そのため，1962年に国際連合食糧農業機関（FAO）と世界保健機構

Codex
2005年7月現在171ヵ国が加盟しており，わが国は1966年に加盟している．

```
                    Codex 委員会
              (FAO/WHO 合同食品規格委員会)
                         │
      ┌──────────────────┼──────────────────┐
   執行委員会                              FAO/WHO事務局
      └──────────────────┼──────────────────┘
                         │
   ┌──────────┬──────────┴──────────┬──────────┐
 一般問題部会   個別食品部会          特別部会    地域調整部会
```

一般問題部会
- 一般原則（フランス）
- 食品添加物・汚染物質（オランダ）
- 食品衛生（米国）
- 食品表示（カナダ）
- 分析およびサンプリング（ハンガリー）
- 残留農薬（オランダ）
- 食品残留動物用医薬品（米国）
- 食品輸出入検査証明制度（オーストラリア）
- 栄養特殊用途食品（ドイツ）

個別食品部会
- 乳および乳製品（ニュージーランド）
- 加工果実および野菜（米国）
- 魚類および水産製品（ノルウェー）
- 油脂（米国）
- 生鮮果実および野菜（メキシコ）
- ＊糖類（英国）
- ＊穀物・豆類（米国）
- ＊植物タンパク質（カナダ）
- ＊ナチュラル・ミネラル・ウォーター（スイス）
- ＊ココア製品・チョコレート（スイス）
- ＊食肉衛生（ニュージーランド）

特別部会
- バイオテクノロジー応用食品（日本）

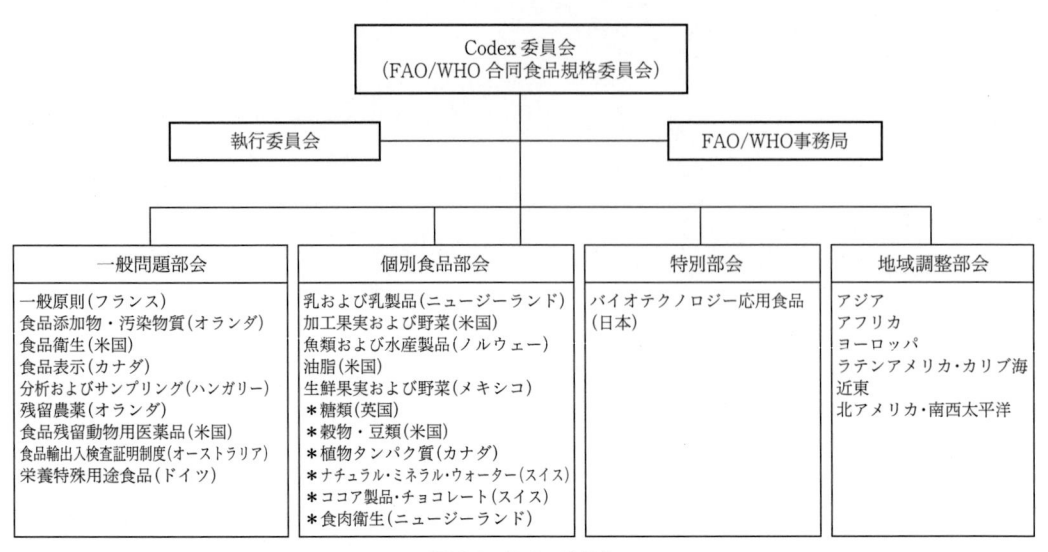

地域調整部会
- アジア
- アフリカ
- ヨーロッパ
- ラテンアメリカ・カリブ海
- 近東
- 北アメリカ・南西太平洋

図 3.2 Codex 委員会

（WHO）は，「消費者の健康を守り，公正な食品貿易を確保すること」を目的として，FAO/WHO 合同食品規格委員会（通称コーデックス委員会．Joint FAO/WHO CODEX Alimentarius Commission；CAC）を設立し，食品の国際的な統一規格の策定を進めている．

コーデックス委員会では，一般問題部会（9 部会），個別食品部会（11 部会）などいくつかの下部組織をつくり，国際的に流通する食品の規格基準および食品添加物や残留農薬の安全性評価について検討している．1999 年に行われた Codex 委員会総会においてバイオテクノロジー臨時部会が創設され，わが国はその議長国となっている．

3.2 食 中 毒

● 3.2.1 食中毒の定義 ●

a. 定義

食中毒とは，飲食物を汚染した細菌あるいは細菌が産生した毒素を経口摂取するか，有害物質が混入している食品を摂取することによって起こる急性胃腸炎症状を主症状とする健康障害のことをいう．食品衛生法が制定された時期にはサルモネラ属菌，腸炎ビブリオ，黄色ブドウ球菌，ボツリヌス菌，病原性大腸菌などを統計の対象としていたが，1982 年，ナグビブリオ，カンピロバクターなどの細菌に汚染された食品を摂取したことによる急性胃腸炎または下痢症は，食中毒として取り扱うようになり（1982 年厚生省），1997 年には小型球形ウイルス（ノロウイルス，SRSV）が食中毒事件票の病因物質の種別に加えられた（1997 年厚生省）．また，1999 年にはコレラ菌，赤痢菌，チフス菌およびパラチフス A 菌の 4 菌種が追加された（表 3.5）．

表 3.5 食中毒病因物質の分類

サルモネラ属菌
ブドウ球菌
ボツリヌス菌
腸炎ビブリオ
腸管出血性大腸菌
その他の病原大腸菌
ウェルシュ菌
セレウス菌
エルシニア・エンテロコリチカ
カンピロバクター・ジェジュニ/コリ
ナグビブリオ
コレラ菌
赤痢菌
チフス菌
パラチフス A 菌
その他の細菌
（エロモナス・ヒドロフィラ，エロモナス・ソブリア，プレシオモナス・シゲロイデス，ビブリオ・フルビアリス，リステリア・モノサイトゲネスなど）
ノロウイルス
その他のウイルス
（A型肝炎ウイルスなど）
化学物質
（ヒスタミン，ヒ素，鉛，カドミウム，銅，アンチモンなどの無機物，ヒ素石灰などの無機化合物，有機水銀，ホルマリン，パラチオン）
植物性自然毒
毒キノコの毒成分（ムスカリン，アマニチン，ファリン，ランプテロールなど），その他植物に自然に含まれる毒成分
動物性自然毒
フグ毒（テトロドトキシン），麻痺性貝毒，その他動物に自然に含まれる毒成分
その他
クリプトスポリジウム，サイクロスポラ，アニサキスなど
不明

〈病因物質の種別欄の変更概要〉
(1) コレラ菌，赤痢菌，チフス菌およびパラチフス A 菌の 4 菌種を追加する．
(2) 「サルモネラ菌属」は，「サルモネラ属菌」とする．
(3) メタノールを削除することとし，また，「その他の化学物質」を「化学物質」とする．
（厚生労働省：食中毒統計，1999）

　食品衛生法第 27 条の規定により食中毒の届け出制がとられており，食中毒患者を診断した医師は直ちに保健所に届け出る義務があり，保健所長から都道府県知事を経由して厚生労働大臣に届け出・報告をすることになっている．厚生省（厚生労働省）は 1952 年より，これらをまとめた食中毒統計を作成，公表している．しかし，実際の食中毒発生件数や患者数は統計上の数字よりもはるかに多いと推測される．

b. 分類

　食中毒の分類は，特に統一されたものはなく，研究者によって多少違いがあるが，現在わが国では微生物（細菌，ウイルス）のみならず，フグ，貝類や毒キノコなどの自然毒によるもの，ヒスタミン，重金属，農薬などの化学物質によるものも食中毒として分類している（表 3.6）．細菌性食中毒は，感染型と毒素型（食品内毒素型）に分けられる．感染型はさらに，食品中で

表 3.6 食中毒の分類

細菌性食中毒	感染型	感染侵入型	サルモネラ属菌, 腸管侵入性大腸菌, エルシニア菌
		感染毒素型	腸炎ビブリオ, 腸管出血性大腸菌, 病原性大腸菌, 毒素原性大腸菌, カンピロバクター, ウェルシュ菌, 下痢型セレウス菌, ナグビブリオ, プレジオモナス, コレラ菌, 赤痢菌 他
	毒素型		ブドウ球菌, ボツリヌス菌, 嘔吐型セレウス菌
ウイルス性食中毒			ノロウイルス (SRSV) 他
自然毒食中毒	動物性自然毒		フグ, 貝類, シガテラ魚, イシナギ 他
	植物性自然毒		毒キノコ, ジャガイモの芽, 五色豆, 青梅, 有毒植物 他
化学性食中毒			ヒスタミン, 重金属, 農薬, PCB, 有機水銀 他

感染侵入型
サルモネラ, 腸管侵入型大腸菌, エルシニアがある.

感染毒素型
腸炎ビブリオ, 毒素原性大腸菌, 腸管出血性大腸菌, カンピロバクター, ナグビブリオ, 下痢型セレウス, ウェルシュなどの食中毒菌がある.

毒素型（食品内毒素型）
食品中で菌が増殖するときに産生された毒素が直接の原因となって発症するもので, ブドウ球菌, ボツリヌスおよび嘔吐型セレウスがある.

増殖した細菌が飲食物とともに摂取され, 腸管内で定着, 増殖後, 腸管上皮細胞または組織内に侵入して発症する感染侵入型と腸管内で産生されたタンパク性の毒素によって発生する感染毒素型に分けられる.

ウイルス性食中毒は 1997 年 6 月より「感染症新法」へ追加登録されたものであるが, 貝類などを感染源とするノロウイルス (SRSV) をはじめ, A 型肝炎ウイルスなどが原因となる胃腸炎をいう.

自然毒食中毒は植物性自然毒と動物性自然毒とがある. 前者は毒キノコ, ジャガイモの芽, 五色豆, 青梅などによるもので, 後者はフグや貝類などの海産魚介類が有毒プランクトンの毒素を体内に蓄積し, その毒素が原因となって発症するものをいう.

また化学性食中毒は, 有害な化学物質を誤って摂取したり, 不注意な取り扱いによって食品中に混入して発生する中毒をいう.

● 3.2.2 食中毒の発生状況 ●

a. 年次別発生状況

1952 年以降の年次別発生状況を図 3.3 に示す. 1986 年以降は徐々に減少したが, 学校給食を原因とする O-157 食中毒事件が発生した 1996 年以降再び増加の傾向がみられる. 2004 年までの過去 10 年間の食中毒発生状況は,

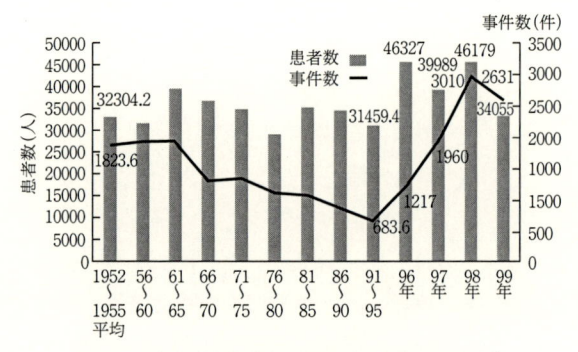

図 3.3 年次別食中毒発生状況（1952 年〜1999 年）
厚生労働省：食中毒統計より改変.

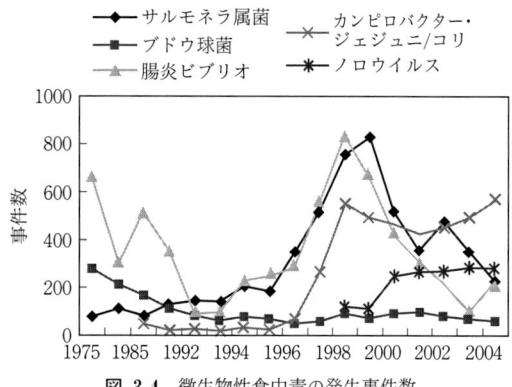

図 3.4 微生物性食中毒の発生事件数

平均事件数 1913 件,患者数 3 万 4836 人であった.なお,2004 年は 2003 年に比べて事件数は 81 件の増加を示し,患者数は 1180 人減少した.

図 3.4 は微生物性食中毒の年次別発生件数を示しているが,1997 年以降はサルモネラ,腸炎ビブリオ,カンピロバクターが発生件数の上位を占めていたが,近年はノロウイルス（SRSV）による食中毒が増加してきており,2002 年以降は腸炎ビブリオの発生件数より上回っている.2000 年にブドウ球菌による食中毒が多発しているのは,雪印食中毒事故によるもので,患者数が一時的に多くなっている.

b. 月次別発生状況

食中毒は四季を通じて発生しているが,細菌性食中毒の発生のピークは高温多湿の 7～9 月で,ウイルス性食中毒は冬季に多発する傾向がある.また,自然毒食中毒は,それらを採取する季節に多くみられる.

c. 病因物質別発生状況

1998 年から 2002 年までの過去 5 年間における病因物質別発生状況を表 3.7 に示す.食中毒の原因物質判明率は年々向上し,事件の 80% 以上が判明している.そのうち,カンピロバクター,サルモネラおよび腸炎ビブリオなどの細菌性によるものが多いが,近年はウイルスによる食中毒が多いのが特徴である.

d. 原因食品別発生状況

表 3.8 に原因食品別の食中毒発生状況を示す.原因食品は社会背景や食習慣の違いによって変化するが,魚介類,複合調理食品,野菜およびその加工品,卵類およびその加工品が原因で発生していることがわかる.

e. 原因施設別発生状況

表 3.9 に原因施設別の食中毒発生状況を示す.最も患者数の多いのは飲食店で,続いて製造所,仕出屋,旅館が比較的多い.家庭での発生率は 6% で,近年は学校,病院での発生率は比較的低い.

3．食品の安全性と衛生管理

表 3.7 病因物質別発生状況

区分				1998年	1999年	2000年	2001年	2002年
総数		件数 患者数 死者数		3010 46179 9	2697 35214 7	2247 43307 4	1924 25732 4	1850 27629 18
物質判明総数		件数 (%) 患者数 (%) 死者数 (%)		2905 (96.5) 43071 (93.3) 9 (100)	2602 (96.5) 33470 (95.0) 7 (100)	2155 (95.9) 41202 (95.1) 4 (100)	1836 (95.4) 23498 (91.3) 4 (100)	1780 (96.2) 26067 (94.3) 18 (100)
細菌	総数	件数 患者数 死者数		2620 (87.0) 36337 (78.7) 4 (44.4)	2356 (87.4) 27741 (78.8) 4 (57.1)	1783 (79.4) 32417 (74.9) 3 (75.0)	1469 (76.4) 15710 (61.1) —	1377 (74.4) 17533 (63.5) 11 (61.1)
	サルモネラ属菌	件数 患者数 死者数		757 (25.1) 11471 (24.8) 1 (11.1)	825 (30.6) 11888 (33.8) 3 (42.9)	518 (23.1) 6940 (16.0) 1 (25.0)	360 (18.7) 4912 (19.1) —	465 (25.1) 5833 (21.1) 2 (11.1)
	ブドウ球菌	件数 患者数 死者数		85 (2.8) 1924 (4.2) —	67 (2.5) 736 (2.1) —	87 (3.9) 14722 (34.0) 1 (25.0)	92 (4.8) 1039 (4.0) —	72 (3.9) 1221 (4.4) —
	ボツリヌス菌	件数 患者数 死者数		1 (0.0) 18 (0.0) —	3 (0.1) 3 (0.0) —	— — —	— — —	1 (0.1) 1 (0.0) —
	腸炎ビブリオ	件数 患者数 死者数		839 (27.9) 12318 (26.7) —	667 (24.7) 9396 (26.7) 1 (14.3)	422 (18.8) 3620 (8.4) —	308 (16.0) 3065 (11.9) —	229 (12.4) 2714 (9.8) —
	腸管出血性大腸菌(VT生産)	件数 患者数 死者数		16 (0.5) 183 (0.4) 3 (33.3)	8 (0.3) 46 (0.1) —	16 (0.7) 113 (0.3) 1 (25.0)	24 (1.2) 378 (1.5) —	13 (0.7) 273 (1.0) 9 (50.0)
	その他の病原大腸菌	件数 患者数 死者数		269 (8.9) 3416 (7.4) —	237 (8.8) 2238 (6.4) —	203 (9.0) 3051 (7.0) —	199 (10.3) 2293 (8.9) —	83 (4.5) 1367 (4.9) —
	ウェルシュ菌	件数 患者数 死者数		39 (1.3) 3387 (7.3) —	22 (0.8) 1517 (4.3) —	32 (1.4) 1852 (4.3) —	22 (1.1) 1656 (6.4) —	37 (2.0) 3847 (13.9) —
	セレウス菌	件数 患者数 死者数		20 (0.7) 704 (1.5) —	11 (0.4) 59 (0.2) —	10 (0.4) 86 (0.2) —	9 (0.5) 444 (1.7) —	7 (0.4) 30 (0.1) —
	エルシニア・エンテロコリチカ	件数 患者数 死者数		1 (0.0) 1 (0.0) —	2 (0.1) 2 (0.0) —	1 (0.0) 1 (0.0) —	4 (0.2) 4 (0.0) —	8 (0.4) 8 (0.0) —
	カンピロバクター・ジェジュニ/コリ	件数 患者数 死者数		533 (17.7) 2114 (4.6) —	493 (18.3) 1802 (5.1) —	469 (20.9) 1784 (4.1) —	428 (22.2) 1880 (7.3) —	447 (24.2) 2152 (7.8) —
	ナグビブリオ	件数 患者数 死者数		1 (0.0) 1 (0.0) —	2 (0.1) 4 (0.0) —	5 (0.2) 8 (0.0) —	1 (0.1) 1 (0.0) —	2 (0.1) 30 (0.1) —
	コレラ菌	件数 患者数 死者数				1 (0.0) 2 (0.0) —	1 (0.0) 7 (0.0) —	2 (0.1) 10 (0.0) —
	赤痢菌	件数 患者数 死者数				1 (0.0) 103 (0.2) —	3 (0.2) 13 (0.1) —	2 (0.1) 36 (0.0) —
	チフス菌	件数 患者数 死者数				— — —	— — —	— — —
	パラチフスA菌	件数 患者数 死者数				— — —	— — —	— — —
	その他の細菌	件数 患者数 死者数		39 (1.3) 800 (1.7) —	19 (0.7) 50 (0.1) —	18 (0.8) 135 (0.3) —	18 (0.9) 18 (0.1) —	9 (0.5) 11 (0.0) —
ウイルス	総数	件数 患者数 死者数		123 (4.1) 5213 (11.3) —	116 (4.3) 5217 (14.8) —	247 (11.0) 8117 (18.7) —	269 (14.0) 7348 (28.6) —	269 (14.5) 7983 (28.9) —
	小型球形ウイルス	件数 患者数 死者数		123 (4.1) 5213 (11.3) —	116 (4.3) 5217 (14.8) —	245 (10.9) 8080 (18.7) —	268 (13.9) 7335 (28.5) —	268 (14.5) 7961 (28.8) —
	その他のウイルス	件数 患者数 死者数		— — —	— — —	2 (0.1) 37 (0.1) —	1 (0.1) 13 (0.1) —	1 (0.1) 22 (0.1) —
化学物質	総数	件数 患者数 死者数		14 (0.5) 216 (0.5) —	8 (0.3) 134 (0.4) —	7 (0.3) 167 (0.4) —	8 (0.4) 112 (0.4) —	9 (0.5) 154 (0.6) —
自然毒	総数	件数 患者数 死者数		147 (4.9) 524 (1.1) 5 (55.6)	121 (4.5) 377 (1.1) 3 (42.9)	113 (5.0) 448 (1.0) 1 (25.0)	89 (4.6) 327 (1.3) 4 (100)	123 (6.6) 372 (1.3) 7 (38.9)
	植物性	件数 患者数 死者数		114 (3.8) 461 (1.0) 1 (11.1)	87 (3.2) 310 (0.9) 1 (14.3)	76 (3.4) 373 (0.9) 1 (25.0)	49 (2.5) 251 (1.5) 1 (25.0)	79 (4.3) 297 (1.1) 1 (5.6)
	動物性	件数 患者数 死者数		33 (1.1) 63 (0.1) 4 (44.4)	34 (1.3) 67 (0.2) 2 (28.6)	37 (1.6) 75 (0.2) —	40 (2.1) 76 (1.3) 3 (75.0)	44 (2.4) 75 (0.3) 6 (33.3)
その他		件数 患者数 死者数		1 (0.0) 781 (1.7) —	1 (0.0) 1 (0.0) —	5 (0.2) 53 (0.1) —	1 (0.1) 1 (0.0) —	2 (0.1) 25 (0.1) —

表 3.8 原因食品別発生状況

		発生件数			患者数		
		2000年	2001年	2002年	2000年	2001年	2002年
総数		2247	1924	1850	43307	25732	27629
原因食品判明数		979	829	859	38034	21291	24121
魚介類	総数	189	187	174	2871	2737	2407
	貝類	108	111	92	1803	1823	1721
	フグ	29	31	37	40	52	56
	その他	52	45	45	1028	862	630
魚介類加工品	総数	15	11	10	345	376	504
	魚肉練り製品	1	—	1	3	—	123
	その他	14	11	9	342	376	282
肉類およびその加工品		45	55	55	761	1039	1340
卵類およびその加工品		42	34	22	1043	441	300
乳類およびその加工品		4	3	—	13462	717	—
穀類およびその加工品		25	23	27	659	512	738
野菜類およびその加工品	総数	90	58	87	775	679	977
	豆類	4	—	3	72	—	163
	キノコ類	64	36	60	233	171	282
	その他	22	22	24	470	508	532
菓子類		19	14	11	436	703	806
複合調理食品		86	84	85	3551	3378	5062
その他	総数	464	360	388	14131	11006	12086
	食品特定	26	22	31	1578	752	794
	食事特定	438	338	357	12553	10254	11292
不明		1268	1095	991	5273	4441	3508

● **3.2.3 マスターテーブル法** ●

食中毒が発生した場合，原因となる食品を統計学的に推定するために患者の摂取食品の調査を行い，個々の食品について，食べた人，食べなかった人，発病者数，非発病者数および発病率を表にまとめたものがマスターテーブル（master table）である．この表に基づいて食べた人と食べなかった人とで発病率に差が出た食品については，両群の発病率に有意差があるか否かを χ^2（カイ2乗）検定を用いて求める．表 3.10 のマスターテーブルの例で考えると，卵焼きが χ^2 検定より統計学的有意差が得られ，原因食品として最も疑わしいことになる．食中毒原因食品は，このような統計学的方法だけでは確定できないので化学分析，細菌学的検索によって原因物質，原因菌を特定する．

● **3.2.4 微生物性食中毒** ●

a. 感染侵入型食中毒

感染侵入型食中毒とは，食品中で増殖した細菌が体内に入り，その原因菌が宿主の腸粘膜上皮細胞内に侵入し，細胞内で増殖するものをいい，サルモ

表 3.9　原因施設別発生状況

		発生件数			患者数		
		2000年	2001年	2002年	2000年	2001年	2002年
総　数		2247	1924	1850	43307	25732	27629
原因食品判明数		1146	985	940	40875	23826	25643
家　庭		311	205	183	906	689	602
事業所	総数	62	45	54	2312	1936	1551
	給食施設	51	38	37	2151	1694	1290
	寄宿舎	7	1	3	93	14	51
	その他	4	6	14	68	228	210
学　校	総数	30	28	27	1788	1262	865
	給食施設	8	8	11	844	755	401
	寄宿舎	10	5	7	259	131	273
	その他	12	15	9	685	376	191
病　院	総数	17	14	17	578	563	834
	給食施設	14	13	17	492	541	834
	寄宿舎	1	—	—	28	—	—
	その他	2	1	—	58	22	—
旅　館		105	108	97	3406	3918	3863
飲食店		497	470	468	12448	9792	11874
販売店		12	5	7	86	39	47
製造所		18	23	11	13903	1277	1066
仕出屋		57	55	50	4389	3803	4485
採取場所		2	8	4	52	31	18
その他		35	24	22	1007	516	438
不　明		1101	939	910	2432	1906	1986

ネラ食中毒，腸管侵入型大腸菌食中毒，エルシニア食中毒がある．

1) サルモネラ属菌

　サルモネラ (*Salmonella*) 属は，Salmon and Smith (1885) により，ブタコレラ菌 (*S.* Choleraensuis) として発見されたが，以後この菌が食中毒菌として認識され，発見者の名前から，サルモネラと呼ぶようになった．現在，サルモネラは血清型に分類すると約2300種以上存在するといわれる．食中毒の原因になるものは，ブタコレラ菌のほかに，*S.* Typhimurium (ネズミチフス菌)，*S.* Enteritidis (腸炎菌) などがある．わが国のサルモネラによる食中毒は，発生件数，患者数ともに多く，なかでも1989年頃から多発し，サルモネラ食中毒の60〜70%を占めるサルモネラ・エンテリティディス (*Salmonella* Enteritidis: *SE*) による食中毒防止対策は重要である．

　(1) 菌の特徴　　サルモネラは腸内細菌科の細菌で，グラム陰性桿菌，芽胞を形成せず，周毛性の鞭毛をもつ通性嫌気性菌である．発育至適温度は35〜37℃の中温菌であり，高温に弱く，60℃，20分程度で死滅する．

　(2) 臨床症状　　10^6〜10^7 個の生菌を摂取した場合発症するが，*SE* は100〜1000個でも発症する．潜伏期間は菌の摂取量によって異なるが，5〜

表 3.10 食品別マスターテーブルの例

食品名	食べた人				食べなかった人			
	発病	非発病	計	発病率(%)	発病	非発病	計	発病率(%)
豚カツ	13	9	22	59.1	12	17	29	41.4
煮豆	13	11	24	54.2	12	15	27	44.4
鶏飯	11	9	20	55.0	14	17	31	45.2
刺身	13	10	23	56.5	12	16	28	42.9
卵焼き	18	7	25	72.0	7	19	26	26.9

食品名（卵焼き）	食べた	食べない	計
発病者数	a	c	$a+c$
非発病者数	b	d	$b+d$
計	$a+b$	$c+d$	$a+b+c+d$

$$\chi^2 = \frac{(ad-bc)^2(a+b+c+d)}{(a+b)(c+d)(a+c)(b+d)}$$

有意差がある食品例

食品名（卵焼き）	食べた	食べない	計
発病者数	18	7	25
非発病者数	7	19	26
計	25	26	51

$$\chi^2 = \frac{(18 \times 19 - 7 \times 7)^2 \times 51}{25 \times 26 \times 25 \times 26} = 10.36 > \chi^2(0.01) = 6.63 （自由度 1）$$

72 時間，平均 12 時間である．主な症状は高熱，下痢，腹痛，嘔吐が起こる．一般に 4～5 日で症状は回復するが，1 ヵ月以上も排菌が続くこともある．特に乳幼児は，血便や高熱が続き，症状は重くなる場合が多い．

(3) 原因食品と予防　サルモネラ食中毒は，家畜類，ネズミ，ネコ，イヌ，鳥類，カメなどの保菌動物の糞便中におり，それらに直接あるいは間接的に汚染された禽獣肉や，調理器具などを介して，二次汚染された食品の摂取によって起こる．また，1989 年以降は生卵をそのまま使用する自家製のマヨネーズ，ババロア，オムレツ，卵焼きなどの卵調理食品による SE 中毒が多発している．予防は，食肉，鶏卵に多く検出されるので，生産段階の汚染防止に努めることが重要である．また，ネズミ，ゴキブリ，ハエによる汚染も多いので，厨房内のソ族，昆虫の駆除を行うことや，調理に際して調理器具の洗浄・消毒を徹底的に行う．さらに，発症には一般に 10^6 個以上必要なため，食品中でのサルモネラの増殖を防ぐのが重要で，食品の低温貯蔵，摂取直前の食品の再加熱は，中毒の予防対策となる．

2) 病原大腸菌

大腸菌 (*Escherichia coli*) は腸内細菌科に属するグラム陰性，無芽胞桿菌で，ヒトや動物の腸内常在菌であり腸管内では病原性を示さないが，ある一部の大腸菌には腸管に感染して食中毒の原因になるものがあり，常在菌と

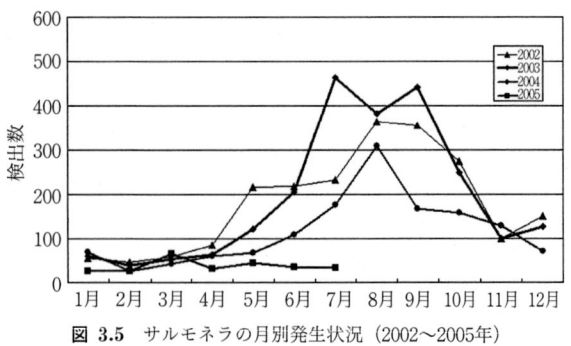

図 3.5 サルモネラの月別発生状況（2002〜2005年）

区別して一般に病原性大腸菌と呼んでいる．そのうち，発症機構によって5つのタイプすなわち，腸管出血性大腸菌，病原大腸菌，腸管侵入性大腸菌，毒素原性大腸菌，腸管付着性大腸菌に分けている．

ⅰ）腸管出血性大腸菌（Enterohemorrhagic *Escherichia coli*：EHEC）O-157 は 1982 年米国，オレゴン州とミシガン州でハンバーガーによる集団食中毒事件があり，患者の糞便から原因菌として見つかったのが最初である．わが国では 1990 年，埼玉県の集団園児下痢死亡事件（井戸水により園児 319 名が発症，2 名死亡）以来，注目されるようになったが，1996 年，西日本を中心に小学校給食が原因のこの菌による食中毒が全国的に多発（患者 9800 名，死者 11 名）した．本中毒の主な血清型は O-157：H-7 であるが，O-26 や O-111 が原因でも発生している．腸管出血性大腸菌はヒトからヒトに二次感染することが確認されたので，1996 年 8 月，厚生労働省は指定伝染病（旧伝染病予防法）に指定した．現在は感染症法により 3 類感染症に分類されている．

(1) 菌の特徴　本菌の中でも O-157：H-7 菌は一般に病原性が強く，少量の菌（数百個）でも感染が起こり，小児，老人や，疾患をもつヒトではその症状も重症になりやすい．赤痢様毒素である vero 毒素（VT 1, VT 2）を産生する．

(2) 臨床症状　感染菌量は 10〜100 個で，潜伏期は 3〜8 日（平均 5 日間）と長く，症状は激しい腹痛と水様下痢，血便で，重症の場合は，溶血性尿毒症症候群（HUS）を併発して死に至る例もあるので注意を要する．

(3) 原因食品と予防　O-157 の原因食品と特定あるいは推定されたものは，国内では井戸水，牛肉，牛レバ刺し，ハンバーグ，牛角切りステーキ，牛タタキ，ローストビーフ，サラダ，カイワレダイコン，キャベツ，白菜漬け，日本そば，メロンなどで，海外では，ハンバーガー，ローストビーフ，ミートパイ，レタスなどである．O-157 は，サルモネラや腸炎ビブリオなどの食中毒菌と同様に，加熱や消毒薬により死滅するので，通常の食中毒予防対策を確実に実施することである．

ⅱ）病原大腸菌（Enteropathogenic *Escherichia coli*：EPEC）　本菌は

当初乳幼児下痢症の原因菌として報告されたが，その後，多くの研究により乳幼児だけでなく成人にも下痢を起こすことが明らかとなった．O-1，O-18，O-44などの特有の血清型が下痢原性をもっている．食品中で菌が増殖し，多量の菌が経口的に摂取され，正常腸内細菌叢を排除して定着，増殖する．潜伏期は10～12時間程度で，症状は下痢，発熱，腹痛を起こす．特に乳幼児では血便，膿粘血便などの赤痢様症状を起こすことがある．

iii) 腸管侵入性大腸菌（Enteroinvasive *Escherichia coli*：EIEC）　大腸に感染した菌が粘膜上皮細胞内に侵入して増殖し，粘膜に炎症を起こし，赤痢に似た症状を呈す．

iv) 毒素原性大腸菌（Enterotoxigenic *Escherichia coli*：ETEC）　小腸粘膜に感染し，増殖する際に代謝産物として下痢の原因毒素を産生するのが特徴である．この毒素は，コレラ菌の産生する下痢を起こす毒素と同じ作用をもち，コレラ様の激しい脱水を伴う重症なものから軽症のものまでさまざまであるが，通常，粘血便は認められず発熱もまれである．

v) 腸管付着性大腸菌（Enteroaggregative *Escherichia coli*：EAEC）　本菌による食中毒発生率は低く，不明な点が多いが，EPECの症状に類似した耐熱性毒素により水溶性下痢，腹痛を起こす．

3) 腸炎ビブリオ

腸炎ビブリオ（*Vibrio parahaemolyticus*）は，1950年に大阪府で発生した「シラス干し中毒」事件の際に，藤野らによって最初に発見された．この菌は元来，海水中で生息する海水細菌で，3～5％の食塩の入った培地でよく生育する．

腸炎ビブリオ
海水中では水温が15℃以上になると増殖し，夏場の魚介類による食中毒の大半は腸炎ビブリオが原因であるといわれている．

(1) 菌の特徴　本菌は他の食中毒菌に比べると分裂速度が速いのが特徴で，栄養などの条件が整えば約10分で分裂，増殖する．したがって，見かけの食品の鮮度が低下していなくても中毒を起こす菌量に達している場合がある．また，易熱性で沸騰水中では瞬時に死滅する．腸炎ビブリオは血清学的にO抗原により13群，K抗原により74群に分類されるが，現在の流行型はO-3：K-6，TDH株である．

(2) 臨床症状　潜伏期は平均10～18時間であるが，早いものでは2～3

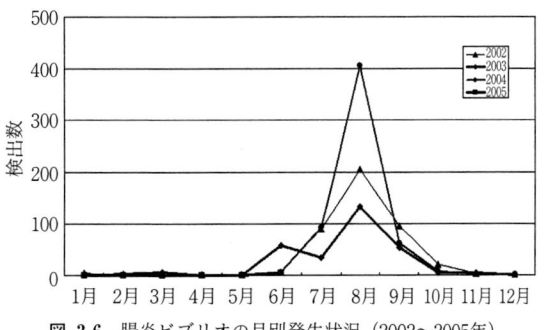

図 3.6 腸炎ビブリオの月別発生状況（2002～2005年）

時間で発症する場合がある．症状は下痢，発熱，嘔吐および上腹部痛である．特に下痢便は水様性で，ときには粘血便を認めることがある．

(3) 原因食品と予防　海水中に存在した生の海産物の表面は，腸炎ビブリオ汚染の可能性が高いので水道水を用いて，海水や菌を洗い落とす．海水が付着していると，腸炎ビブリオが増殖しやすいので注意する．また，この菌は発育が大変速いため，魚介類は短時間でも常温中に放置せず，すぐに冷蔵庫に保管することを心がける．また，調理加工した魚介類以外の食品も，まな板・包丁・ふきんなどを介して二次汚染し，中毒の原因となることもある．酸性には比較的弱いので，料理に食酢を利用することはある程度の予防に効果的である．

4) カンピロバクター

カンピロバクター（*Campylobacter*）は，古くからウシやヒツジの流産の病原菌として知られていたが，ヒトとのかかわりについては注目されていなかった．しかし，1973年，ベルギーで下痢患者の糞便からカンピロバクターが分離された．1978年，米国で水系感染により住民約2000名が本菌に感染し，世界的に知られるようになった．わが国でもその後，食中毒原因菌として分離されるようになり，1982年，厚生省は本菌を食中毒菌として行政対応をし，食中毒統計にも明記された．15菌種（2000年現在）に分類されているが，ヒトの食中毒として重要視されるのは，カンピロバクター・ジェジュニ（*C. jejuni*）とカンピロバクター・コリ（*C. coli*）であるが，類似性が高いのでジェジュニ/コリ（*C. jejuni/coli*）と一括して扱うことが多い．

(1) 菌の特徴　本菌はグラム陰性らせん状桿菌である．両極にそれぞれ一本の鞭毛をもち，活発な運動性を示す．本菌は微好気条件（酸素濃度：3～15%）で良好な発育を示し，発育温度域は30～42℃で，25℃では発育しない．本菌はウシ，ヒツジ，野鳥およびニワトリなど家禽類の腸管内に広く常在菌として保菌されているが，特にニワトリの保菌率は50～80%と高く，そのほとんどが *C. jejuni* である．

(2) 臨床症状　症状は下痢，腹痛，発熱，悪心，嘔吐，頭痛，悪寒，倦怠感などであり，他の感染型細菌性食中毒と酷似するが，潜伏時間が一般に2～7日間とやや長いことが特徴である．

5) ウェルシュ菌

ウェルシュ菌（*Clostridium perfringens*）は，代表的な嫌気性有芽胞菌でヒト，動物の腸管内などに芽胞として存在しガス壊疽や食中毒の原因菌となる．この菌による食中毒の年間発生件数は多くないが，大規模な食中毒となる場合がしばしばある．食中毒の原因菌は主にA型ウェルシュ菌に属しているが，すべての菌が食中毒の原因となるのではなくて，一部の易熱性タンパクのエンテロトキシン産生性をもつ菌のみが食中毒の原因となると考えられている．

(1) 菌の特徴　ウェルシュ菌はヒト，動物の腸管，下水や土壌に広く生息し，芽胞による食品汚染の機会が多い．鞭毛をもたず非運動性のグラム陽性桿菌で，至適増殖温度は43～47℃と高く，非常に短時間に増殖する．ウェルシュ菌は数多くの毒素を産生するが，その種類によってA～E型の5型に分類され，ヒトに食中毒を起こすのは主にA型菌であり，100℃，1～4時間の加熱にも耐える．有芽胞菌であるため中途半端な加熱処理は返って芽胞が生き残り，ゆっくり冷却される間に嫌気条件下で増殖し，食中毒を引き起こす誘引となることもある．この菌の細胞分裂速度は，最も速いといわれるコレラ菌や腸炎ビブリオに近く，至適条件下ではわずか10～12分間といわれている．

(2) 臨床症状　潜伏期は摂食後7～24時間で，摂食後，小腸内でさらに増殖しエンテロトキシンを産生し，菌の崩壊によって毒素が放出され，腸管粘膜に作用して下痢を起こす．症状は水様性下痢，腹部膨満，腹痛で，発熱や嘔吐はまれであり，多くは一過性で1～2日で回復する．

(3) 原因食品と予防　原因食品は，肉の煮物，カレー，スープ，めん類のつけ汁など獣肉，魚介類のタンパク性食品が多い．本中毒は，加熱調理で生き残った芽胞や，調理した食品へ二次汚染した菌が食品中で増殖し，これを食べて発病していることから，本中毒の予防のポイントをまとめると，① 調理した食品はできるだけ速やかに消費する，② 調理後，喫食までに時間のかかる弁当や大量につくられる学校給食などでは，調理した食品をできるだけ小分けして速やかに冷却するようにし，やむをえず翌日まで保存するときは品温を確実に10℃以下になるように冷蔵保存する，③ 前日に加熱調理したカレーやシチューなどの食品は，冷蔵保存したものでも使用時に十分な再加熱を行う，などである．

6) セレウス菌

セレウス菌（*Bacillus cereus*）による食中毒は，嘔吐型と下痢型があり，古くから知られているのは1950年代に，特にヨーロッパ諸国において，「芽胞を形成する桿菌」による下痢を主症状とした下痢型セレウス菌食中毒である．

(1) 菌の特徴　セレウス菌は，100℃，30分の加熱にも耐える芽胞の形で，土壌などを中心に自然環境に広く分布し，野菜や穀物などの農産物を汚染している．また，セレウス菌は溶血毒をはじめ，いくつかの毒素を産生することが知られているが，食中毒に関係するのは嘔吐毒と下痢毒である．

(2) 臨床症状　セレウス菌食中毒の症状は嘔吐型と下痢型で異なる．嘔吐型は食品内で産生された毒素によって発症する毒素型食中毒で，潜伏時間は30分～5時間で嘔吐が主である．一方，下痢型は原因食品内で増えた菌が喫食され，腸管内での増殖とともに産生された毒素によって起こる感染型（生体内毒素型）であり，潜伏時間は6～15時間と長く，下痢が主症状であ

セレウス菌
わが国においては，1960年代以降のセレウス菌食中毒のほとんどが嘔吐型である．厚生省は1982年に食中毒の原因として本菌を新たに追加指定し，1983年の食中毒統計から病因物質として記載されるようになった．

る．原因食品は，嘔吐型がピラフ，スパゲティなどで，下痢型が食肉，野菜，スープ，弁当などである．

セレウス菌食中毒の要因は，食品の長時間の放置，食品をつくる施設・器具の汚染，原材料の汚染，手，指の汚染などである．したがって，セレウス菌による食中毒を予防するには調理済み食品を長時間放置せず，調理後速やかに喫食することが大切である．また，食品ばかりでなく調理者の手指，調理施設や調理器具の衛生管理にも注意を配るべきである．

7) リステリア菌

リステリア菌（Listeria monocytogenesis）はヒト，動物，植物，昆虫，土壌などに広く生息するグラム陽性の短桿菌で，ヒトや動物に敗血症や髄膜炎などを引き起こす人獣共通感染症である．

(1) 菌の特徴　本菌は，通性嫌気性ないし微好気性のグラム陽性桿菌で耐熱性の芽胞を形成する．発育温度は0～45℃で，低温域でも増殖することや10％程度の塩分濃度でも増殖することが知られており，食品の保存には注意が必要である．

(2) 臨床症状　潜伏期間は1日から数ヵ月と広範囲で，感染初期には，発熱（38～39℃），頭痛，悪寒，嘔吐，倦怠感などインフルエンザ様症状を呈す．まれに免疫力が低下している妊婦（胎児），新生児，乳幼児，高齢者などでは，髄膜炎や敗血症，流産を起こすことがある．妊娠中は胎児に感染すると，流産，死産の原因になるため特に注意が必要である．

(3) 原因食品と予防　感染源は汚染した食品，特にチーズなどの乳製品や食肉製品の摂取が原因との報告があり，また，この菌は自然界に広く分布していることから感染した動物の排泄物中の菌が野菜類に付着した場合が考えられる．したがって予防としては食肉や鶏肉を長時間保存する場合は冷凍し，食べるときは十分加熱すること，生野菜は食べる直前に十分洗浄すること，生の食物を扱った包丁やまな板，容器は十分洗浄すること，リステリアは低温でも増殖できるので，冷蔵庫での長期保存に注意することなどがあげられる．

8) エルシニア・エンテロコリチカ

エルシニア・エンテロコリチカ（Erchinia enterocolitica）の日本での歴史は比較的新しく，1972年に学校給食による食中毒で分離されたのが初めての報告である．1983年にはサルモネラや腸炎ビブリオと同様に，厚生省から食中毒菌に指定されている．

(1) 菌の特徴　本菌は腸内細菌科であるが，他の腸内細菌に比べると発育至適温度が28～30℃と低く，5℃前後でも徐々に増殖する低温細菌の性質をもつ．しかし，増殖速度は遅く，至適条件でも一世代期は40分くらいとされている．

(2) 臨床症状　潜伏期は3～7日と長く，主症状は激しい腹痛，下痢，

リステリア菌

1981年，カナダでキャベツのコールスローサラダが原因で41人が感染し17人が死亡した事件が，リステリア菌による集団食中毒の最初の事例である．その後，欧米を中心にチーズなどの乳製品，ミートパテやホットドッグなどの食肉製品を原因食品として発生し，多数の死者が出ている．わが国では，北海道で2001年3月にナチュラルチーズによる本菌が原因の食中毒が発生している．

発熱出,腹痛が激しい場合は,虫垂炎症状を呈する.

(3) 原因食費と予防　ヒトへの感染源としては,食肉,ミルクおよびペット動物が注目されており,そのうち食肉を介する感染が最も注意を要する.またイヌ,ネコ,ネズミなど保菌動物の排泄物による二次汚染食品,飲料水などが原因食となる可能性も高い.また,本菌は他の食中毒菌と違って低温でも増殖するので,食品の低温保存にも注意しなければならない.本菌は芽胞をつくらないで65℃以上の加熱で容易に死滅する.したがって,十分な加熱調理は本菌の中毒予防に有効である.

9) ナグビブリオ食中毒

コレラ菌（*Vibrio cholerae* O-1）と形態学的,生化学的性状は一致するが,コレラ菌のO-1血清に凝集しないコレラ菌の類似菌を,NAG（ナグ；non-agglutinable）ビブリオと呼ぶ.2類感染症菌であるコレラ菌は,コレラ毒素を産生するコレラ菌（血清型O-1またはO-139）に限られるが,ナグビブリオの中には,コレラ菌（*V. cholerae* O-1）の下痢原毒素であるコレラエンテロトキシン（CT）と同一または類似の毒素を産生する株のあることが知られている.

(1) 菌の特徴　本菌は海水と淡水が混ざり合う河口付近などの汽水域に生息しており,10^6個以上の菌を経口的に摂取することで発症する.まれに創傷感染や中耳炎などの腸管外感染を起こすことも知られているが,ヒトからヒトへの感染はほとんどない.

本菌による食中毒の潜伏期は6〜72時間（通常12〜24時間）で,下痢（水様性）,嘔吐,腹痛,発熱などの急性胃腸炎症状を呈する.多くは数日で回復するが,ときに激しい水様性の下痢を起こし,コレラ様の症状を呈することもある.

(2) 原因食品と予防　本菌による食中毒の原因食品は魚介類の刺身が多く,ついでこの菌で二次汚染されたと推定される食品である.ナグビブリオによる感染を防止するには,魚や貝類をさばいた後のまな板や包丁を洗浄・殺菌し,魚介類を取り扱った後の手指を洗浄消毒することにより,他の食品への二次汚染を防止することが必要である.

b. 毒素型食中毒

1) ブドウ球菌食中毒

ブドウ球菌は,食品中で増殖する際に毒素を産生し,その毒素（エンテロトキシン）を摂取することにより起こる代表的な毒素型食中毒である.本菌は現在多くの種類に分類されているが,その中で食中毒の原因となるのは,主として黄色ブドウ球菌（*Staphylococcus aureus*）である.

(1) 菌の特徴　ブドウ球菌はミクロコッカス科に属する芽胞を形成しないグラム陽性通性嫌気性の球菌で,ヒトや各種哺乳動物の皮膚や鼻腔,腸管などの粘膜に常在菌として分布している.健常者の黄色ブドウ球菌保有率

ブドウ球菌食中毒
わが国では1970年代〜1980年代前半にかけてブドウ球菌食中毒が多発したが,その後減少傾向を示し,1990年代後半には,事件数・患者数とも全細菌性食中毒に占める割合は2〜5%となった.ところが,2000年6〜7月に大阪を中心に乳製品を原因とするブドウ球菌食中毒が発生し,届出患者数は1万3420人に及び,国内では戦後最大の食中毒事件となった.この事件の社会的影響は大きく,ブドウ球菌食中毒が依然として食品衛生上重要な毒素型食中毒であることが再認識されることとなった.

は，20～30% であると考えられている．食品中で増殖した黄色ブドウ球菌は，耐熱性のエンテロトキシンを産生し，ヒトがこの毒素を食品とともに摂取することにより発症する．ブドウ球菌は，食塩濃度10%で良好に増殖し，15%においても緩やかな増殖がみられるため，食塩による増殖抑制はあまり期待できないが，10℃以下では増殖が抑制されるので，温度管理により菌の増殖を抑えることが可能である．

　　(2)　臨床症状　　毒素型食中毒は，サルモネラや腸炎ビブリオなどの感染型食中毒に比べ潜伏期が短いのが特徴で，通常，喫食後1～5時間程度で発症する．ブドウ球菌食中毒の症状は，悪心・嘔吐を主症状とし，下痢，発熱がみられることもある．健常者が罹患した場合，特別な治療を行わなくても症状は6～24時間程度で回復し，一般に予後は良好である．

　　(3)　原因食品と予防　　ブドウ球菌の原因食品は，穀類および複合調理食品に分類されるものが多く．弁当，にぎりめし，カスタードクリーム，クリームパイ，牛乳，加工肉類，魚類などによって発生している．本菌は増殖過程で耐熱性（通常100℃，60分の加熱でも安定）の毒素であるエンテロトキシンを産生し，食品中にいったんこの毒素が産生されると一般的な調理方法では中毒を避けることは困難である．したがって予防は，調理者が手袋，清潔なマスク，帽子，作業着などを着用し，手指の消毒は特に厳重に行うことが大切である．

2）　ボツリヌス菌食中毒

　　ボツリヌス菌（*Clostridium botulinum*）は，ヨーロッパでは，ハム，ソーセージによる食中毒として古くから注目されていた．欧米諸国では腸詰，ハム，ベーコン，オリーブ，マッシュルームなどの缶詰，瓶詰などによる中毒が多かった．

　　(1)　菌の特徴　　ボツリヌス菌は偏性嫌気性のグラム陽性桿菌で，土壌，水，動物や魚の腸管などに存在し，処理が不完全な食品の嫌気性の条件下で増殖し毒素を産生する．この菌の産生毒素は，A～Gの7型に分けられているがヒトの食中毒と関係が深いのは，A，B，E，Fの4型で，80℃，30分あるいは100℃，数分で不活化されるが，芽胞の中には120℃，4分の加熱に耐えるものもある．

　　(2)　臨床症状　　潜伏期は，A，B型では12～36時間，E型では12～18時間であるが，毒素の摂取量によって潜伏期に差がみられる．わが国の中毒例はE型が多く，軽い消化器症状に引き続き，眼症状（弱視，霧視，黒内症，複視，斜視，眼瞼下垂，瞳孔散大，対光反射の遅延など），麻痺症状（発語障害，嚥下障害，耳鳴り，難聴，呼吸困難，蒼白仮面状顔貌など），分泌障害（唾液や汗の分泌現象が顕著，涙液の枯渇）の症状が出現するのが特徴である．重症者は心臓または呼吸麻痺により死亡することもある．

　　(3)　原因食品と予防　　わが国では，ニシン，ハタハタなどのいずしによ

ボツリヌス菌

　菌の名はラテン語の腸詰ソーセージ（botulus）に由来する．

　わが国では1951年，北海道のいずしを原因とした中毒が最初の報告であるがその後，1984年熊本県産のからしれんこんにより36人が発症し（A型による），うち11人の死者を出す事例などがある．また，近年でははちみつが原因で起こる乳児ボツリヌス症も報告されている．

る E 型菌による中毒が多かったが，その他に保存状態の悪い瓶詰や外国産の真空パックされた魚の燻製，野菜や果物の缶詰，輸入キャビア，からしれんこん，ソフトチーズなどで中毒が発生している．予防対策としては，① 家庭で缶詰，真空パック，瓶詰，いずしをつくる場合は，原料となる野菜などは十分洗浄し，魚の調理は腸内容物が魚肉を汚染しないように注意する，② E 型菌は 4°C 付近でも増殖して毒素を産生するので，冷蔵庫を過信しない，③ 菌の芽胞は耐熱性もあるので，高圧蒸気滅菌法などで殺菌する．毒素は熱で破壊されるので，摂食前に加熱すること，また，食品を pH 4.5 以下または A_w を 0.94 以下に調整することも中毒を防止する上で有効である．

● 3.2.5 ウイルス性食中毒 ●

a. ノロウイルス

ノロウイルス（Norovirus）は，電子顕微鏡で観察される形態学的分類で SRSV（small round structured virus, 小型球型ウイルス）と呼ばれたり，ノーウォーク様ウイルス "Norwalk-like viruses" という暫定的な属名で呼ばれてきたが，2002 年の夏，国際ウイルス命名委員会によって，ノロウイルスという正式名称が決定され，世界で統一されて用いられるようになった．2004 年の食中毒発生状況によると，ノロウイルスによる食中毒は，事件数では，総事件数 1597 件のうち 277 件（17.3％），患者数では総患者数 2 万 6355 名のうち 1 万 2537 名（47.6％）となっている．病因物質別にみると，カンピロバクター・ジェジュニ/コリ（558 件）について発生件数が多く，患者数では第 1 位となっている．

過去 6 年間の発生状況は図 3.7 のとおりである．この図からわかるように，日本ではノロウイルスが 12～3 月をピークにして全国的に流行している．

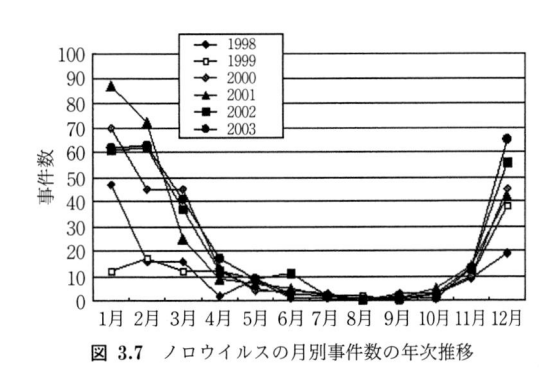

図 3.7 ノロウイルスの月別事件数の年次推移

(1) ウイルスの特徴　ノロウイルスは電子顕微鏡像でみると，直径が 38 nm の正二十面体であり，表面をカップ状の窪みをもつ構造タンパクでおおわれ，内部にプラス 1 本鎖 RNA を遺伝子としてもっている．ノロウイルスには多くの遺伝子の型があり，また，培養した細胞および実験動物でウイルスを増やすことができないことから，食品中に含まれるウイルスを検出

ノロウイルス
2006 年秋，ノロウイルスによる食中毒が発生した．

し，食中毒の原因究明や感染経路を特定するのが難しい．

(2) 臨床症状　カキなどの中腸腺に蓄積されたノロウイルスは，ヒトの小腸で増殖して急性胃腸炎を引き起こす．潜伏期は24～48時間で，主症状は吐き気，嘔吐，下痢，腹痛，発熱などであるが，通常はこれらの症状が1～2日続いた後，治癒し，後遺症もみられない．また，感染しても発症しない場合や軽い風邪のような症状の場合もある．ウイルスは，症状が消失した後も3～7日間ほど患者の便中に排出されるため，二次感染に注意が必要である．

(3) 原因食品と予防　ノロウイルスによる食中毒の原因食品は，主に生カキなどの二枚貝あるいはこれらを使用した調理食品が大半を占めている．カキなどの二枚貝は大量の海水を取り込み，プランクトンなどのエサを体内に残し，出水管から排水しているが，海水中のウイルスも同様のメカニズムで取り込まれ体内で濃縮される．このようなウイルスの濃縮された二枚貝を食べて感染した患者から排泄された排泄物，もしくは吐物は河川に排出され，海でカキなどの貝類の中で濃縮される．汚染した貝類を生のまま食すると当然，再びウイルスは人体に戻り，感染を繰り返す．しかし一般に，加熱した食品であればウイルスは完全に失活するので問題はないが，サラダなど加熱調理しないで食する食材が感染源となる場合がある．たとえば，汚染された貝類を調理した手や，包丁・まな板などから生食用の食材に汚染が広がると考えられている．また最近の報告では，ノロウイルス感染者の看病時に，患者の吐物，便などから直接感染するヒト-ヒト間の感染があることも明らかにされている．食品衛生上の対策としては，食品の取り扱いに際し入念な手洗いなど衛生管理を徹底すること，食品取扱者には啓発，教育を十分に行う事が大切である．身近な感染防止策として手洗いの励行は重要である．また，吐物など，ウイルスを含む汚染物の処理にも注意が必要で，次亜塩素酸ナトリウムなどで消毒するか，85℃以上で少なくとも1分以上加熱する必要がある．

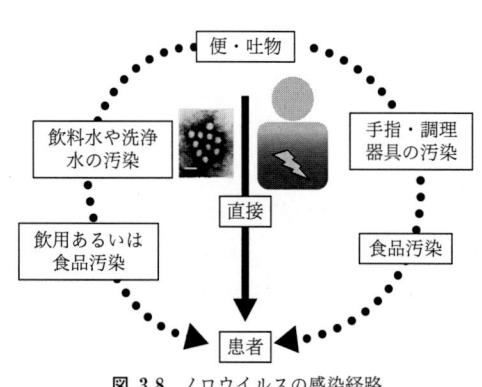

図 3.8　ノロウイルスの感染経路

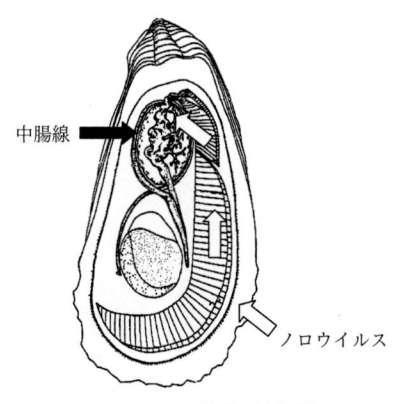

図 3.9　カキの構造と消化機能

b. A型肝炎ウイルス

　肝炎ウイルスは，食品や水を介して感染し，SRSVと同様に，食品の中では増殖しない．ウイルスはAからEの5種類に分けられるが，A型肝炎ウイルスによる肝炎は，B型肝炎ウイルスやC型肝炎ウイルスによる肝炎と異なり，慢性化することはほとんどない．現在，国内における感染事例はあまり報告されていないが，海外渡航者の感染事例がたびたび報告されている．これまで，国内で発生した事例の大部分は感染源が特定されていないが，井戸水やカキなどの二枚貝が感染源として推定されている事例がある．また，米国ではメキシコ産冷凍イチゴを原因食品とした集団感染などがたびたび発生している他，中国では，30万人にものぼる大規模な集団感染が報告されている．予防は，用便後，調理の前，食事の前に十分な手洗いと消毒を行い，衛生管理の整っていない地域への海外旅行では，生水を飲まないようにし，生水でつくった氷やアイスキャンディーなどにも注意する．

c. E型肝炎ウイルス

　E型肝炎は，E型肝炎ウイルス（hepatitis E virus：HEV）の感染によって引き起こされる急性肝炎で，経口感染し開発途上国では汚染された飲料水などを介して大規模な流行を引き起こす場合もある．先進国においては，開発途上国への旅行者の感染事例が多かったことから専ら「輸入感染症」として認識されてきたが，2003年8月に兵庫県で野生の鹿肉の刺身を食べてE型肝炎を発症し，E型肝炎ウイルスと特定の食品の摂食との直接的な関係が確認された最初の事例である．E型肝炎ウイルスは妊婦や高齢者に感染すると劇症肝炎を発症し，死亡する率が高いという研究結果があることから，野生動物の肉や豚レバーなどは，生で食べることを控え，加熱を十分に行うことにより感染を避けることができる．

HEV
　わが国では2003年9月，北海道で市販されていた包装済みの豚生レバー363件中7件からHEVが検出され，患者から分離されたHEVと遺伝子配列が100％一致したことが報告された．

● 3.2.6　自然毒食中毒 ●

　われわれは自然のものは安全だと考えがちだが，動植物の中には，さまざまな有毒物質を産生し蓄積しているものがある．このような生物がつくる毒を総称して自然毒といい，これによる食中毒を自然毒食中毒という．

　自然毒は，フグ毒，下痢および麻痺性貝毒のような動物性のものと，キノコ毒，植物毒のような植物性のものに大別される．その中で，「フグ」と「キノコ」による食中毒は毎年一定の割合で発生しており，事件数では全体の10％，患者数では1％ぐらいにすぎないが，細菌・ウイルスによる食中毒よりも死亡率が高いのが特徴である．

a. 動物性自然毒

　動物性自然毒は，魚介類の食物連鎖などにより毒素を体内に蓄積し，その毒素が原因で発症するもので，魚介類のもつ毒素のことをマリントキシンという．マリントキシンにはフグ毒，シガテラ毒，貝毒などがある．

1) フグ毒

フグ毒による食中毒は，動物性自然毒中毒の第1位を占める．フグ毒の主成分はテトロドトキシンと呼ばれ熱に強いため，通常の加熱では毒性はなくならず，毒性の強さは青酸カリの1000倍以上ともいわれている．フグ毒はフグの内臓（肝臓，卵巣）や，フグの種類によっては筋肉，皮にも含まれ，特に内臓に含まれるものは毒性が強いことが知られている．ヒト（体重50 kg）に対するフグ毒の最少致死量は，約1万MU（マウスユニット：毒量を表す単位で，体重20 gのマウスを30分で死亡させる量が1 MU）で，たとえば1 g中にフグ毒500 MUを含む臓器の場合，20 g程度（500 MU×20 g＝1万MU）食べても体重50 kgの大人が死に至ることになる．テトロドトキシンは，フグにもとから含有されるものではなく，海洋細菌のいくつかの種類により生成されたものが，食物連鎖と生物濃縮によりフグの体内に蓄積されることが明らかになっている．

(1) 臨床症状　潜伏期は食後30分～5時間で，初期症状は，口唇および舌端の知覚鈍麻，悪心，嘔吐があり，ついで四肢末端の知覚麻痺，皮膚感覚，運動麻痺が起こり，重篤になると骨格筋弛緩，腱反射消失，発声不能，嚥下困難，チアノーゼ，血圧下降，呼吸停止を起こして死に至る．

(2) 予防対策　厚生労働省では，有毒部位を除去するなどの処理により

表 3.11　処理などにより人の健康を損うおそれがないと認められるフグの種類および部位

		部　位		
	種類（種名）	筋　肉	皮	精　巣
フグ科	クサフグ	○	―	―
	コモンフグ	○	―	―
	ヒガンフグ	○	―	―
	ショウサイフグ	○	―	○
	マフグ	○	―	○
	メフグ	○	―	○
	アカメフグ	○	―	○
	トラフグ	○	○	○
	カラス	○	○	○
	シマフグ	○	○	○
	ゴマフグ	○	―	○
	カナフグ	○	○	○
	シロサバフグ	○	○	○
	クロサバフグ	○	○	○
	ヨリトフグ	○	○	○
	サンサイフグ	○	―	―
	ナシフグ*	○	―	○
ハリセンボン科	イシガキフグ	○	○	○
	ハリセンボン	○	○	○
	ヒトヅラハリセンボン	○	○	○
	ネズミフグ	○	○	○
ハコフグ科	ハコフグ	○	―	○

*：有明海および橘湾で漁獲されたものに限る（1995年12月改正）．

人の健康を損うおそれがないと認められるフグの種類および部位（表3.11）を定めている．各地方自治体では条例により，フグ料理にたずさわる者は，フグ調理師の資格を有する者に限るとしており，また県によってはフグ取り扱い条例を制定して事故防止を図っているところもある．

2) シガテラ魚

シガテラとは，熱帯および亜熱帯海域の特にサンゴ礁周辺に生息する毒魚の摂取によって起こる致死率の低い食中毒の総称である．その中毒の原因となる魚類をシガテラ魚といい，特に問題となる魚類は，バラフエダイ，ドクウツボ，ドクカマス，バラハタ，マダラハタなどの約20種で，世界的に最も中毒例の多いのはバラフエダイである．シガテラ魚の毒素をつくるのは，渦鞭毛藻（うずべんもうそう）の食物連鎖により，魚の筋肉や内臓にシガテラ毒が蓄積され，これらの毒が大量に蓄積された魚を人が食べるとシガテラ毒を起こす．シガテラ中毒の主な症状は，下痢，嘔吐，関節痛，倦怠感などで最も特徴的な症状として，温度感覚異常（ドライアイス・センセーション）がある．重症の場合には，全般的な筋肉運動調節異常，麻痺，けいれんがひどくなり，昏睡，最後は死に至る．シガテラによる致死率は低いが，回復が遅く，完全回復には数ヵ月を要することもある．

3) イシナギ

イシナギ
イシナギの肝臓は1960年以来，食用禁止となっている．

イシナギは，深海に棲む魚で筋肉は食用になるが肝臓は食中毒の原因となる．イシナギの肝臓には，ビタミンAが多量に含まれており（50～150万IU./g），これを多く食するとビタミンA過剰症の中毒症状が起こる．中毒症状としては，摂取後30～60分で激しい頭痛，嘔吐，発熱，顔面浮腫などがみられ，ついで2日目頃から顔面や頭部の皮膚の剥離がみられる．イシナギの他，マグロ，サワラ，サメ，ブリ，カンパチの肝臓でも同様の中毒が発生している．

4) 貝毒

二枚貝は水中の懸濁物をエラでこし集めてエサとしているので，有毒プランクトンが出現すると毒を主として中腸腺に蓄積し，中毒を起こすことがある．これを貝中毒と呼び，麻痺性貝毒と下痢性貝毒がある．

ⅰ) 麻痺性貝毒　フグ中毒に似た神経麻痺が主な症状であることから麻痺性貝中毒と呼ばれ，死亡率が高いのが特徴である．わが国では，1948年の愛知県におけるアサリによる中毒をはじめとして，北海道から九州に至る各地でこれまでに多数の患者が発生しており，貝毒を有している種類には，麻痺性貝毒ではホタテガイ，アカザラガイ，ムラサキイガイ，アサリ，マガキなどがあり，毒成分は，現在までにサキシトキシン（saxitoxin），ゴニオトキシン（gonyautoxin），ネオサキシトキシン（neosaxitoxin）をはじめとして30種近くが発見されている．麻痺性貝中毒の臨床症状は，食後5～30分でしびれが口唇から四肢末端に広がり，重症になるに従いしびれは腕，

足,首の麻痺に変わり,運動失調,言語障害が起きる.さらに重症になると呼吸麻痺により死亡する.

ii) 下痢性貝毒　下痢性貝毒による食中毒は,1976年,宮城県のムラサキイガイで発生し,その後,ホタテガイなどでこれまでに多数の患者が出ており,患者数では麻痺性貝毒をはるかに上回る.主な毒成分はオカダ酸(okadaic acid),ディノフィシストキシン(dinophysistoxin)などで,中腸腺に蓄積して毒化する.下痢性貝中毒の主な症状は,消化器系の障害で,下痢,吐き気,嘔吐,腹痛などであり,食後30分から4時間以内に発症し,通常3日以内に回復する.

b. 植物性自然毒

1) キノコ毒

キノコ食中毒は,1980～1999年の19年間に840件発生し,患者数は3570人,死亡者は25人である.事例中の発病率(摂食者に対する患者数の割合)は86.3%ときわめて高く,細菌性食中毒の約3倍である.中毒の原因となるキノコは約30種であり,クサウラベニタケ(イッポンシメジを含む)が30.5%,ツキヨタケが26.5%,カキシメジ(マツシメジを含む)が10.5%で,この3種類で7割近くを占めている.

表 3.12 キノコ毒の中毒症状による分類

タイプ	主な毒キノコ	潜伏時間	中毒症状	有毒成分
コレラ型	タマゴテングタケ シロタマゴテングタケ ドクツルタケ コレラタケ	摂取後6～10時間	コレラ様の激しい胃腸炎症状 肝機能障害	アトマキシン ファロトキシン
胃腸炎型	クサウラベニタケ ツキヨタケ カキシメジ	摂取後30分～15時間	嘔吐,腹痛,下痢	イルジンS(ランプテロール) ムスカリジン
脳症型	オオワライタケ ベニテングタケ ワライタケ	摂取後20分～2時間	異常興奮,幻覚,狂騒状態	ムスカリン ムッシモール

これら3種にはそれぞれ形態が類似した食用キノコが存在し,判別が困難なことが要因である.中毒症状は,摂取したキノコの種類によって異なり,表のように分類される.発生時期は,事件数の約9割が9月,10月に集中し,多くは家庭で発生しているが,その他,販売店,飲食店などの営業施設で発生することもある.予防対策は,①確実に鑑定された食用キノコ以外は絶対に食べない,②キノコ採りでは,有毒キノコが混入しないように注意する,③さまざまな「言い伝え」は迷信であり信じない,などである.

2) その他の植物性自然毒

i) ジャガイモ中毒　ジャガイモを原因とする食中毒は,国内での死亡例はないものの,これまでに家庭・小学校などで発生がみられる.ジャガイ

表 3.13　有毒植物の主な症状と誤認されやすい食用植物

有毒植物	誤認されやすい食用植物	中毒症状
トリカブト	モミジガサ，ニリンソウ	舌・四肢しびれ，呼吸麻痺
バイケイソウ	オオバギボウシ，ギョウジャニンニク	嘔吐，下痢，しびれ，血圧低下
ジャガイモ	（発芽，緑色部）	嘔吐，腹痛，めまい，眠気，虚脱
ハシリドコロ	フキノトウ，イタドリ，タラの芽	嘔吐，口の渇き，めまい，幻覚
ヤマゴボウ	モリアザミ	吐気，嘔吐，口内・胃灼熱感
チョウセンアサガオ	葉：オオバ・アシタバ，根：ゴボウ	嘔吐，しびれ，瞳孔拡大
オゴノリ，ツルシラモ	（生食）	腹痛，嘔吐，下痢，血圧低下

モの有毒成分は，発芽部分や緑色部分に含有しているアルカロイド配糖体のソラニンとチャコニンである．中毒症状は，嘔吐，下痢，腹痛，脱力感，食欲減退などを起こし，ときには意識障害を引き起こす事もある．致死量は 3〜6 mg/kg といわれている．この有毒物質は，通常の調理での熱処理では分解しないので，緑変部，発芽部分を完全に除去するなどの注意が必要である．

ⅱ）その他の有毒植物　わが国の身近にある有毒植物は約 200 種類といわれているが，こうした植物を食用植物と誤認して採取・摂食することにより食中毒が起きている．これらの食中毒は表 3.13 に示す．中毒が多く発生している有毒植物はトリカブト，バイケイソウ，チョウセンアサガオで，発生件数の 63％ を占める．

● 3.2.7　化学性食中毒 ●

化学性食中毒とは，食品の生産・加工・保存・流通および消費の過程で，本来含まれていないはずの有害化学物質の汚染・混入・生成などによって引き起こされる健康障害のことをいう．この食中毒の原因物質は不適正な食品添加物の使用，有害化学物質や環境汚染物質，残留農薬など原因物質はきわめて広範囲に及び，毒性や中毒症状も各々の原因物質で異なる．

化学性食中毒は，発生件数は非常に少ないが，発生すると大規模な事件に発展すると同時に死亡したり，後遺症を残すこともある．化学物質の人体に対する毒性の現れ方は多様で，急性中毒として発症する場合もあるが，蓄積して慢性中毒症状を呈する場合もある．

a. 食品添加物などの不適正な使用により発生した中毒

グルタミン酸ナトリウムは，食品添加物として指定され，安全性の高いうま味調味料として広く使用されているが，1971〜1973 年にかけて中華料理を食べた者に灼熱感，顔圧迫感，胸痛，頭痛などを主症状とする中毒症状が起きた．その原因はグルタミン酸ナトリウムを空腹時にコンブ菓子や中華料理などに一時的に多量に使用したことによるもので，中華料理店症候群（Chinese restaurant syndrome：CRS）と名付けられている．その後は適切な行政指導により発生はしていない．

b. 食品の製造，加工過程で有害物質が混入し発生した中毒

　粉乳の製造過程で，多量のヒ素が混入して起きたヒ素入り粉ミルク中毒事件，米ぬか油にPCB（ポリ塩化ビフェニル）が混入して発生したカネミ油症事件など，過去に化学物質による大規模な食中毒事件が発生している．

c. 器具，容器包装から有害物質が溶出し発生した中毒

　金属の器具や容器，食器から溶出したスズ，銅，カドミウムなどの有害重金属を摂取したことにより発生した事件がある．

d. 故意または誤認による化学性食中毒

　農薬，洗剤，メタノール，有機水銀剤，パラチオンなどの不適切な使用や誤認による中毒が発生している．

e. アレルギー様食中毒

　アレルギー様食中毒はヒスタミンによる食中毒の一つであり，鮮度の低下したマグロやカツオ，サバなどの赤身魚やその加工品が原因食品となることが多い．その原因は，腐敗の過程でヒスタミン生成菌（*Proteus morganii*）の作用により魚肉タンパク質中の遊離ヒスチジン（アミノ酸の1種）から生成されたヒスタミンが食品中に異常に蓄積されることによる．ヒスタミンは熱に強く，通常の加熱では分解されないため，一度魚肉内でヒスタミンが異常に蓄積されると，加熱しても魚肉からヒスタミンを取り除くことはできない．摂食後約30～60分で，顔面の紅潮，頭痛，発疹，動悸，腹痛，吐気などの症状を呈する．ほとんどは6～10時間で回復するが，重症の場合には呼吸困難や意識不明になることもあるといわれている．本食中毒の原因の多くは，販売店や飲食店における温度管理の不備などの取り扱い不良である．また，輸入された魚介類において，輸入前の水揚げ時や流通時に菌が増殖し，ヒスタミンが生成したと考えられる．

3.3　食品による感染症・寄生虫症

● 3.3.1　主な消化器系感染症 ●

　体内に侵入した病原体が異常に繁殖し，宿主に悪影響を及ぼす場合がある．これを感染症という．感染症は感染経路から接触感染，経口感染，経気道感染，経皮感染，創傷感染などがある．

　感染症法で定められた感染症は表3.14に示すように1類感染症から5類感染症に分類されている．

a. 細菌性赤痢

　赤痢菌は，腸内細菌科のグラム陰性桿菌で，芽胞を形成せず，鞭毛ももたない．赤痢菌の種類は，志賀菌（*Shigella dysenteriae*），フレキシネル菌（*S. flexneri*），ボイド菌（*S. boydii*），ソンネ菌（*S. sonnei*）の4菌種で，

表 3.14 感染症の分類

感染症類型	感染症名
1 類感染症	エボラ出血熱，クリミア・コンゴ出血熱，ペスト，マールブルク病，ラッサ熱，天然痘，南米出血熱
2 類感染症	急性灰白髄炎，ジフテリア，SARS，結核
3 類感染症	腸管出血性大腸菌感染症，コレラ，細菌性赤痢，腸チフス，パラチフス
4 類感染症	ウエストナイル熱，エキノコックス症，黄熱，オウム病，回帰熱，Q熱，狂犬病，コクシジオイデス症，腎症候性出血熱，炭疽，ツツガムシ病，デング熱，日本紅斑熱，日本脳炎，ハンタウイルス肺症候群，Bウイルス病，ブルセラ症，発疹チフス，マラリア，ライム病，レジオネラ症，急性A型ウイルス，急性E型ウイルス肝炎，高病原性トリ型インフルエンザ，サル痘，ニパウイルス感染症，野兎病，リッサウイルス感染症，レプトスピラ症，ボツリヌス症，オムスク出血熱，キャサヌル森林熱，西部ウマ脳炎，ダニ媒介性脳炎，東部ウマ脳炎，鼻疽，ベネズエラウマ脳炎，ヘンドラウイルス感染症，リフトバレー熱，類鼻疽，ロッキー山紅斑熱
5 類感染症	アメーバー赤痢，急性ウイルス性肝炎，クリプトスポリジウム症，クロイツフェルト・ヤコブ病，劇症型溶血性連鎖球菌感染症，後天性免疫不全症候群，ジアルジア症，髄膜炎性髄膜炎，先天性風疹症候群，梅毒，破傷風，バンコマイシン耐性腸球菌感染症，咽頭結膜熱，インフルエンザ，A群溶血性連鎖球菌咽頭炎，感染性胃腸炎，急性出血性結膜炎，クラミジア肺炎（オウム病を除く），細菌性髄膜炎，水痘，性器クラミジア感染症，性器ヘルペスウイルス感染症，成人麻疹，手足口病，伝染性紅斑，突発性発疹，百日咳，風疹，ペニシリン耐性肺炎球菌感染症

それぞれ A 群，B 群，C 群，D 群に分類される．現在の流行菌型はソンネ菌で，わが国では 70～80% を占めている．

赤痢菌に汚染された食品，水，氷などを摂取することにより感染するが，非常に少ない菌量でも感染することから，ドアノブ，食器や箸などを介して感染することもある．

b. コレラ

コレラ菌（*Vibrio cholerae*）は，グラム陰性の桿菌で，一本の鞭毛をもち運動性を有する．菌体抗原である O 抗原によって 100 種類以上に分類されるが，広い範囲に感染が広がるのは O-1 型と O-139 型である．2001 年には，アフガニスタン，インド，チャド，タンザニア，南アフリカなどの国々で流行し，特に南アフリカでは 2000 年 8 月から 2001 年 4 月までに 181 名の死亡患者を含むコレラ患者 8 万 6107 名が発生した．コレラ菌（*Vibrio cholerae* O-1 および O-139）は，易熱性の毒素コレラエンテロトキシン（CT）を産生する．

c. 腸チフス・パラチフス

腸チフス・パラチフスは，それぞれチフス菌（*Salmonella typhi*），パラチフスA菌（*Salmonella paratyphi* A）によって引き起こされるサルモネラ症である．チフス菌およびパラチフスA菌はグラム陰性の桿菌で，周毛性の鞭毛をもち，運動性がある．

チフス患者の糞便や尿あるいはチフス菌をもったネズミからの排泄物に汚染された水，食品を摂取することによって感染する．また，赤痢菌と同じように食器などについた少量の菌で感染することもある．

3.3.2 人畜共通感染症

a. 炭疽

炭疽菌（*Bacillus anthracis*）はグラム陽性芽胞形成桿菌で，ウシやヒツジなどの草食動物に敗血症を引き起こす．ヒトでは皮膚炭疽，腸炭疽，肺炭疽，骨髄炭疽などがみられる．動物の炭疽は世界各地で発生しているが，ヒトでは獣疫の管理が不十分な国，特にアジア，アフリカ，南アメリカで発生し，特に家畜を取り扱う者に多発する．

b. 結核

結核は，ヒト結核菌（*Mycobacterium tuberculosis*）を病原菌とする感染症である．ウシ結核菌（*Mycobacterium bovis*）もまれに感染することがある．乳牛から牛乳を介してヒトに感染するが，わが国では結核菌の殺菌を目標とした殺菌方法が行われているため，現在では牛乳が結核の感染源になることはほとんどない．

c. ウシ海綿状脳症（BSE）

ウシ海綿状脳症は，1986 年に英国で初めて確認されたプリオン病で，現在までに英国で約 19 万頭，アイルランドで約 1600 頭，ポルトガルやフランスで約 1000 頭の罹患が報告されている（表 3.15）．日本でも 2006 年 5 月現在 27 頭の感染が報告されており，いずれも BSE の病原体である異常プリオンを含む肉骨粉を飼料として使用したことによる経口感染である．正常プリオンタンパクは多くの組織，特に脳に多量に存在する．異常プリオンタンパクが体内に入り，正常プリオンタンパクと接触すると正常プリオンタンパクが異常プリオンタンパクに変換され，異常プリオンタンパクが増加する．これにより脳細胞が死滅し，スポンジ状となって伝達性海綿状脳症が発症する．

BSE の潜伏期間は 4～5 年であり，この間には全く症状は現れない．症状としては，神経過敏，異常姿勢，運動失調，起立不能などで，発症すると 2 週間から 6 ヵ月の経過で死に至る．

BSE のヒトへの感染については，新変異型クロイツフェルト・ヤコブ病との関連が指摘されている．

d. 高病原性トリ型インフルエンザ

わが国において，高病原性トリ型インフルエンザウイルスは「A 型インフルエンザウイルスのうち，OIE が作成した病原性の強さ等に関する診断基準により，高病原性鳥インフルエンザウイルスと判定された A 型インフルエンザウイルス」あるいは「H5 もしくは H7 亜型の A 型インフルエンザウイルス」の感染によるニワトリ，アヒル，ウズラまたはシチメンチョウの疾病と定義されている．

感染した鳥の症状としては，肉冠もしくは脚部の浮腫，出血もしくはチア

表 3.15 世界の狂牛病発生状況

国名	発生総合計
英　国	184370
アイルランド	1575
フランス	976
ポルトガル	996
スイス	461
スペイン	613
ドイツ	395
ベルギー	131
イタリア	134
オランダ	80
デンマーク	15
スロヴァキア	23
ポーランド	44
日　本	27
チェコ	24
スロベニア	6
リヒテンシュタイン	2
ルクセンブルク	3
カナダ	7
フィンランド	1
イスラエル	1
ギリシャ	1
オーストリア	3

（2006 年 5 月 7 日現在）

ノーゼ，産卵の停止，呼吸器症状，神経症状などである．ヒトに感染した場合の臨床症状は，結膜炎，肺炎，多臓器不全などである．

一般には，感染した鳥類の排泄物，飼料，粉塵，野鳥，飼育機材などとの接触により感染する．現在，本疾病の治療方法はないため，本ウイルスに感染した家禽の殺処分，本疾病を広げる可能性のある家禽などの移動制限により防疫対策をとっている．

3.3.3 食品から感染する寄生虫症

a. 顎口虫類

顎口虫類は世界各地に分布し，有棘(ゆうきょく)顎口虫，ドロレス顎口虫，日本顎口虫，剛棘顎口虫などがある．

有棘顎口虫の終宿主は，ネコやトラなどネコ科の動物で，胃壁に寄生し，成虫から産卵された虫卵は糞便とともに排泄され，水中で幼虫となって第1中間宿主のケンミジンコに取り込まれる．ついで第2中間宿主の淡水魚（ライギョなど）の筋肉内に寄生し，これをヒトが摂取することによって感染する．ヒトに寄生した幼虫は皮下を移動し，皮膚爬行症を引き起こす．寄生部位によっては失明や自然気胸，てんかん様発作を起こす場合がある．

b. アニサキス

アニサキスの成虫は北洋域に生息するクジラやイルカなどの胃に寄生する回虫である．成虫が産卵した虫卵は糞便とともに海水中に排出され，ふ化して第2期幼虫となり，中間宿主であるオキアミに取り込まれ第3期幼虫となる．感染したオキアミをサバ，アジ，イカ，タラなどの海産魚類が摂取すると，腹腔や筋肉内を移行して被嚢する．ヒトがこれらの魚類を摂取すると，幼虫が胃壁や腸壁に侵入し，急激な腹痛，吐気，嘔吐を引き起こす．

c. 日本海裂頭条虫

一般的にはサナダムシと呼ばれている寄生虫である．第1中間宿主はケンミジンコ，第2中間宿主はサクラマスやサケなどであり，ヒトへの感染は第2中間宿主の筋肉内に寄生する擬充尾虫（プレロセルコイド）の摂取による．主な臨床症状は，腹痛，嘔吐，下痢，体重減少などであるが，自覚症状が現れない場合もある．

日本海裂頭条虫
北欧の広節裂頭条虫と類似しており，かつては同種と考えられていたが，形態学的な違いが明らかになり，日本海裂頭条虫と命名された．

d. 肝吸虫

肝吸虫の成虫は柳葉状で，ヒトの胆管に寄生する．糞便とともに排泄された虫卵は水中でふ化し，第1中間宿主であるマメタニシを経て，第2中間宿主のコイ科の魚類（コイ，フナ，モツゴなど）に取り込まれ，筋肉内に寄生する．ヒトはこれらの淡水魚を生あるいは加熱不十分な状態で摂取することにより感染する．主な臨床症状は，倦怠感，腹部膨満感，腹痛，下痢などであるが，感染虫数が少ない場合には自覚症状はない．

e. 横川吸虫

アユやシラウオを感染源とする寄生虫で，日本各地で感染者がみられ，特に中国，四国，九州地方に多い．糞便とともに排泄された虫卵は，第1中間宿主のカワニナに取り込まれ，ふ化してセルカリアまで成長する．セルカリアは，水中に放出され，第2中間宿主であるアユなどのうろこ，ひれ，筋肉などに侵入し，メタセルカリアとなり，これをヒトが摂取することにより感染する．少数の寄生ではほとんど自覚症状はないが，多数寄生の場合は腹痛や下痢を起こす．

f. 有鉤条虫（ゆうこう）

体長2～3mの寄生虫で，頭部に26～28条の鉤と4あるいは6個の吸盤をもち，これらを用いて腸壁に寄生する．中間宿主はブタで，牧草に付着した六鉤幼虫を内蔵した虫卵を摂食することでブタの小腸に入り，ふ化して筋肉に移行し，嚢虫となる．豚肉とともにヒトに摂取された嚢虫は成虫になり，腹痛や下痢などの消化器症状を引き起こす．

g. 無鉤条虫（むこう）

体長4～20mの寄生虫で，頭部に4個の吸盤様のものをもつ．牧草に付着した六鉤幼虫をウシが摂取することにより感染し，ヒトはウシの筋肉内に被嚢して寄生する無鉤嚢尾虫を摂取して感染する．一般的には無症状であるが，腹痛，下痢，吐気を引き起こすことがある．

h. トキソプラズマ

世界各国に分布する寄生虫で，本来の終宿主はネコ科の動物である．トキソプラズマは，動物の腸管内で有性生殖し，オーシストとなって糞便中に排泄される．土壌中で完熟した完熟オーシストをヒトが経口摂取して感染する．一般成人の30～70％がトキソプラズマ抗体をもっているとされるが，多くの場合無症状の不顕性感染である．医学上重要な問題となるのは，妊婦が感染した場合で，原虫が胎盤を通して胎児に移行し，流産や死産の原因となったり，先天性トキソプラズマ症を引き起こすことがある．先天性トキソプラズマ症では，網脈絡膜炎，脳水腫，脳内石炭化，精神・運動障害などを起こす．

i. クリプトスポリジウム

ウシ，ブタ，イヌ，ネコなどの腸管寄生原虫であり，ヒトでの感染は1976年に確認された．宿主の小腸粘膜上皮細胞の微絨毛に寄生し，メロゾイトを形成する．さらに，宿主細胞から遊離したメロゾイトは別の微絨毛に侵入し，発育する．その後，有性生殖へ移行し，オーシストが形成される．糞便とともに排泄されたオーシストは水や食品を介して経口感染する．

臨床症状は，下痢，腹痛，倦怠感，食欲低下などで発熱を伴う場合がある．数日から数週間下痢などの症状が持続するが，自然治癒する．なお，AIDSなどの免疫不全の患者が感染した場合，致命的になる．

表 3.16 主な感染症・寄生虫症

分類		寄生虫名	主な媒介食品
感染する寄生虫魚介類から	線虫	有棘顎口虫 アニサキス	ライギョ 海産魚（サケ，マス，タラ，ニシン，サバ）やスルメイカの生食
	条虫	日本海（広節）裂頭条虫	サケ，マス
	吸虫	肺吸虫 肝吸虫 横川吸虫	モクズガニ，サワガニ 淡水魚（コイ，フナ） 淡水魚（シラウオ，アユ，ウグイ）
感染する寄生虫獣肉から	線虫	旋毛虫	クマ，ブタ
	条虫	有鉤条虫 無鉤条虫 マンソン裂頭条虫	ブタ ウシ ヘビ，カエル
	原虫	トキソプラズマ	ブタ，ヒツジ
野菜・水から感染する寄生虫	線虫	回虫 鉤虫 鞭虫 蟯虫	野菜
	条虫	エキノコックス	水，野菜
	吸虫	肝蛭	野菜，草食獣の肝臓の生食
	原虫	赤痢アメーバー ランブル鞭毛虫 クリプトスポリジウム	水，汚染食品 水，野菜 水

感染力は非常に強く，数個を摂取するだけで感染する．したがって，水源が汚染された場合は，通常の浄水処理では除去できず，塩素消毒にも抵抗性があるため，煮沸や $1\mu m$ 以上の粒子を除去できる浄水器の使用が必要となる．

3.4 食品中の汚染物質

われわれは食品とともに，食品本来の成分ではない化学物質，すなわち，食品汚染物質を摂取している．これらの汚染物質には有害なものが多く，これまでにも数多くのヒトにおける健康障害が報告されてきた．歴史的には，カビ毒による食品汚染が最も古く，その後，英国での産業革命以降，多環芳香族炭化水素による大気および食品の汚染が報告されている．近年では，いわゆる公害の原因物質である有害重金属（水銀，カドミウム，ヒ素，鉛），農薬，ポリ塩素化ビフェニル（PCB），ダイオキシン，さらに放射性物質などがあげられる．これらの化学物質のうち，生物に蓄積しやすい物質は，農作物，家畜，魚介類などにおいて食物連鎖を通して生体濃縮されていき，最終的に食物連鎖の頂点にいるヒトへと移行し，健康障害を起こす結果となる．

一方，微生物，加熱などにより食品の構成成分が有害物質へと変えられ，これらによる健康障害も数多く報告されている．たとえば，変質した油による食中毒，アレルギー性食中毒，芳香族アミンや N-ニトロソアミンなどの

発ガン物質の生成が有名である．

　一般に，このような化学物質のヒト体内への取り込みは，その大部分が食品，飲料水を通して経口的に行われ，小腸からの吸収，さらには肝臓での代謝を受け，尿中または糞便中へと排泄される．特に発ガン物質の多くは，代謝的活性化を受けて，毒性を現わすことが知られている．

● 3.4.1　カ ビ 毒 ●

　カビは，キノコや酵母とともに高等微生物の真菌類に属するが，産生される代謝産物の中にはヒトや動物に対して，急性あるいは慢性の健康障害を起こすものがある．これをカビ毒あるいはマイコトキシン（mycotoxin）という．カビ毒を産生するカビとしては *Aspergillus*，*Penicillium*，*Fusarium* の3属が重要である．カビ毒による急性中毒はわが国を含む先進国ではほとんど問題はないが，開発途上国では現在でも深刻な問題となっている．わが国では輸入食品が激増していることから，カビ毒の食品汚染に対する監視体制の強化が重要である．

表 3.17　主なカビ毒の種類および毒性

種　類	産生カビ	寄生する食品	毒　性
アフラトキシン	*Aspergillus flavus*	穀類，種実類	肝障害，肝ガン
ステリグマトシスチン	*Aspergillus versicolor*	穀類，種実類	肝障害，肝ガン
オクラトキシンA	*Aspergillus ochraceus*	穀類	肝・腎障害
シトレオビリジン	*Penicillium citreoviride*	米	上向性麻痺，けいれん，呼吸障害
ルテオスカイリン	*Penicillium islandicum*	米	肝障害，肝ガン
シトリニン	*Penicillium citrinum*	米	腎障害
	Penicillium viridicatum	米	
パツリン	*Penicillium patulum*	穀類	神経障害
	Penicillium expansum	リンゴ	
ニバレノール	*Fusarium nivale* 他	麦	嘔吐，下痢，造血機能障害
ゼアラレノン	*Fusarium graminearum*	麦	子宮肥大
エルゴタミン エルゴメトリン	*Claviceps purpurea*	麦	不妊，子宮収縮

a.　*Aspergillus* 属による産生毒素

1) アフラトキシン

　1960年英国で約10万羽のシチメンチョウのヒナが急性肝障害で死亡した．この病気はシチメンチョウX病と命名されたが，その後，飼料のブラジル産ピーナッツに寄生していた *Aspergillus flavus* が産生したカビ毒が原因であることが判明した．この毒素は産生カビの名前にちなんでアフラトキシン（aflatoxin）と命名された．

　アフラトキシンには，B_1，B_2，G_1，G_2，M_1，M_2 など10数種が報告されているが，いずれも肝障害などの急性毒性が強いだけではなく，慢性毒性として肝ガンの発生も認められている．特にアフラトキシン B_1 は急性毒性の

アフラトキシン
　アフラトキシン産生カビの *Aspergillus flavus* は熱帯地方において，主にトウモロコシなどの穀類，ピーナッツなどのナッツ類を多く汚染している．食品中アフラトキシンの規制値は，WHO/FAOでは30 ppb以下となっているが，わが国ではアフラトキシン B_1 として10 ppb以下としている．

3.4 食品中の汚染物質

指標である LD_{50}（ラット経口）が $10\sim20$ mg/kg であり，しかも現在知られている物質の中で最も強力な発ガン物質といわれる．コラムの図にはアフラトキシン B_1 の生体内での変化を示す．アフラトキシン B_1 は肝臓の主要な薬物代謝酵素であるチトクロム P 450 により，エポキシド中間体へと代謝され，これが肝臓のタンパク質や DNA に共有結合することにより，毒性が発現すると考えられている．なお，いずれのアフラトキシンも耐熱性で，通常の加熱調理では分解されない．

2) ステリグマトシスチンとオクラトキシン

ステリグマトシスチン（sterigmatocistin）は *Aspergillus versicolor* より分離された．アフラトキシンと化学構造が類似しており，同様の作用機構で毒性を発現する．急性毒性の LD_{50}（ラット経口）は 150 mg/kg 前後でアフラトキシン B_1 よりは弱いが，肝障害を起こす．慢性毒性は肝ガンである．*A. versicolor* はわが国の土壌に分布しており，穀類を汚染する．一方，オクラトキシン（ochratoxin）は *A. ochraceus* が産生するカビ毒で，7 種類が知られている．このうち，オクラトキシン A は毒性が最も強く，LD_{50}（ラット経口）は約 20 mg/kg であり，肝や腎に障害を及ぼす．雄マウスに対する慢性毒性試験では，腎や肝にガンの発生が認められている．

b. *Penicillium* 属による産生毒素

わが国では，第二次世界大戦前後，食糧不足のため，米の輸入を行ったが，その輸入米は *Penicillium* 属のカビによって汚染されており，黄色に変色していた（黄変米事件）．その後，数種類のカビ毒が明らかにされた．

シトレオビリジン（citreoviridin）は，1937 年に台湾産の黄変米から分離された *P. citreoviride* が産生するカビ毒で，各種動物に対し，上行性麻痺，けいれん，呼吸障害などの神経障害を起こす．ルテオスカイリン（luteoskyrin）は，1948 年にエジプトからの輸入米から分離された *P. islandicum* が産生するカビ毒で，マウスにおいて急性中毒として肝障害が，長期投与では肝ガンの発生がみられている．さらに，シトリニン（citrinin）は，1951 年タイからの輸入米から分離された *P. citrinum* が産生するカビ毒である．腎毒性が強く，尿細管上皮変性を起こす．シトリニンは，このカビの他に *P. viridicatum* によっても産生される．

一方，パツリン（patulin）は，*P. patulum* が産生するカビ毒として見出されたが，*P. expansum* も産生することが明らかとなった．このカビはリンゴの腐敗に関与しており，欧米における腐敗リンゴやリンゴジュースにおけるパツリン汚染の原因となっている．パツリンの毒性は神経障害である．

c. *Fusarium* 属による産生毒素

Fusarium 属は土壌に多く生息し，麦やトウモロコシについてカビ毒を産生する．ヒトでの中毒例は世界各地で古くから知られており，旧ソ連の食中毒性無白血病症（ATA 症）が有名である．わが国でも *Fusarium* 属のカビ

LD_{50}

LD_{50} は，毒性試験において，実験動物の 50% が死亡する薬物の量すなわち 50% 致死量（lethal dose）のことである．実験動物の kg 体重当たり何 mg（あるいは μg）で表し，LD_{50} が小さいほど，毒性が強いことを示している．

アフラトキシン B_1

↓ 肝チトクロム P450

エポキシド中間体

↓　　　↓
DNA への　タンパク質へ
共有結合　の共有結合
（発ガン）

アフラトキシン B_1 の毒性発現機構

が寄生した麦類でつくったうどんなどの加工品を摂取し，集団中毒が発生している．

トリコテセン類は，特有の化学構造（12,13-エポキシトリコテセン骨格）をもったカビ毒の総称である．代表的なものとして，ニバレノール（nivalenol）やT-2トキシンがある．これらは*Fusarium*属以外の菌によっても産生されるが，ヒトでの中毒症状は嘔吐，下痢，発熱などである．ATA症のように口腔周辺細胞の壊死や白血球の減少を起こすこともある．

ゼアラレノン（zearalenone）は*Fusarium*属の多くが産生するカビ毒である．女性ホルモン（エストロゲン）様作用を有することから，内分泌攪乱物質の一つである．ブタ，ウシなどの家畜や，ラット，マウスなどに対し，不妊，流産，乳腺肥大，子宮肥大，外陰部肥大などの症状を引き起こす．

d. 麦角による中毒

麦角は真菌類の中の子嚢菌に属する麦角菌（*Claviceps purpurea*）がライ麦や小麦に寄生して生じた菌核をいう．ヨーロッパでは9世紀頃からすでに麦角による中毒が知られていた．麦角の毒成分はエルゴタミン，エルゴメトリンなどの麦角アルカロイドといわれるものである．これらの急性毒性は手足の感覚異常（灼熱感，疼痛），嘔吐，腹痛，けいれんであるが，慢性中毒になると，手足，鼻，耳などに水泡，さらには壊疽を起こして死に至るというおそろしいものである．

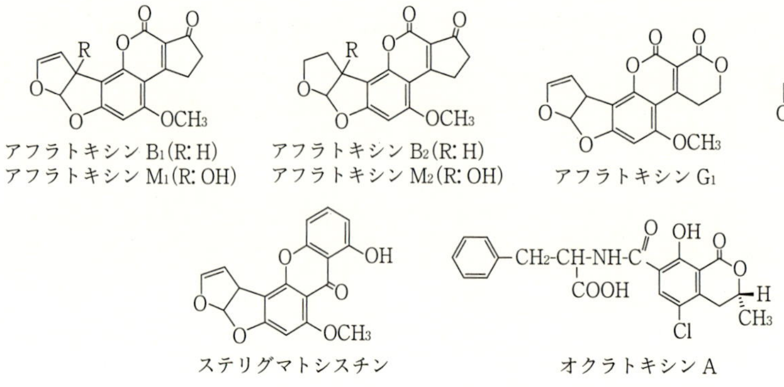

(a) *Aspergillus*属により産生される代表的な毒素

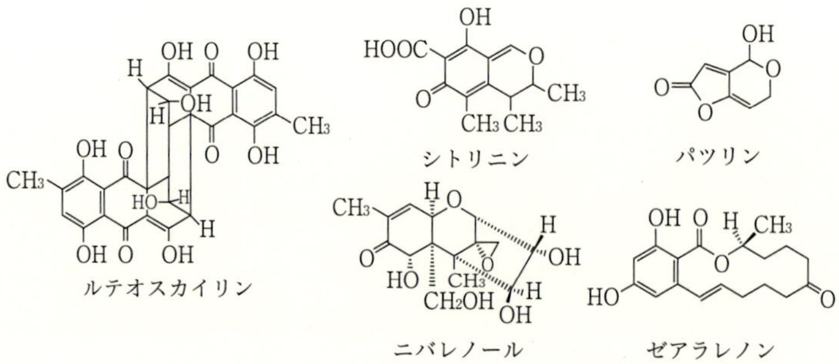

(b) *Penicillium*属および*Fusarium*属により産生される代表的な毒素

図 3.10 代表的なカビ毒の化学構造

3.4.2 化学物質

a. 残留農薬

　農薬とは農作物の安定した供給，生産性の向上および品質確保のために用いられる化学物質である．農薬は目的に応じて，殺虫剤，殺菌剤，除草剤，植物成長調節剤などがあるが，特に1940年代に開発されたDDT，BHCおよびドリン剤などの有機塩素系農薬やパラチオンなどの有機リン系農薬は著しい効果を発揮し，農作物の安定した生産を実現した．しかし一方でこれらの農薬の残留性や環境への影響などの問題が注目され，1971年以降有機塩素系農薬は相次いで使用禁止となった．現在，環境汚染の大きな問題になっているのは1971年頃までに使用禁止になったものばかりである．これらの有機塩素系農薬はいずれも環境における残留性が高く，土壌中で微生物などによって完全に分解されるまでに，数年から数十年かかるといわれる（図3.11）．

　DDTは1942年に強い殺虫効果が発見され，その数年後には世界中に供給され地球規模で大量に使用された農薬である．第二次世界大戦後，シラミ，ノミなどの駆除のため，直接ヒトに使用されたこともある．しかしながら，環境中での高い残留性に加え，食品へのDDT汚染が明らかとなり，わが国では1971年に使用禁止となった．ヒトにおいて，DDTによる死亡例は見あたらないものの，急性中毒の症状として，顔，口唇，舌の感覚異常，めまい，けいれん，肝肥大などが報告されている．

　DDTは小腸から吸収されると，肝臓で主にDDEへと代謝されるが，脂溶性が高いことから，肝臓や脂肪組織に蓄積され，ほとんど排泄されない．使用禁止となってすでに30数年経過した現在でも，DDEは血中や母乳などから高濃度検出されている．

　BHCもDDTと同様に，1940年代はじめに供給がはじまった．BHCには5種類の立体異性体があり，このうちγ-BHCのみが殺虫効果を有している．これらのうち，不純物のβ-BHCは環境中での残留性が著しく高く，農作物，さらにはそれを食した家畜などの汚染をもたらした．また，β-BHCは慢性毒性（神経障害）が強いだけではなく，動物体内に吸収されても，全く代謝されず，ヒト組織でも高濃度で検出されることが報告された．わが国では1971年に使用禁止となった．

　一方，有機リン系農薬はいずれもアセチルコリンエステラーゼを阻害することにより殺虫効果を示す．パラチオンは有機リン系農薬の中でも，殺虫力がきわめて強いが，残留性が低いことから，殺虫剤として理想的であると考えられた．しかし，皮膚からの吸収が速いことから，ヒトや家畜で多くの急性中毒事故が起こった．そのため，パラチオンは，1972年に使用禁止となった．

表 3.18 農薬の種類と用途

分　類	用　途
殺虫剤	農作物に害を与える害虫の防除
殺菌剤	病害菌による農作物への被害の予防あるいは防止
除草剤	農作物の生育を妨げる雑草の防除
植物成長調節剤	農作物の生理機能の増進あるいは抑制による開花・成熟促進，落果防止，発芽抑制
殺鼠剤	ネズミの駆除
誘引剤	害虫を寄せつける
忌避剤	害虫を寄せつけない

農薬
　DDT，BHCについて多く生産，消費されたのがディルドリン，アルドリン，エンドリンなどのドリン系農薬で，野菜や果樹の土壌害虫駆除に使用されていた．しかしながら，DDTやγ-BHCより急性毒性が強く環境における残留性も高いことから，1971年農作物への使用が禁止された．

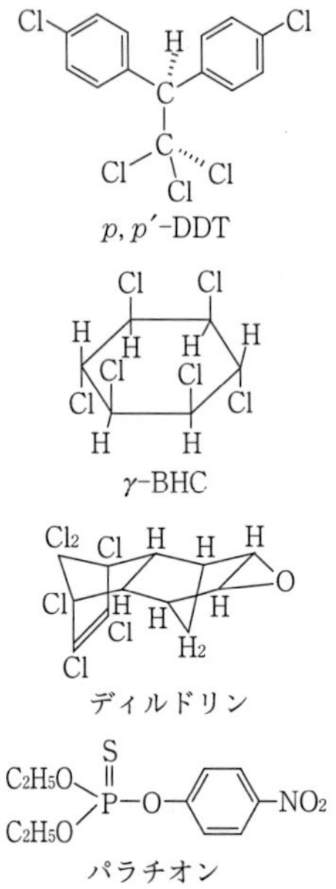

図 3.11 使用禁止となった代表的な農薬の化学構造

p,p'-DDT

γ-BHC

ディルドリン

パラチオン

表 3.19 農薬の残留基準（抜粋）

分類	農薬名	残留基準 (ppm)	備考
有機塩素系農薬	総BHC	0.2	1971年使用禁止
	DDT（DDD, DDEを含む）	0.2	1971年使用禁止
	ディルドリン（アルドリンを含む）	ND〜0.02	1975年使用禁止
	エンドリン	ND	1975年使用禁止
	ジコホール	2.0〜3.0	使用可
有機リン系農薬	パラチオン	ND〜0.3	1972年使用禁止
	マラチオン	0.1〜8.0	使用可
	EPN	0.1	使用可
	イソフェンホス	0.02〜2.0	使用可
	フェンチオン（MPP）	0.05	使用可
カルバメート系農薬	カルバリル（NAC）	1.0	使用可
	メチオカルブ	0.05〜3.0	使用可
ピレスロイド系農薬	シハロトリン	0.05〜1.0	使用可
	ピレスリン	1.0〜3.0	使用可

NDは検出限界以下であることを表す（not detectable）．

残留農薬などのポジティブリスト制

残留農薬，動物用医薬品および飼料添加物について，2006年5月からポジティブリスト制が導入された．ポジティブリスト制とは，原則すべての使用を禁止し，「残留を認めるもの」のみを一覧表にして示すというもので，まず，残留基準が設定されている農薬などは，その基準以内であれば農作物への残留を認めることになる．一方，残留基準が設定されていない農薬などの残留については「人の健康を損なうおそれのない量」（一律基準値）を設定し，それを超えた場合，その農産物の流通は全面的に禁止される．

その後，安全性を重視した農薬の開発が行われ，現在では低毒性，低残留性のものが主体となっている．2006年6月現在，食品衛生法における残留農薬は，禁止農薬のDDT，BHC，ドリン剤およびパラチオンを含めて246種類があり，穀類，豆類，果実類，野菜類およびキノコ類など1つ1つの食品にそれぞれ基準値が設けられている（食品衛生法第11条）．なお，農薬は農薬取締法に基づき製造や販売は登録制となっており，残留農薬基準以外に，環境大臣によって農薬登録保留基準が，また農林水産大臣によって農薬使用基準が設定されている（表3.19）．

b. 動物用医薬品と飼料添加物

動物用医薬品などとは，ウシ，ブタおよびニワトリなどの畜産動物や養殖魚に対し，病気の治療や予防のために使用される抗生物質，合成抗菌剤，寄生虫駆除剤およびホルモン剤をいう．動物用医薬品などは使用されているものが各国で異なり，たとえば，ホルモン剤はわが国とEU（欧州連合）では使用されていない．一方，飼料添加物とは，飼料の品質の低下防止（抗酸化剤，防カビ剤，乳化剤など），栄養成分の補給（アミノ酸，ビタミン，ミネラルなど）および飼料が含有している栄養成分の有効な利用促進（合成抗菌剤，抗生物質，着香料，生菌剤など）のために使用されるものをいう．

食品衛生法第11条に基づき規定された告示の「食品・食品添加物等規格基準」の中で，「食品は抗生物質を含有してはならない」，「食肉，食鳥卵，魚介類は化学的合成品たる抗菌性物質を含有してはならない」ことになっている．しかし，FAO/WHOでは残留基準値が設定されており，わが国でも国際的整合をとる必要があることから，現在，安全性に関する評価が整ったものから順に，残留基準値の設定がなされている（表3.20）．

抗生物質や合成抗菌剤は広く使用されるようになると必ず，その薬剤に対

表 3.20 残留基準値が設定されている動物医薬品（2005年4月現在）

種類	医薬品名
① 抗生物質または合成抗菌剤（16品目）	オキシテトラサイクリン/テトラサイクリン，クロルテトラサイクリン，ストレプトマイシン/ジヒドロストレプトマイシン，ベンジルペニシリン，チルミコシン，ナイカルバジン，ダノフロキサシン，セフチオフル，ジクラズリル，スピラマイシン，スルファジミジン，サラフロキサシン，ネオマイシン，カルバドックス，ゲンタマイシン，スペクチノマイシン
② 寄生虫駆除薬（11品目）	フルベンダゾール，アルベンダゾール，クロサンテール，イベルメクチン，チアベンダゾール，トリクラベンダゾール，シロマジン，レバミゾール，エプリノメクチン，モキシデクチン，イソメタミジウム
③ ホルモン剤（2品目）	ゼラノール，トレンボロンアセテート

する耐性菌が出現し，感染症治療の際に大きな問題となってきた．1929年に抗生物質ペニシリンが発見されたが，ペニシリンの使用に伴い，耐性を示す菌が出現した．これに対抗するためメチシリンが開発されたが，まもなく1961年，英国で院内感染菌として，メチシリンに耐性な黄色ブドウ球菌（Methicillin-resistant *Staphylococcus aureus*, MRSA）が見つかった．これに対抗し，究極の抗生物質としてバンコマイシンが開発されたのであるが，1986年，ヨーロッパでバンコマイシンに耐性な腸球菌（Vancomycin-resistant *Enterococci*, VRE）が発見されるに至った．VREが欧米で広がった原因として，欧米ではMRSAや肺炎球菌の治療にバンコマイシンが広く使用されてきたこと，また，バンコマイシンに化学構造が似た抗生物質アボパルシンがブタやニワトリの飼料添加物として使用されており，これらの肉を食べたことから，ヒトに広がったと考えられている．

VRE
1996年わが国でも初めてVREがヒトから検出され，翌年にはアボパルシンの使用が禁止された．最近，タイやフランスからの輸入鶏肉から，VREが検出されている．

c. ポリ塩素化ビフェニル

ポリ塩素化ビフェニル（PCB）はビフェニル骨格に1～10個の塩素が置換された化合物の総称で理論的に209種類の同族体があるが，化学的に非常に安定であり，油溶性，不燃性，高い絶縁性などの特徴を示すことから，絶縁油，熱媒体，印刷用インキ，トランスやコンデンサーなどの電気器具などに広く使用されていた．

1968年，西日本一帯でPCBが混入した食用油による，いわゆる「カネミ油症」事件が発生し，2005年9月現在，油症患者と診断されたものは1867名という大規模な食中毒事件となった．原因は食用の米ぬか油の加熱脱臭工程において熱媒体として使用されていたPCB製品（カネクロール400）がパイプの腐食孔から漏出し，製品に混入し，これを食したためとされている．その主症状は，ニキビ様皮疹，爪や歯ぐきの色素沈着，眼脂過多，倦怠感および頭痛であった．一方，ラットやサルでは体重増加抑制，肝肥大，脂質代謝異常，眼脂過多，脱毛などが観察されている．PCBのうち，平面構造をもつPCB（コプラナーPCB）は，ダイオキシン類似の強い毒性を有するため，ダイオキシン類に分類されている．また，その後の調査で，原因油中にはPCBとともに高毒性のPCDFが検出され，カネミ油症がダイオキシ

表 3.21 食品中のPCBの暫定的規制値

対象食品	規制値(ppm)
魚介類	
遠洋沖合魚介類（可食部）	0.5
内海内湾（内水面を含む）魚介類（可食部）	3.0
牛乳（全乳中）	0.1
乳製品（全量中）	1.0
育児用粉乳（全量中）	0.2
肉類（全量中）	0.5
卵類（全量中）	0.2
容器包装	5.0

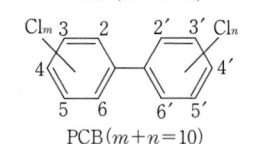

図 3.12 ダイオキシン類の化学構造
番号は塩素が置換する位置を示し，また m と n はそれぞれのベンゼン環へ置換される塩素の数を表している．

PCDD ($m+n=8$)
PCDF ($m+n=8$)
PCB ($m+n=10$)

内分泌攪乱物質

内分泌攪乱物質としては，前述の農薬，PCB，ダイオキシン類およびカビ毒のゼアラレノンや，有機スズ化合物，プラスチック原料のビスフェノールA，界面活性剤原料でまた分解物でもあるノニルフェノール，プラスチック可塑剤，さらには大豆成分のゲニステインなどが報告されている．

ン類による複合的な食中毒であることが明らかとなった．

わが国では 1972 年以降 PCB の製造と使用が中止されたが，それまでに世界各国で大量の PCB が環境中に排出されていたため，今なお地球規模の環境汚染物質として魚介類や牛乳などから検出されている．PCB は 1974 年に「化学物質の審査及び製造等の規制に関する法律（化審法）」の特定化学物質第 1 号に指定された．

d. ダイオキシン類

ダイオキシン（PCDD）は図 3.12 に示すような骨格に，1～8 個の塩素が置換された化合物の総称で，理論的に 75 種類の同族体がある．このうち，2,3,7,8-四塩素化ジベンゾ-p-ダイオキシン（TCDD）は，人工の化学物質中で最強の毒性を有するといわれる．一般に使われる場合，ダイオキシンとはこれをさすことが多い．1960 年代，米国がベトナム戦争時に使用した除草剤の不純物として 2,3,7,8-TCDD が含まれていたことから，これによるヒトへの毒性が問題になった．2,3,7,8-TCDD の急性毒性は動物により感受性に大きな差があり，最も感受性の高いモルモットでは LD_{50}（経口）は $1\,\mu g/kg$ である．ただ，ヒトでの死亡事例は報告されておらず，中毒症状としてカネミ油症に類似した皮膚症状や脂質代謝異常を起こすことが報告されている．さらに，発ガン性（プロモーター作用），内分泌攪乱作用を有することも明らかにされた．

PCDD は，ゴミ焼却炉において，プラスチックのポリ塩化ビニルなどの塩化物，石油製品や木材中のフェノール化合物が 600℃ 以下で燃焼された場合，二次的に生成されるということで社会問題になった．わが国において環境中に排出されたダイオキシン類の推定総量は 1997 年に約 6300 g であったが，その後，全国規模でのゴミ焼却炉の改善がなされ，最近ではその 1/10 以下となっている．

e. 内分泌攪乱物質

内分泌攪乱物質（いわゆる環境ホルモン）は，WHO によると「内分泌系に変化を与え，無処置の生物もしくはその後世代に，障害性の健康影響を与える外来性物質もしくはその混合物」と定義されている．つまり，ホルモンの働きに何らかの有害な影響を及ぼす外来性の化学物質をいう．

1996 年シーア・コルボーンらは『The Stolen Future（奪われし未来）』の中で，これまでの毒性評価では考えられないほどの低濃度で次世代へ影響を及ぼしている化学物質が存在することを初めて指摘した．1960 年代より，環境汚染物質による生体影響が危惧されてきていたが，現在までに，貝類，魚類，は虫類，鳥類および哺乳類などの野生生物において，メス化，オス化，雌雄同体化，卵の孵化率の低下，甲状腺異常，免疫機能低下などの生殖機能および免疫機能における異常が数多く報告されている．ヒトにおいても，精子の減少，生殖器の発育不全，子宮内膜症および生殖器におけるガン

表 3.22 内分泌攪乱作用を有すると疑われている化学物質

種　類	化学物質名
①有機塩素系芳香族化合物	ダイオキシン類（PCDD, PCDF, PCB）など
②農薬（殺虫剤, 除草剤）	DDT, DDE, BHC, アルドリン, ディルドリン, ケポン, メトキシクロル, マイレックス, 2,4-D, 2,4,5-T など
③プラスチック原料	ビスフェノールA, スチレンなど
④界面活性剤の原料/分解物	ノニルフェノールなど
⑤プラスチック可塑剤	フタル酸エステル類など
⑥合成エストロゲン	ジエチルスチルベステロール, エチニルエストラジオール
⑦有機スズ化合物	トリブチルスズ, トリフェニルスズなど
⑦カビ毒	ゼアラレノンなど
⑧植物性エストロゲン	ゲニステインなど

発生の増加，さらには女児の第二次性徴出現の早期化など生殖機能に対する影響が報告され，環境ホルモンとの関連が疑われている（表3.22）．

f. 重金属

重金属とは比重が4.0以上の金属元素をいうが，重金属による食品汚染が世界各国で報告されている．わが国ではメチル水銀による水俣病，カドミウムによるイタイイタイ病，ヒ素ミルク事件などが有名である．

水銀の形態には，金属水銀，無機水銀および有機水銀の型があるが，食品衛生上特に問題になったものはメチル水銀である．1953年頃，熊本県水俣湾周辺の漁民に，手足のしびれ，運動障害，言語障害などの神経障害（ハンター・ラッセル症候群）を示す患者が発生した．この原因は水俣湾にある工場からの廃液中のメチル水銀が，魚介類における生体濃縮，さらには食物連鎖を通して，漁民に摂取されたことによることが判明した．1968年公害病と認定され，「水俣病」と呼ばれた．また，1964年新潟県阿賀野川流域においても，同様な症状を示す中毒が発生した．阿賀野川上流にある工場の廃液中のメチル水銀が，魚類を介して摂取されたことが原因であった．第二水俣病（あるいは新潟水俣病）と呼ばれた．

カドミウムは，富山県神通川流域に発生した奇病「イタイイタイ病」の原因物質としてよく知られている．この病気は高年齢の経産婦にみられ，腰部，大腿部，上腕部における疼痛，さらには骨軟化症となり，わずかな衝撃でも骨折をし，全身が衰弱して死を迎えるといった悲惨な症状であった．この原因は，神通川上流にあった神岡鉱山の廃液中のカドミウムが下流域一帯の土壌と水を汚染し，汚染された米や飲料水を，長年にわたり摂取したこと

表 3.23 食品中の水銀の暫定的規制値

	対象食品	規制値（ppm）
水銀　総水銀　メチル水銀	魚介類．ただし，マグロ類（マグロ，カジキおよびカツオ）および内水面水域の河川産の魚介類（湖沼産の魚介類は含まない），ならびに深海魚魚介類（メヌケ（類），キンメダイ，ギンダラ，ベニズワイガニ，エッチュウバイガイおよびサメ類）については適用しない	0.4 0.3（水銀として）

で発生した．1967年度産もち米のカドミウム濃度は通常0.1 ppm以下であるが，神通川流域のものは3 ppm以上であったことが報告されている．1968年「イタイイタイ病」は公害病に認定された．

ヒ素は，自然界，食品中に存在しているが，ヒトが摂取するヒ素の大部分は海産物由来である．これはメチルアルシン酸，ジメチルアルシン酸などの有機ヒ素化合物が主であり，毒性は非常に低い．一方，無機ヒ素（$NaAsO_2$, As_2O_3）は猛毒であることから，これを含有した原材料を用いて製造されたビール，ワイン，パン，醤油を摂取して食中毒がよく起こった．1955年には岡山，広島，兵庫の3県で人工栄養の乳児に，皮膚の色素沈着・角化，食欲不振，貧血，発熱（重症では神経炎，知覚麻痺など）の症状を訴える奇病が発生した．被害乳児は1万2000人を超え，131名の死者を出した．これがいわゆる「M社ヒ素ミルク事件」である．その後の調べで，調製粉乳製造の際に乳質安定剤として用いていたリン酸水素二ナトリウムに不純物としてヒ素（亜ヒ酸として）が4～9%混じっていたことが明らかとなった．この事件が契機となり，食品衛生法の改正，「乳及び乳製品の成分規格等に関する省令」の一部改正がなされるに至った．

g. 放射性物質

放射性物質とは放射線を出す物質をいう．放射性物質のうち，ウラン235（^{235}U）やプルトニウム239（^{239}Pu）は核燃料としてよく利用され，核分裂により原子力エネルギー（高温高圧）を生じる．1945年の広島，長崎への原子爆弾の投下や，1960年代の各国による核実験などにより，放射性降下物（核分裂生成物）が環境中に拡散し，それによる農作物，畜産物，水産物および飲料水への汚染が問題となった．また，1986年4月旧ソ連のチェルノブイリ原子力発電所で20世紀最大といえる原子力発電所の爆発事故が起こった．大量に放出された放射性物質は，発電所周辺地域やヨーロッパの各地を汚染し，多くの被爆者を出した．この事故を契機に，わが国では輸入食品の放射能暫定限度をセシウム134および137（^{134}Cs, ^{137}Cs）の合計量で370 Bq（ベクレル）/kg以下と規定し，この限度を超えた食品は国内への持ち込みを禁止している．

放射性物質のうち，特に食品汚染で問題になるのはストロンチウム90（^{90}Sr），^{137}Csおよびヨウ素131（^{131}I）である．^{90}Srおよび^{137}Csはそれぞれ半減期が28年と30年と長いことから，長期間にわたって環境中に残存することになる．食品から取り込まれた^{90}Srと^{137}Csは元素としてそれぞれカルシウム（Ca）とカリウム（K）とにその性質が類似していることから，^{90}Srは骨へ，^{137}Csは全身へと分布し，そこで放射線を出し続ける．一方，^{131}Iの半減期は約1週間と短いものの甲状腺に選択的に集中する．

放射線

放射線にはα線，β線，γ線および中性子線があるが，これらは細胞が活発に分裂している部位に作用し，分裂の停止，さらには細胞死をもたらす．ヒトの場合，造血臓器，胃腸，生殖細胞，胎児などが影響を受けやすく，放射線障害としては白内障，ガンの発生（皮膚ガン，甲状腺ガン，白血病），奇形，などが報告されている．

3.4.3 食品成分の変化により生ずる有害物質

過酸化脂質については，3.5.2 項を参照．

a. ヒスタミン

ヒスタミン
生合成されたヒスタミンは肥満細胞などの産生細胞内の顆粒に貯蔵されているが，細胞表面の IgE 抗体に抗原（アレルゲンなど）が結合すると，細胞外へと放出され，アレルギー反応や炎症の発現を仲介する物質として働く．

ヒスタミン（図 3.13）は，アレルギー症状の内因性起因物質の一つであるが，食物由来のヒスタミンを多く摂取すると，アレルギー性食中毒を起こすことがある．赤身の魚類にはアミノ酸の一つであるヒスチジンが多く含有されているが，これが腸内細菌科の Proteus morganii などが有する脱炭酸酵素により，脱炭酸反応を受けると赤身にヒスタミンが蓄積される．1950～1960 年代に，アジ，イワシ，サンマ，サバおよびカツオのみりん干し，干物および生干しなどで数多く食中毒が起こった．現在でも毎年数件は起こっている．ヒスタミンの主症状は，顔面紅潮，じんま疹，頭痛などであるが，摂食後 30～60 分ぐらいで発現する．

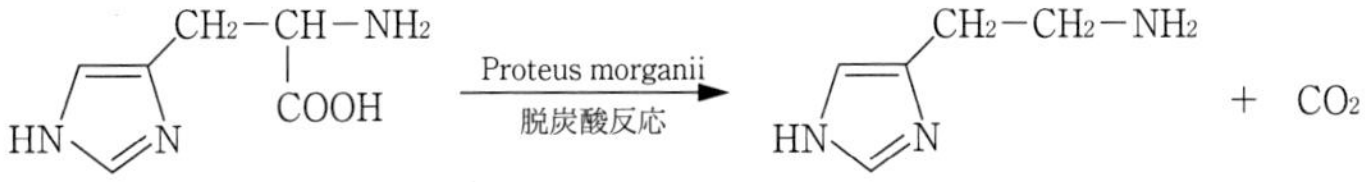

図 3.13 ヒスチジンの脱炭酸反応

b. ニトロソアミン

発ガン物質のニトロソアミンは，酸性条件下で，亜硝酸と 2 級アミンとが反応して生成されることが知られている．ニトロソアミンには多くの種類が

表 3.24 ニトロソアミンの種類と発ガン部位

種類		$R_1 \atop R_2$ $>$N-NO	発ガン部位
R_1	R_2		
対称型ニトロソアミン			
$-CH_3$	$-CH_3$	(NDMN)	肝
$-C_2H_5$	$-C_2H_5$	(NDEA)	肝，食道
$-C_4H_9$	$-C_4H_9$	(NDBA)	肝，食道，膀胱
非対称型ニトロソアミン			
$-CH_3$	$-C_2H_5$		肝
$-CH_3$	$-C_5H_{11}$		食道
ニトロソアミド			
$-CH_3$	$-\underset{NH}{C}-NHNO_2$	(MNNG)	胃
$-C_4H_9$	$-\underset{O}{C}-NH_2$	(BNU)	骨髄
$-CH_3$	$-\underset{O}{C}-NH_2$	(MNU)	胃，神経
環状型 N-ニトロソ化合物			
	⬠N-NO		肝
	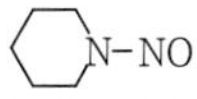 ⬡N-NO		肝，食道

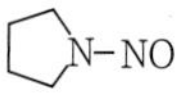

あり，実験動物のいろいろな部位にガンを発生させる（表3.24）．

前駆物質の亜硝酸塩は，ハム，ソーセージなどの食肉加工品やいくらなどの魚卵に発色剤として使用されているが，一方，野菜（ホウレンソウ，ダイコン，ハクサイ）に多く含まれる硝酸塩が口腔内細菌によって還元されても生成する．ヒトにおける亜硝酸塩の最大の供給源は，この硝酸の還元反応によるといわれる．もう一つの前駆物質である2級アミンは動物，植物に広く分布しているが，特にジメチルアミンは海産魚介類や魚卵に多く含まれている．実際に，亜硝酸とジメチルアミンをラットに同時投与し，ジメチルニトロソアミンがラット胃中で生成されることが確認されているが，この反応は，ビタミンCの存在により抑制されることも明らかになっている．

c. クロロフィル分解物

欧米諸国において，牧草を摂取した家畜が日光に敏感になり，皮膚炎を起こしたり，ときには死に至ることが報告されていたが，その後，その原因物質として，フェオフォルバイドaとピロフェオフォルバイドaが明らかにされた．これらは，葉緑素のクロロフィルaが分解して生成され，Mg^{2+}とフィチル基（$-C_{20}H_{39}$）が脱離すると，フェオフォルバイドaになり，これからカルボキシメチル基（$-COOCH_3$）が脱離すると，ピロフェオフォルバイドaとなる．わが国では，アワビの中腸腺を食べたヒトが，光過敏症を起こした症例が報告されている．光過敏症の症状は，手や顔の浮腫，紅斑，紫斑，疼痛で，重症となると皮膚の壊死，潰瘍などが起こる．また，健康食品のクロレラ錠を多量摂取したヒトで同様の光過敏症を起こした例がある．これらのクロロフィル分解物は光感受性物質といわれ，消化管から吸収された後，血管内で光増感され，活性酸素を生成することにより，上記症状を起こすと考えられる．

d. 多環芳香族炭化水素

多環芳香族炭化水素は，火山活動や火災，さらには石油，石炭など化石燃料の不完全燃焼，あるいは熱分解によって生成する．多環芳香族炭化水素は，煙やすすなどから約100種類が見つかっているが，このうち20種類ほどは，発ガン性を示すことが報告されている．特に強い発ガン性を示すのがベンゾ[a]ピレンである．たばこの煙に多く含まれ，たばこによる肺ガンの主たる原因物質である．ベンゾ[a]ピレンの発ガン機構に関する研究はきわめて多く，肺チトクロムP450などにより生成された代謝中間体（7,8-

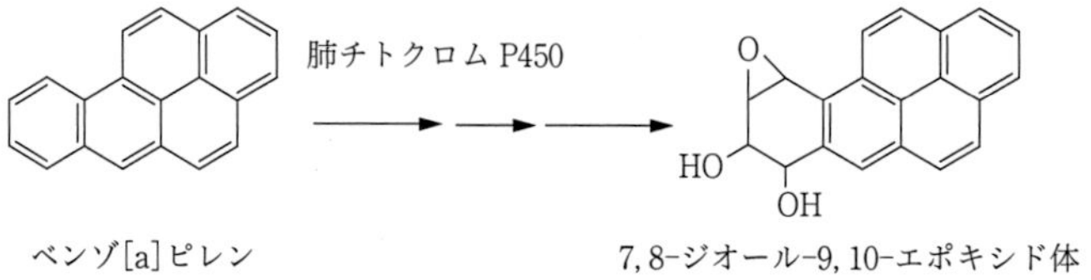

光感受性物質

光感受性物質としては，クロロフィルの分解物に加え，セロリ，セリ，パセリ，ライム，レモン，イチジクなどに含まれる植物成分フロクマリンが知られている．これらを飲食したり皮膚に塗布したりして日光に当たり，光毒性反応が発現した例が報告されている．一方では，光感受性を有する医薬品を摂取後，レーザー光線などを照射し，ガン細胞に障害を与える光線治療も行われている．

ベンゾ[a]ピレン　　　　　　　　　7,8-ジオール-9,10-エポキシド体

図 3.14 ベンゾ[a]ピレンの代謝活性化

ジオール-9,10-エポキシド体）がDNAに結合することで毒性が発現する（図3.14）．ベンゾ［a］ピレンはほとんどの食品中に微量含まれているが，焼き肉，焼き魚や燻製品などでその濃度が高い．

e. 芳香族アミン

焼き魚や焼き肉からは，ベンゾ［a］ピレン以外に，強い変異原物質が見出されている．食品中のトリプトファン，グルタミン酸，フェニルアラニン，大豆グロブリン，丸干しいわしおよび牛肉を加熱すると，加熱分解物として，それぞれTrp-P-1およびTrp-P-2, Glu-P-1およびGlu-P-2, Phe-P-1, AαCおよびMeAαC, IQおよびMeIQ, MeIQxなどが生成されることが明らかにされた（表3.25）．これらは芳香族アミン（あるいはヘテロサイクリックアミン）といわれる．これらを飼料に添加し，実験動物で発ガン性が調べられた結果，マウスで主に肝臓に，ラットでは肝臓，小腸，大腸にガンを誘発することが判明した．なお，加熱調理時にはタンパク質含有量に比例し，変異原活性の増加は避けられないが，野菜類（繊維など）が共

変異原性

変異原性とは，細胞に突然変異を起こさせる性質をいう．数多くの研究データから，現在では発ガン性を示す物質は，そのほとんどが変異原性をも有することがわかっている．そのため，変異原性試験は，発ガン物質のスクリーニング試験として行われている．また，本試験は生殖細胞への遺伝毒性を調べるスクリーニング試験としても利用されている．

表3.25 アミノ酸および食品の加熱分解物の種類と化学構造

加熱材料	生成される加熱分解物	略　称
トリプトファン		Trp-P-1 (R：CH$_3$) Trp-P-2 (R：H)
グルタミン酸		Glu-P-1 (R：CH$_3$) Glu-P-2 (R：H)
フェニルアラニン		Phe-P-1
大豆グロブリン		AαC (R：H) MeAαC (R：CH$_3$)
丸干しいわし		IQ (R：H) MeIQ (R：CH$_3$)
牛肉		MeIQx

存すれば，変異原活性を低下させることができるといわれている．

3.4.4 混入異物

食品中に異物が混入する事例が数多く報告されている．食品衛生上，異物の定義はないが，一般的には食品中に混入した不都合な固形物あるいは半固形物で，また肉眼でも観察される比較的大きなものであるといえる．異物は，動物性，植物性および鉱物性のものに分類されるが，最も問題となるのは動物性のものであろう．ネズミ，トリ，イヌ，ネコなどは人畜共通感染症，寄生虫症およびアレルギー症の原因となる場合がある．ハエ，ゴキブリなどはゴミや糞便などと接触していることが多く感染症を媒介するおそれがある．このような混入異物は，最終的に食品の取り扱いの過程における衛生面に問題があることを示しており，食品衛生法第6条により不衛生あるいは有害性食品として行政処分の対象となる．

表 3.26 異物の種類

種 類	内 容
動物性異物	昆虫，ダニなどの節足動物の成虫，さなぎ，幼虫，卵およびこれらの破片，節足動物の排泄物，哺乳動物の体毛，鳥類の羽毛，哺乳類や鳥類の排泄物など
植物性異物	植物種子，非可食性植物およびその断片など
鉱物性異物	小石や土砂などの天然鉱物片，鉱物性加工品の破片および断片など

3.5 食品の変質

食品は，光，温度，湿度や，食品中の酵素や微生物の作用により，保存時間の経過とともに，成分の劣化が起こり食用として適さなくなる．このように食用に適さなくなる成分の劣化現象を食品の変質という．特に，タンパク質などの窒素化合物が微生物の作用で分解し悪臭を発し，ヒトにとって有害な物質が産生される変質を腐敗といい，脂質や糖質が食用に適さない状態に分解される変質を変敗と呼ぶ．これに対して，糖質が微生物により分解されて有機酸やアルコールなどヒトにとって有用な物質を生成する過程は発酵と

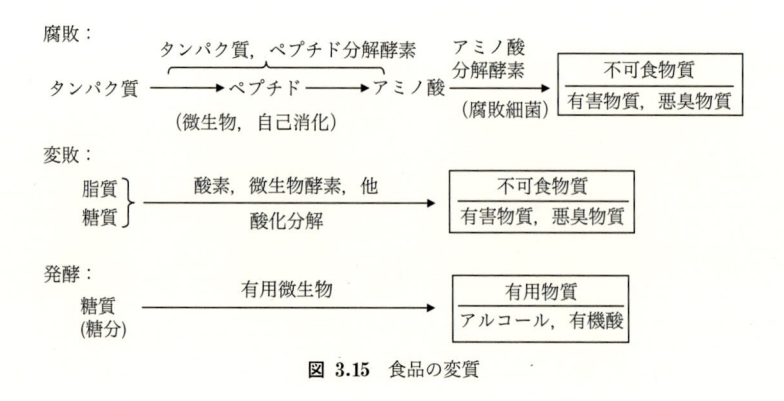

腐敗：

タンパク質 →(タンパク質，ペプチド分解酵素)→ ペプチド →(微生物，自己消化)→ アミノ酸 →(アミノ酸分解酵素)(腐敗細菌)→ 不可食物質 / 有害物質，悪臭物質

変敗：

脂質・糖質 →(酸素，微生物酵素，他 / 酸化分解)→ 不可食物質 / 有害物質，悪臭物質

発酵：

糖質(糖分) →(有用微生物)→ 有用物質 / アルコール，有機酸

図 3.15 食品の変質

いい，腐敗や変敗のような食品の劣化の過程とは区別している（図3.15）．

3.5.1 腐　敗

a. 食品の腐敗により生成する有害，悪臭物質

腐敗細菌の酵素により食品中のタンパク質はアミノ酸に分解される．さらに，脱アミノ化および脱炭酸反応を受け，アンモニアや硫化水素，メルカプタン，スカトール，インドールなどの悪臭物質やアレルギー症状を引き起こすヒスタミンなどの有害アミンに変化し腐敗が進む（図3.16）．

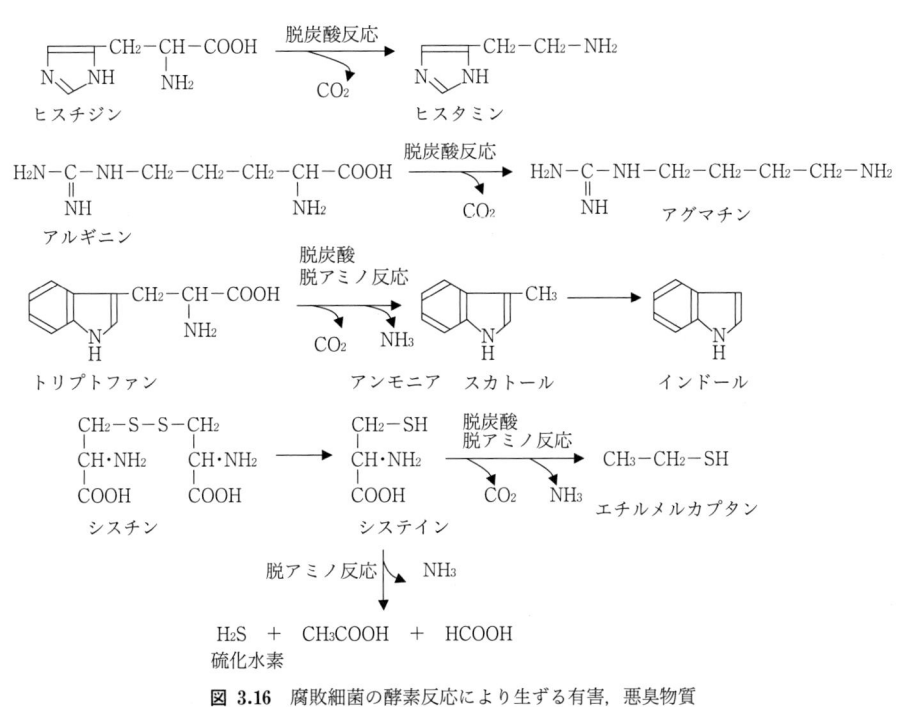

図 3.16 腐敗細菌の酵素反応により生ずる有害，悪臭物質

b. 腐敗の因子

1) 腐敗細菌

食品の腐敗に関与する主な細菌類を表3.27に示す．腐敗に関与する微生物は1種類とは限らず，数種が関係し腐敗を進める場合が多く，食品中の生菌数が$10^7 \sim 10^8$/gに達すると一般に腐敗臭が官能的に感知される．*Bacillus*属の細菌は米飯やめん類などのデンプン質食品や加熱加工食品の腐敗の主な原因菌であり，白米に付着した*Bacillus*属の耐熱性胞子形成桿菌は炊飯後も$10^1 \sim 10^2$/g程度残存し，これが保温20～30時間後には10^8/g程度に増殖して，米飯特有のすえたにおいを発する．

魚介類では*Pseudomonas*属を主として，*Achromobacter*，*Flavobacterium*などが腐敗に関係する．また，塩蔵魚肉の腐敗には，耐塩性菌の*Micrococcus*が関係する場合が多い．魚介類は一般に水分が多く自己消化も速

表 3.27 食品別主要腐敗細菌

食品	菌種		偏性好気性	通性嫌気性	偏性嫌気性	存在
デンプン食品	*Bacillus* 属	グラム陽性桿菌	○	○		土, 空気
鮮魚	*Pseudomonas* 属	グラム陰性桿菌	○			水
	Achromobacter 属	グラム陰性桿菌	○			水
	Flavobacterium 属	グラム陰性桿菌	○			水
畜肉	*Bacillus* 属	グラム陽性桿菌	○	○		土, 空気
	Micrococcus 属	グラム陽性桿菌	○			土, 空気
	Proteus 属	グラム陰性桿菌		○		糞便
	Serratia 属	グラム陰性桿菌		○		糞便
缶詰, レトルト食品	*Clostridium* 属	グラム陽性桿菌			○	土, 下水, 糞便

いことから畜肉よりも腐敗しやすい．畜肉類では，まず肉に内在するタンパク質分解酵素による自己消化が行われる．貯蔵温度などによっても異なるが，ある期間内で肉はアミノ酸やペプチドが増加して風味が向上する．これを肉の熟成という．たとえば，4～5℃で貯蔵した場合，牛肉では8～10日，豚肉では4～5日，鶏肉では1～2日で熟成は完了する．その後，微生物が増殖する環境に放置した場合，変質がはじまり，*Bacillus*, *Micrococcus* などの細菌の増殖により腐敗が進行する．

2) 細菌の生育に関係する因子

腐敗細菌の生育には，その細菌に適した温度，水素イオン濃度（pH），酸素の有無，食品成分の組成や水分が大きく関係する．

ⅰ) 温度　腐敗細菌は低温性や中温性菌に属するものがほとんどであり，増殖に適した温度は一般に 15～40℃ とされるが，*Pseudomonas* などの低温性グラム陰性菌と低温性 *Bacillus* などは 5℃ でも増殖可能であることから，冷蔵庫での保存でもこれら菌の増殖に対しては注意が必要である．

ⅱ) pH　一般細菌の増殖に適した pH は 6～7 であり，カビや酵母では pH 4～6 付近である．また，*Lactobacillus* や *Streptococcus* など乳酸菌の増殖下限 pH は 4.0～4.5 付近である．一般に，pH 4.0 以下の食品では腐敗細菌の増殖は起きない．

ⅲ) 水分　微生物の増殖には水が必要であるが，食品中の水は自由水と結合水の 2 種の状態で存在する．自由水は蒸発や氷結し自由移動できる遊離水であり，微生物はこの自由水を利用して生育する．一方，結合水は食品中の炭水化物やタンパク質と水素結合によって結合している水であり，物質を溶解したりすることができず，微生物の生育や酵素反応には利用されない．したがって，自由水の量が少ない食品では微生物の繁殖はなく腐敗も起きにくい．水分活性（A_w）は食品中の自由水量を表す指標であり，食品を密閉した容器に入れて放置したときの容器内における食品の蒸気圧（P）と，同じ温度における純水の蒸気圧（P_0）の比として表される．

水（H_2O）

水（H_2O）は小さな分子であるにもかかわらず常温で液体であり，液体で存在する温度幅も広い（0～100℃）．また，溶解性や表面張力，粘性率も他の同様な低分子の液体に比較し大きい．これは水が分子間で水素結合をして大きな会合体（クラスター）を形成することと関係している．

図 3.17 微生物の生育と水分活性

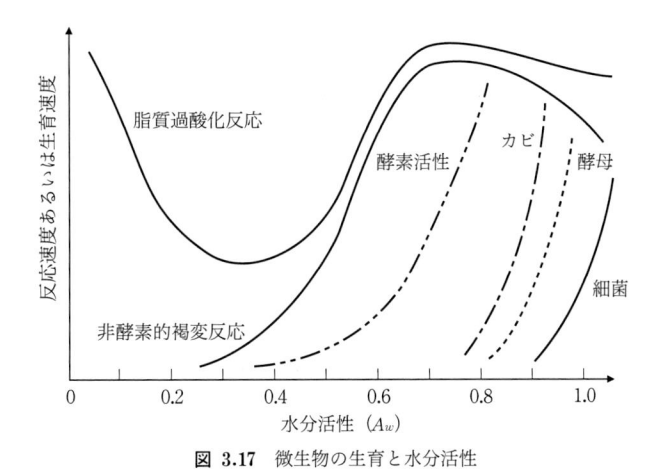

$$水分活性(A_w) = \frac{食品の蒸気圧(P)}{純水の蒸気圧(P_0)}$$

　すなわち，食品には自由に気化や液化できない結合水があるので，食品の A_w は常に 1 より小さな値となり，すべて自由水である純水の A_w は 1 となる．微生物が繁殖するのに必要な水分活性は，細菌では 0.90，酵母は 0.85，カビは 0.75〜0.80 以上とされ（図 3.17），これ以下の水分活性の食品では，一部の耐乾燥カビを除き微生物は繁殖しない．保存性が高い乾燥食品の水分活性は 0.4 以下のものが多い．食品の水分含量は自由水と結合水を含めた水分全体量を示し，穀類，豆類では 12〜15％ であり，生鮮食品では 60〜96％ である（表 3.28）．

3）腐敗の判定

ⅰ）官能による判定　　腐敗臭は，食品腐敗の初期段階で鋭敏に感知できるものの一つである．ついで，食品の色調や味の変化，固体ならば，柔軟性，弾力性，液体ならば，濁り．沈澱，発泡の程度などを新鮮な状態のものと比較し判定する．

ⅱ）生菌数による判定　　食品中の生菌数は食品の汚染度を測る指標であり，初期腐敗の生菌数は食品の種類や保存状態により異なるが，一般に 10^8/g 以上あると初期腐敗と判定する．

ⅲ）揮発性塩基窒素による判定　　タンパク質が腐敗分解して生ずるアンモニア，トリメチルアミンなどの揮発性塩基窒素（volatile basic nitrogen, VBN）を測定するもので，魚介類など食品の抽出液をアルカリ性にし，発生する揮発性塩基を酸で捕集し測定する．魚介類や畜肉の鮮度指標の一つとして利用される．食品中にこの量が 30〜40 mg/100 g 程度あると初期腐敗と判定される．

ⅳ）不揮発性アミン量による判定　　初期腐敗の過程で，アミノ酸の脱炭酸反応により生ずるアグマチンやカダベリンなどの不揮発性アミンを測定す

トリメチルアミン
　魚介類の腐敗臭の主な原因物質であるトリメチルアミンについては，4〜6 mg/100 g で初期腐敗とみなされる．一方，サメやエイなどの軟骨魚類には，もともとアンモニアの含量が多いことから，この判定法は不適である．

表 3.28 各種食品の水分含量と水分活性

食 品	水分 (%)	水分活性 (A_w)
多水分食品		
野菜	>90	0.98〜0.99
果実	87〜89	0.98〜0.99
魚介類	70〜85	0.98〜0.99
食肉類	>70	0.97〜0.98
卵	約 75	0.97
かまぼこ	70〜73	0.93〜0.97
さつまあげ，はんぺん	72〜76	0.96
チーズ	35〜53	0.94〜0.99
パン	約 35	0.93〜0.96
ハム，ソーセージ	56〜65	約 0.90
中間水分食品		
サラミソーセージ	30	0.78〜0.83
ジャム，マーマレード	約 35	0.75〜0.80
醬油	約 70	0.76〜0.81
味噌	42〜46	0.70〜0.80
いか	66	0.78
はちみつ	16	0.75
乾燥果実	15〜17	0.65〜0.72
ゼリー	18	0.60〜0.69
干しえび	23	0.64
低水分食品		
貯蔵米	13〜14	0.60〜0.64
小麦粉	13〜14	0.61〜0.63
香辛料(乾燥品)	約 10	0.50
ビスケット	4	0.33
チョコレート	1	0.32
脱脂粉乳	4	0.27
緑茶	4	0.26
全粉乳，乾燥野菜	2〜3, 約 5	0.20

ることで初期腐敗の判定をする．アグマチンでは 30 mg/100 g 以上，カタベリンでは 15〜20 mg/100 g 以上で，魚や肉類の初期腐敗と判定される．また，同様，ヒスチジンの脱炭酸反応で生ずるヒスタミンは，4〜10 mg/100 g で，ヒトにアレルギー様症状を引き起こす．

v) K 値　魚肉中の ATP (アデノシン三リン酸) は，死後時間の経過とともに，IMP (イノシン酸) に変化し，さらに Hx (ヒポキサンチン) まで分解される．

　　ATP → ADP (アデノシン二リン酸) → AMP (アデノシン一リン酸)
　　　　→ IMP (イノシン酸) → HxR (イノシン) → Hx (ヒポキサンチン)

鮮度が低下してくると HxR と Hx が増加する．K 値は，ATP 分解物の総量に対するイノシンとヒポキサンチンの濃度比より算出される．

$$K\text{値}[\%] = \frac{\text{HxR} + \text{Hx}}{\text{ATP} + \text{ADP} + \text{AMP} + \text{IMP} + \text{HxR} + \text{Hx}} \times 100$$

K 値は初期腐敗の判定というよりも鮮度の指標として用いられ，鮮度良好な魚の場合の K 値は 20% 以下，普通市販のものは 30〜50%，腐敗した

ものは 60% 以上が目安となる．

3.5.2 油脂の変質

油脂の酸化
　天ぷらやフライなどを長時間揚げていると，眼や喉が痛くなったり，胸やけなどを起こすことがある．これは，油を高温で加熱することにより酸化，熱分解して生ずるアクロレインなどの揮発性アルデヒドによると考えられている．

　油脂を多く含む食品は，通常，酸素下，熱や光（紫外線，可視光線），放射線，金属イオンなどの介在による自動酸化により種々の酸化生成物が生じ，加水分解も加わって異臭や変色，粘度変化，風味などの劣化現象を引き起こす．油脂の酸化は，食品の品質や栄養価を低下させるばかりでなく，それを摂取することによる健康への影響も懸念される．このような，油脂の酸化による変質を特に酸敗という．

a. 自動酸化反応

　油脂の自動酸化は，光や熱，金属などにより，油脂中の不飽和脂肪酸（LH）の二重結合にはさまれた活性メチレン基（CH_2）の水素の引き抜きによる脂質ラジカル（L·）の生成で反応が開始される．脂質ラジカルは二重結合が移動した後，分子状酸素を付加して反応性の高いペルオキシラジカル（LOO·）が生成する．生じたペルオキシラジカルは，他の未酸化の不飽和脂肪酸（LH）の活性メチレン基から水素を引き抜き，自身はヒドロペルオキシド（LOOH）となる．一方，水素を引き抜かれ新たに生じた脂質ラジカル（L·）は，再び分子状酸素を付加し同じ反応を繰り返す．これを脂質過酸化の連鎖反応（自動酸化）という．生成したヒドロペルオキシドは，金属イオンなどの介在により開裂して，ペルオキシラジカルやアルコキシラジカル（LO·）となり，同様，脂質過酸化の連鎖反応に関与する．これに対して，ラジカルどうしが結合して非ラジカルになった場合や抗酸化物質の介在により，連鎖反応は終結する．酸敗臭の原因となるアルデヒド類や，ケト

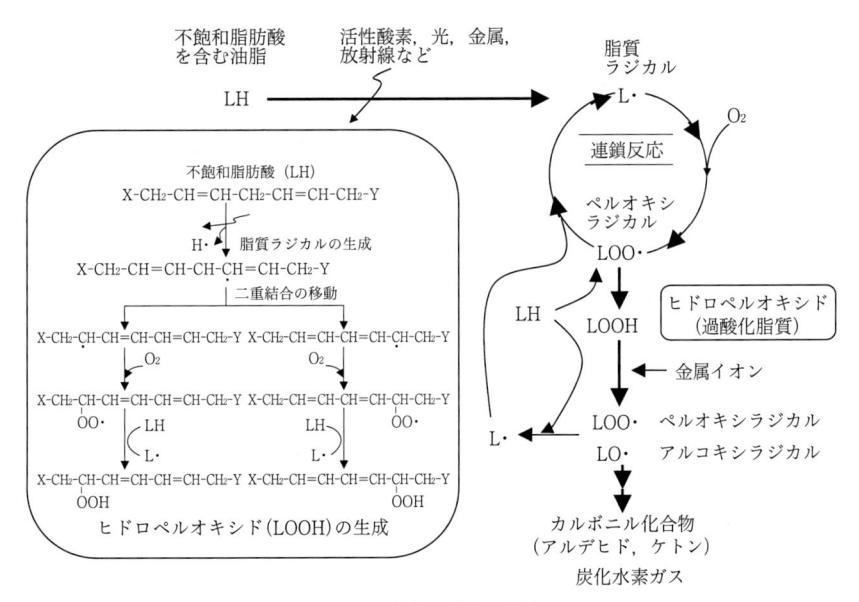

図 3.18 油脂の過酸化反応

ン，アルコール，炭化水素ガス，短鎖脂肪酸などは，これら脂質過酸化物がさらに酸化分解されて生ずる二次生成物である（図3.18）．

このような脂質の異常な酸化反応（過酸化反応）は，われわれの体内においても誘起され，その反応は老化の促進をはじめとして，動脈硬化，ガン，糖尿病，アルツハイマー型痴呆症などの発症原因，あるいはその進行や重篤化に関与することが指摘されている．

b. 油脂の変質の判定

ⅰ) 酸価　油脂中の遊離脂肪酸量を示すものであり，貯蔵過程での加水分解や酸化により値は増加する．油脂1g中に含まれる遊離脂肪酸を中和するのに要する水酸化カリウムのmg数として表す．

ⅱ) 過酸化物価　油脂の自動酸化の一次生成物である過酸化脂質（主にヒドロペルオキシド）の量を示すものであり，酸化の初期に過酸化物価は増加するが，酸化が進んだ油脂では過酸化脂質は，さらに二次生成物に移行するので，過酸化物価は極大値を示した後減少する．過酸化物価は，油脂1kg中の過酸化脂質によって酸化されたヨウ化カリから遊離するヨウ素のミリ当量数として表す．現在，即席めん類の規格は，酸価が3以上で，過酸化物価が30を超えてはならないとされている．

ⅲ) カルボニル価　過酸化脂質は，酸化が進むと過酸化脂質はさらに分解し，アルデヒドやケトンなどのカルボニル化合物を生成する．カルボニル価は，初期の酸化過程で増加した過酸化物価が酸化の進行で減少してくると増加しはじめる．カルボニル価はカルボニル化合物と酸性条件下，2,4-ジニトロフェニルヒドラジンとの反応により生じたヒドラゾンを比色定量し，油脂1g当たりの440 nmにおける吸光度で表す．

ⅳ) チオバルビツール酸価　油脂の一次酸化生成物であるヒドロペルオキシドが，酸性条件下分解して生ずるマロンジアルデヒドや，その他のアルデヒド類をチオバルビツール酸試薬と反応させて，その赤色縮合物を比色定量する．チオバルビツール酸価は，酸化の進行に伴い増加する．この赤色物質は蛍光（Ex 515 nm, Ex 553 nm）を示すので，微量な生体組織の脂質過酸化量を測定するのにも用いられる．

ⅴ) ヨウ素価　この値は油脂の変質の度合いではなく，油脂中の構成脂肪酸の不飽和度を示す指標である．不飽和脂肪酸の二重結合1個に対して1分子のハロゲン（ヨウ素）が付加する反応を利用したもので，熱酸化により脂肪酸の不飽和度が減少するためヨウ素価は低下する．油脂の種類により構成脂肪酸の種類は異なることから，新鮮な油脂との比較により変質の有無を推測する．表3.29に示すようにヨウ素価の大きい油脂は不飽和脂肪酸を多く含むことから酸化されやすく変質しやすい．

抗酸化性物質

このような過酸化反応を抑える物質として抗酸化性物質があるが，これはラジカル生成の引き金となる金属イオンのキレートや，いったん生じたラジカル物質に水素あるいは電子を供与して捕捉し，過酸化反応を停止させる．この際，抗酸化剤自身はいったんラジカルとなるが，この物質は他の脂質から水素を引き抜くのではなく，それ自身不活性物質に移行し安定化するためラジカル連鎖反応がそれ以上進行しない．生体内では，抗酸化性物質の他にさまざまな抗酸化酵素が働き体内での脂質の過酸化を制御している．

表 3.29　油脂の性質とヨウ素価

分　類		油脂名	性　質	ヨウ素価	主な構成脂肪酸
植物性油脂	不乾性油	オリーブ油 つばき油 落花生油	二重結合の少ない不飽和脂肪酸で主に構成されている油脂であり，酸化されにくく液体のままで変質は少ない	80～83 79～82 98～100	オレイン酸 オレイン酸 オレイン酸
	半乾性油	ごま油 なたね油 米ぬか油	不乾性油と乾性油の中間の性状で，酸化されると次第に粘性が増加する	110～113 101～105 104～107	リノール，オレイン酸 オレイン酸，リノール酸 オレイン酸
	乾性油	亜麻仁油 サフラワー油 くるみ油	二重結合の多い不飽和脂肪酸で主に構成され，酸化されて変質し次第に固化する	168～178 138～144 142～152	リノレン酸，リノール酸 リノール酸 リノール酸
	固体脂	やし油 パーム核油 カカオ脂	飽和脂肪酸で主に構成されている固形，半固状の油脂	8～10 13～16 34～40	ラウリル酸，ミリスチン酸 ラウリル酸，ミリスチン酸 ステアリン酸，パルミチン酸
動物性油脂	家畜動物油脂	牛脂 豚脂 バター	飽和脂肪酸や不飽和度が少ない脂肪酸で主に構成されている油脂	32～47 46～66 25～47	オレイン酸，パルミチン酸，ステアリン酸 オレイン酸，パルミチン酸 酪酸～ステアリン酸，オレイン酸
	魚類油脂	いわし油 たら肝油	高度不飽和脂肪酸を含み酸化されやすい油脂	194～196 182～188	エイコサペンタエン酸，ドコサヘキサエン酸 エイコサペンタエン酸，ドコサヘキサエン酸

● 3.5.3　食品の変質の防止法 ●

食品の変質は，主としてタンパク質の腐敗のように微生物の繁殖によるものや，脂質の酸敗のように光や温度などにより引き起こされることから，それらを制御することで，ある程度抑えることが可能である．主な食品の変質防止法を表 3.30 に示す．

表 3.30　食品の変質防止法

原　理	特　徴	方　法
殺菌，除菌	微生物の消去または除去	加熱殺菌，紫外線・放射線照射，殺菌料（食品添加物），ガス殺菌，膜ろ過
活性低下	微生物の生育を抑制	脱水・乾燥（水分活性の低下処置），塩蔵，糖蔵，酸添加，燻煙，保存料，酸化防止剤（食品添加物），真空包装，ガス置換
隔　離	微生物から食品を分離	缶詰，瓶詰，紙，アルミパック，無菌充填，無菌化包装

a. 脱水，乾燥

太陽光を利用した乾燥法は古くから行われてきた保存法であり，微生物の繁殖に必要な自由水量を脱水乾燥により減らすことで保存性を高め，水分活性を下げることで，腐敗細菌の繁殖やその作用を防ぐ．天日乾燥の他，熱風で食品水分を蒸発させる熱風乾燥，液体食品をノズルから温風中に強力に噴霧して粉末状に乾燥させる噴霧乾燥，また，食品を凍結した状態で真空ある

いは減圧条件下で，氷が昇華する物理現象を利用した真空凍結乾燥がある．真空凍結乾燥は，熱に不安定な成分を含む食品に適した乾燥法であり，低温で酸素の少ない状態で乾燥するので，食品の色，風味，栄養成分の損失が少ない．

b. 塩蔵，糖蔵，酢漬け

食塩や砂糖を食品に添加して，食品中の水分含量は変えずに，自由水と結合させ水分活性を低下させて保存性を高める貯蔵法である．また，高濃度の食塩や砂糖液下では浸透圧が高まり，微生物が脱水され，その発育を阻止する．食塩濃度10％以上で，また，糖（ショ糖）では50％以上で，それぞれ多くの腐敗細菌の発育を阻止することができる．酢漬けは食酢やクエン酸などの添加により，食品のpHを低下させるとともに，有機酸の作用による腐敗細菌の増殖を抑制する．

c. 加熱

微生物が死滅する温度で一定時間食品を加熱殺菌する方法であり，ボツリヌス菌などの芽胞細菌（120℃，20分で死滅）を除いて，一般細菌は60〜70℃，30分で死滅するものがほとんどである．

ⅰ）低温殺菌　牛乳の低温殺菌法としては，63℃，30分を規定している．ワイン，ビール，日本酒などは60〜70℃での低温殺菌により風味を維持し保存性を高めている．

ⅱ）高温短時間殺菌（high temperature short time, HTST法）　高温で短時間殺菌する方法で，工程時間の短縮と，処理時間による成分の変化を起こりにくくする．ミルク，ジュース，スープ，レトルト食品などで行われる．牛乳のHTST殺菌の条件は72℃以上，15秒以上である．

ⅲ）超高温瞬間殺菌（ultra-high temperature heating, UHT法）　120〜150℃で1〜5秒で殺菌する方法で，低温殺菌法やHTST法に比べ殺菌効率や保存性が高く，未開封の紙容器保存で，常温下数ヵ月保存可能である．ロングライフミルク（LL牛乳）をはじめ，低酸性飲料に主に採用されている．

d. 冷蔵，冷凍

食品を凍結あるいは低温下貯蔵することで，微生物の代謝活性を低下させ増殖を抑制し，また，食品中の酵素や自己消化による変質速度を低下させて鮮度を保つ．食品衛生法による基準では，冷蔵は10℃以下，冷凍は−15℃以下で保存となっている．ただし，冷蔵や冷凍は，一部の細菌を除き，凍結状態でも死滅することなく低温下で休眠した状態であるので，解凍し室温に戻した場合には，腐敗や変質がはじまるので注意を要する．

冷蔵保存は，食品を凍結することなく食品の凍結点以上の温度で保存する方法で，特に，−2〜2℃の範囲を氷温（チルド）貯蔵という．果物や野菜類，肉，魚介類などの水産畜産加工品の保存に適する．氷温保存は凍結によ

オートクレーブ殺菌（加圧殺菌）

缶詰，瓶詰，レトルト食品などの殺菌に用いられる．加圧することにより温度を100℃以上にして短時間で殺菌できる．缶詰や瓶詰の場合，常圧下，100℃で殺菌する場合もあるが，通常115〜120℃，15〜30分加圧下殺菌する．レトルト食品の場合は120℃，4分程度の殺菌が行われる．加圧殺菌では微生物はほとんど死滅する．加熱・加圧殺菌は温度と処理時間にもよるが食品成分の変化を伴う場合が多い．

急速冷凍法

約−35℃の冷気を食品に吹き付け凍らせることで，食品細胞中の氷結晶を小さくして組織の破壊を減らすことから，通常の冷凍に比較し解凍時のドリップも少ない．

る組織の破壊がないので，短期間では品質を保つことができるが，微生物の作用を完全には阻止できないことから長期間の保存にはむかない．−5〜−2℃付近で冷蔵保存することを，特にパーシャルフリージング貯蔵という．この温度では食品中の自由水の一部は凍結するが，完全凍結はしないことから，氷結晶の形成による食品組織の破壊がほとんどなく，肉や魚介類の生鮮食品の保存に適する．一方，熱帯，亜熱帯原産のバナナやレモンなどを長期冷蔵すると，逆に低温障害による変質を起こす．

　冷凍保存（凍結保存）は，食品中の自由水を氷結させ微生物の増殖を防ぐ方法で，標準的な冷凍保存温度は−20℃であり，広く食品の保存に利用されている．一方，水が氷になると密度が小さくなり約10％体積が増加することから，凍結により肉中の水の体積が増加し肉組織が破壊され，解凍時に肉汁が浸出し品質や食感が低下する（ドリップ現象）．ドリップは氷の結晶が大きいほど組織が破壊されやすく，ドリップ量は凍結，解凍の条件や肉質によってかわる．

e. 食品添加物

　食品の保存を目的として，保存料，殺菌料，防カビ剤，酸化防止剤がある．わが国で現在許可されている保存料としては，安息香酸，ソルビン酸，プロピオン酸，デヒドロ酢酸とそれらの塩類などである．殺菌料としては，過酸化水素，次亜塩素酸ナトリウムなど，防カビ剤としては，ジフェニル，オルトフェニルフェノール，チアベンダゾールなど，酸化防止剤としては，エチレンジアミン四酢酸二ナトリウム，エリソルビン酸，ジブチルヒドロキシトルエン，ブチルヒドロキシアニソール，dl-α-トコフェロール，没食子酸プロピルなどがあり，対象となる食品や使用量，使用制限が規定されているものも多い．

f. 紫外線，放射線

　紫外線の中で，微生物のDNAの破壊をもたらす200〜280 nmの短波長の紫外線が最も殺菌作用が強い．透過力は弱いので，食品容器やまな板の表面や，ふきん，包丁，飲料水，調理場の空気の殺菌に有効である．

　放射線による殺菌は，比較的透過力の強いβ線やγ線が殺菌や殺虫に有効であり，コバルト60（^{60}Co）などの放射性同位元素を用いたγ線の照射が一般的である．紫外線や放射線は，照射による食品温度の上昇を伴わないことから熱による変質がない利点があり，米国，オランダ，ロシアなど諸外国では，香辛料を中心に，タマネギなどの野菜類の殺菌に利用されている．わが国では，放射線を食品に使用して，製造または加工してはならないと規定されており，一部の食品の製造工程の管理のために使用する例外を除き，現在，ジャガイモの発芽防止にのみ，^{60}Coのγ線の照射が許可されている．

g. 真空，ガス置換

　酸素の除去や，不活性ガス（二酸化炭素や窒素）で酸素を置換し密封し包

装する方法で，油脂をはじめ食品成分の酸化による変質や，増殖に酸素を必要とする好気性菌や害虫の発育を阻止する．

h. 燻煙

塩蔵した魚肉や獣肉を，ナラ・カシなどの樹脂の少ない木材の煙でいぶすことで，燻煙中のホルムアルデヒド，フェノール，有機酸，クレオソートなどが肉に吸収され，それらによる殺菌，抗酸化効果により，微生物の増殖や自動酸化を抑えて保存性を高める方法．

i. メンブレンフィルター

ポリプロピレンなどでつくられた微生物が通過できないメンブレン（膜）フィルター（孔径 0.22～0.65 μm）を用いて，液体食品をろ過し微生物を除菌する方法．熱による処理をしない生ビールなどの製造に利用される．

3.6 食品添加物

● 3.6.1 食品添加物のメリット，デメリット ●

【メリット1】衛生の確保
保存料，殺菌料，日持向上剤，酸化防止剤などの食品添加物は，食品の腐敗や変敗，食中毒の防止に役立っている．

【メリット2】栄養バランス
ビタミン，ミネラルなどの栄養強化剤は，ビタミンのアンバランスやカルシウムの不足を補い，栄養バランスの向上に役立っている．

【メリット3】品質の安定化
加工食品の原料となる食材は，品種，収穫時期，気候などにより品質が異なる場合がある．調味料，着色料，酵素などの食品添加物は，加工食品の品質を常に一定に保つために役立っている．

【メリット4】多様性
着色料，香料，調味料，酸味料，乳化剤，甘味料などの食品添加物は，加工食品の色，香り，味，食感を変化させ，和，洋，中，エスニック風など加工食品の多様化に役立っている．

食品添加物は，加工食品の製造や保存に欠かすことのできないものであり，豊かで健康的な食生活を支えているにもかかわらず，一般消費者の食品添加物に対する意識は厳しく，十分に理解されているとはいえない．食品添加物は，十分に安全性が確認されたものであり，定められた基準にしたがって使用する限り安全性は確保されているといえる．食品添加物のメリットとデメリットを正しく理解し，上手につきあう必要がある．

● 3.6.2 種類と用途 ●

a. 食品添加物の種類

食品添加物とは，食品衛生法第4条第2項で「添加物とは，食品の製造の過程において又は食品の加工若しくは保存の目的で，食品に添加，混和，浸潤その他の方法によって使用する物をいう」と定義されている．たとえば，食品の加工や製造に用いられる乳化剤や増粘剤，保存や品質低下防止の目的で用いられる保存料や酸化防止剤，嗜好性の向上の目的で用いられる調味料，香料，着色料などが食品添加物であり，化学的合成品のみならず天然物であっても，また最終的に製品に残っていなくても食品に加えられるものはすべて食品添加物である．

食品添加物は，厚生労働大臣が安全性や有効性を確認して指定した「指定添加物」，天然添加物としてすでに使用実績のある「既存添加物」，動植物から得たもので，すでに長い食経験のある「天然香料」，「一般に食品として飲食に供されているものであって添加物として使用されている品目（一般飲食物添加物）」に分類される（図3.19）．

食品添加物として指定されるためには，事業者から提出された安全性など

【メリット5】経済性
　保存料，酸化防止剤，乳化剤などの食品添加物は，品質の保持，製造時の無駄をなくすなど環境への負荷を減らすために役立っている．

【デメリット】既存添加物（天然添加物）の安全性
　天然添加物については，1995年の法改正以降，化学合成添加物と同様の安全性評価を行った上で指定されることとなった．法改正以前に使用されていた天然添加物の安全性については，科学的根拠に乏しいものも存在する．

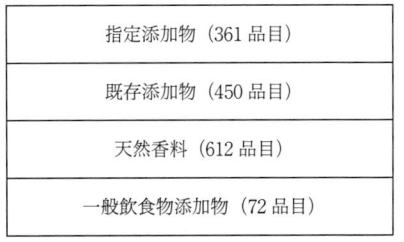

```
指定添加物（361品目）
既存添加物（450品目）
天然香料（612品目）
一般飲食物添加物（72品目）
```
2006年9月12日現在

図 3.19　食品添加物の分類

の資料を，厚生労働省から依頼を受けた食品安全委員会が食品健康影響評価し，その結果を受けて薬事・食品衛生審議会によって評価され，承認されなければならない．このように国が食品添加物を定めることを指定制度という（図3.20）．

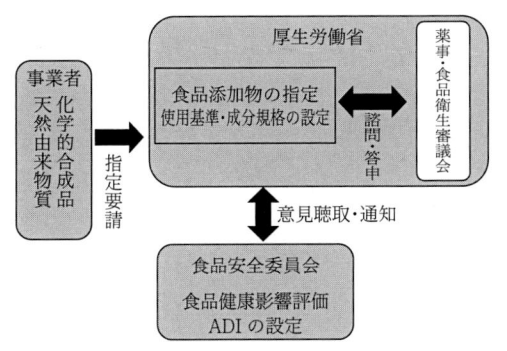

図 3.20　食品添加物の指定

b. 成分規格，使用基準，表示

1) 成分規格

　食品添加物を使用する場合は，良質な食品添加物を，適正に使用し，十分に安全性が確保されていなければならない．食品添加物の品質を確保するために，構造式，分子量，含量，性状などを規定した「成分規格」が定められており，食品添加物公定書に収載されている．

2) 使用基準

　品質が確保され，安全性が十分に確認された食品添加物であっても，食品に多量に使用された場合や同一の食品添加物を含む異なった食品から多量に摂取した場合，毒性を生じる可能性が考えられる．そのため，いろいろな食品を摂取しても，その食品に含まれる食品添加物の合計が1日摂取許容量（ADI）を超えないように，①食品添加物を使用できる食品の種類，②使用量，③使用目的，④使用方法などを制限しているのが「使用基準」である．

3) 表示基準

　栄養強化の目的で使用した添加物，加工助剤およびキャリーオーバーを除き，食品に含まれる食品添加物は，原則としてすべて物質名を表示しなけれ

表示基準

食物アレルギーを引き起こすことが明らかとなった食品のうち、特に発症数、重篤度から勘案して表示する必要性の高い小麦、ソバ、卵、乳、および落花生（特定原材料）由来の食品添加物については「物質名（〜由来）」などの記載が必要である。また、アワビ、イカ、いくら、エビ、オレンジなど（特定原材料に準ずるもの）についても可能な限り表示するよう推奨している。

用途名表示の省略

ただし、着色の目的で使用される添加物は、物質名の表示中に「色」の文字を含む場合には、用途名表示は省略できる。増粘安定剤の多糖類を2種以上併用する場合は簡略名として「増粘多糖類」を使用してもよく、この場合、「増粘剤又は糊料」の用途名は省略することができる。

ばならない。

表示が免除される加工助剤とは、食品の製造の際に添加されるものであって、食品の完成前に除去されるもの、食品の原材料に起因して、その食品中に通常含まれる成分と同じ成分にかえられ、かつ、その成分の量を明らかに増加させるものではないもの、または食品中に含まれる量が少なく、かつ、その成分による影響を食品に及ぼさないものをいう。また、キャリーオーバーとは、食品の原材料の製造または加工の過程において使用され、かつ、この食品の製造または加工の過程において使用されない物であって、食品中においてその効果を発揮することができる量より少ない量しか含まれないものをいう。

4）表示方法

食品添加物の表示は、物質名表示（簡略名表示も認める）、用途名併記、一括名表示の三つの方法により行われる。

ⅰ）物質名表示　指定添加物、既存添加物、天然香料および一般に食品として飲食に供されているものであって添加物として使用されている品目（一般飲食物添加物）は、それぞれ食品衛生法施行規則別表第2、既存添加物名簿、衛化第56号別添2および衛化第56号別添3に定められた名称あるいは簡略名などにより表示する（表3.31）。

ⅱ）用途名併記　甘味料、着色料、保存料、増粘剤・安定剤・ゲル化剤・糊料、酸化防止剤、発色剤、漂白剤、防カビ剤（防ばい剤）として使用される添加物については物質名と用途名を併記する（表3.32）。

ⅲ）一括名表示　イーストフード、ガムベース、かん水、酵素、光沢剤、

表 3.31　食品添加物の物質名による表示

物質名	簡略名
L-アスコルビン酸ナトリウム	アスコルビン酸Na，ビタミンC，V.C
オルトフェニルフェノール	OPP
カルボキシメチルセルロースナトリウム	OMC-Na，繊維素グリコール酸Na，CMC
食用赤色102号	赤色102号，赤102
食用青色1号アルミニウムレーキ	食用青色1号，青色1号，青1，ブリリアントブルー，FGF
dl-α-トコフェロール	トコフェロール，ビタミンE，V.E
パラオキシ安息香酸ブチル	パラオキシ安息香酸ブチル，ブチルパラベン

表 3.32　食品添加物の用途名併記

用途名	表示例
甘味料	甘味料（アセスルファムK）
	甘味料（キシリトール）
着色料	着色料（赤2）
保存料	保存料（ソルビン酸K）
	保存料（安息香酸Na）
酸化防止剤	酸化防止剤（エリソルビン酸）
発色剤	発色剤（亜硝酸Na）

3.6 食品添加物

表 3.33 食品添加物の一括名表示

一括名	使用される添加物
イーストフード	塩化アンモニウム，塩化マグネシウム，炭酸カルシウム，硫酸カルシウム
かん水	炭酸カリウム，炭酸ナトリウム，ポリリン酸カリウム，メタリン酸ナトリウム
香料	アセト酢酸エチル，アセトフェノン，オイゲノール，バニリン，プロピオン酸
酸味料	クエン酸，コハク酸，乳酸ナトリウム，氷酢酸，DL-リンゴ酸，リン酸
調味料	L-グルタミン酸ナトリウム，L-トリプトファン，L-バリン，DL-メチオニン
乳化剤	グリセリン脂肪酸エステル，ショ糖脂肪酸エステル，ステアロイル乳酸カルシウム

一括名表示

ただし，調味料の場合，たとえばアミノ酸のみから構成される場合は「調味料（アミノ酸）」，主としてアミノ酸から構成する場合は「調味料（アミノ酸等）」，有機酸のみから構成される場合は「調味料（有機酸）」，主として無機塩から構成される場合は「調味料（無機塩等）」と表示する．膨脹剤は，膨張剤，ベーキングパウダーまたはふくらし粉と表示できる．香料は合成香料と表示できる．豆腐用凝固剤は凝固剤と表示できる．

アスパルテームの表示

アスパルテームを含む製剤もしくは食品にあっては，L-フェニルアラニン化合物である旨，またはこれを含む旨，表示することが必要である．表示法として原則は，甘味料（アスパルテーム）L-フェニルアラニン化合物であるが，①甘味料（アスパルテーム・L-フェニルアラニン化合物），②甘味料（アスパルテーム：L-フェニルアラニン化合物），③甘味料（アスパルテーム（L-フェニルアラニン化合物））でもよい．容器包装の面積が 30 cm² 以下の場合は表示を省略することができる．

香料，酸味料，軟化剤，調味料，豆腐用凝固剤，苦味料，乳化剤，pH調整剤，膨脹剤に限り一括名で表示することができる（表3.33）．

c. その他

添加物の表示においては，いかなる場合でも「天然」またはこれに類する表現の使用は認められない．

ばら売りなどにより販売される食品のうち，サッカリンまたはサッカリンナトリウムを含む食品およびジフェニル，オルトフェニルフェノール，オルトフェニルフェノールナトリウムまたはイマザリルを使用したかんきつ類，バナナについてはそれぞれ使用に関する表示を行うように指導されている．

d. 食品添加物の用途

1) 甘味料

甘味料は，食品に甘味をつけるもので，砂糖などの糖質系の甘味料とアスパルテームなどの非糖質系の甘味料に分類される．砂糖は，古くから親しまれ，最も理想的な甘味料であるが，近年食の欧米化に伴いその使用量は増加し，虫歯や肥満の原因になるとして敬遠されるようになった．一方，非糖質系の甘味料は甘味度の高いものが多く，カロリー摂取量を少なく抑えることができるためダイエット食品や糖尿病患者の甘味料として使用されるようになった（図3.21）．

i) アセスルファムカリウム（指定添加物）　1983年に英国で食品添加物として許可され，現在では世界100ヵ国以上で許可されている．日本では

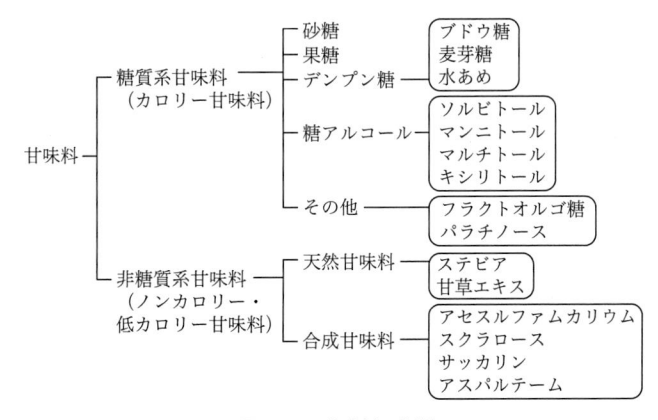

図 3.21 甘味料の分類

2000年4月に食品添加物として指定された．砂糖の約200倍の甘味があり，水に溶けやすく，耐熱性，耐酸性に優れている．清涼飲料水，乳酸菌飲料，アイスクリーム類，たれ，漬け物，あん類など広い範囲で利用できる．ADIは0～15 mg/kg体重と設定されている．食品への表示は，「甘味料（アセスルファムK）」のように用途名併記で行われる．

ii） スクラロース（指定添加物）　スクラロースは，砂糖の約600倍の甘味度をもつ甘味料で，砂糖から製造される唯一のノンカロリー甘味料である．米国，カナダ，ニュージーランドなど20ヵ国以上ですでに使用されている．日本では，1999年に食品添加物として指定され，飲料やデザートなどに使用されている．サッカリンナトリウムやステビアなどのように特有な渋味をもたず，砂糖に似た甘味をもつ．また，熱や酸に対する安定性も優れている．ADIは特定していない．食品への表示は，「甘味料（スクラロース）」のように用途名併記で行われる．

iii） キシリトール（指定添加物）　キシリトールは，プラム，イチゴやホウレンソウなどの果実や野菜に含まれている五炭糖の糖アルコールで，カバノキ，アーモンドの外殻に含まれるキシランから製造される．砂糖と同程度の甘味度をもち，熱量は3 kcal/gである．加熱に対して安定であり，食品加工の面ではきわめて有用である．また，溶解時に吸熱するため，口中で清涼感を与える．日本では1997年に食品添加物として指定され，チューインガム，キャンディー，チョコレートに使用されている．ADIは特定していない．食品への表示は，「甘味料（キシリトール）」のように用途名併記で行われる．

iv） アスパルテーム（指定添加物）　砂糖の約200倍のくせのない甘味をもつアミノ酸系甘味料で，アスパラギン酸とフェニルアラニンからなるジペプチドのメチルエステルである．わが国においては，1983年8月に使用が認められるようになり，卓上甘味料，菓子類，乳製品などに広く用いられている．カロリーは砂糖と同様4 kcal/gであるが，甘味度が砂糖の約200倍であることから，食品への使用量は砂糖の1/200で済み，したがって低カロリー甘味料として使用される．アスパルテームの実用上の難点は，熱により分解し，発酵食品においては微生物分解を受け，甘味を失うことである．ADIは40 mg/kg体重と設定されている．食品への表示は，「甘味料（アスパルテーム・L-フェニルアラニン化合物）」のように用途名併記で行われる．

v） サッカリンおよびサッカリンナトリウム（指定添加物）　砂糖の約500倍の甘味度をもつ甘味料で，わずかに苦味をもち，砂糖に比較し，長く口中に甘味を残す．

サッカリンは，水に溶けにくいので，口中では唾液に徐々に溶け，甘味が持続することからチューインガムへの使用が認められている．サッカリンナトリウムは，たくあん漬け，清涼飲料水，菓子など多くの食品に使用される

アスパルテーム

1965年，米国のザール社がガストリンの研究中に偶然に発見したもので，FAO/WHOの合同食品添加物専門家委員会（JECFA），欧州共同体（EC/SCF）において安全性と有用性が認められ，多くの国々で食品添加物として使用されるようになった．

たくあん漬けとサッカリン

微生物の成育を阻害しないので，砂糖などを用いると発酵が阻害される漬け物の甘味料として欠かせない．

が，pH 3.8以下では不安定で，特に加熱すると分解し甘味を失う．ADIは0～2.5 mg/kg体重と設定されている．食品への表示は，「甘味料（サッカリンNa）」のように用途名併記で行われる．

vi) ステビア抽出物（既存添加物）　ステビア甘味料は，南アメリカ原産のキク科植物であるステビアを原料として製造されたもので，その甘味成分の主なものはステビオサイドとレバウディオサイドなどのステビア配糖体である．甘味度は，ステビオサイドが砂糖の200～300倍，レバウディオサイドが260～300倍といわれている．漬け物，水産練り製品，マヨネーズ，ドレッシング，珍味などに用いられる．食品への表示は，「甘味料（ステビア）」のように用途名併記で行われる．

2) 調味料

調味料は食品にうま味や塩味を与え，さらに味を調和させるために用いられるもので，化学的にはアミノ酸系，核酸系，有機酸系，無機塩類に分類される．調味料として用いられる成分は，コンブ，魚介類，食肉，キノコなど食品成分として存在するものである．

i) L-グルタミン酸およびそのカリウム，ナトリウム，マグネシウム塩（指定添加物）　コンブのうま味として知られ，家庭用，飲食店用，食品加工用調味料として広く用いられている．テンサイ糖蜜，カンショ糖蜜などを原料に発酵法で製造されている．ADIは特定されていない．食品への表示は，「調味料（アミノ酸等）」のように一括名で行われる．

ii) 5′-イノシン酸二ナトリウム（指定添加物）　かつお節のうま味成分であり，各種動物組織細胞に含まれる．デンプンの糖化液を原料に発酵法で製造されている．水溶性であり，加熱にも安定であるが，ホスファターゼにより容易に分解され，呈味性を失うので，食品に添加する際には加熱によってホスファターゼを失活させた後に添加する．L-グルタミン酸と併用することにより相乗的にうま味を増すため，これらの混合物が家庭用あるいは業務用の調味料として用いられている．ADIは特定されていない．食品への表示は，「調味料（核酸）」のように一括名で行われる．

iii) 5′-グアニル酸二ナトリウム（指定添加物）　主に酵母のリボ核酸を酵素的に分解して製造される．シイタケのうま味として知られている．単品で使用されることは少なく，L-グルタミン酸ナトリウムと併用して用いられる．ADIは特定されていない．食品への表示は，「調味料（核酸）」のように一括名で行われる．

iv) コハク酸およびそのナトリウム塩（指定添加物）　工業的にはマレイン酸を還元して製造される．コハク酸は調味料として用いられる他，酸味料やpH調整剤としても用いられる．主に，清酒，合成清酒，味噌，醬油などに利用される．コハク酸のナトリウム塩，特に二ナトリウムはハマグリのうま味として知られ，多くの食品に利用される．食品への表示は，「調味料

中華料理店症候群
1968年，米国ニューイングランドにおいてL-グルタミン酸ナトリウムを多用したワンタンスープにより，頭痛，顔面圧迫感，胸やけを訴える「中華料理店症候群」が発生した．原因としては，特定のアミノ酸を大量に摂取したことで，体内のアミノ酸バランスが一時的にくずれたためと考えられる．通常の使用量では，このような中毒症状は起こりえない．

（有機酸）」のように一括名で行われる．

v）塩化カリウム（指定添加物）　塩味があるため，減塩を必要とする人のために減塩醬油などに利用されてきたが，最近ではスポーツ飲料などにも使用されている．従来は，海水や岩塩を原料とした天然添加物が使われてきたが，最近では使用量が増加したため化学合成品が用いられるようになった．食品への表示は，「調味料（無機塩）」のように一括名で行われる．

3）着色料

食品は，本来固有の色調をもっているが，天然の色は不安定であり，加工処理などにより変色したり，退色したりして食品としての価値が低下することがある．このような場合に，食品を美化し，天然の色調を復元する目的で着色料が使用される．

i）酸性タール色素（指定添加物）　現在，食品衛生法によって使用が認められているタール色素は 12 種であり，いずれも使用基準が設けられている．すべて水溶性の酸性色素であり，福神漬け，紅しょうが，かまぼこ，ハム，ソーセージ，キャンディーなど種々の食品に利用されるが，カステラ，きなこ，魚肉漬け物，鯨肉漬け物，コンブ類，醬油，食肉，食肉漬け物，スポンジケーキ，鮮魚介類（鯨肉を含む），茶，ノリ類，マーマレード，豆類，味噌，めん類（ワンタンを含む），野菜およびワカメ類には使用できない．酸性タール色素は，微量で十分な着色効果が得られるため，使用量についての制限は設けられていない．化学構造によりアゾ系，キサンチン系，トリフェニルメタン系およびインジゴイド系に分類される．タール色素は合成過程での有害物質の残存などが考えられることから，指定食用タール色素とその製剤には，製品検査が義務付けられている．食品への表示は，「着色料（赤 2）」のように用途名併記で行われる．

ii）ベニコウジ色素（既存添加物）　ベニコウジカビの培養液から得られる赤色の色素で，アザフィロン系のモナスコルブリン，アンカフラビンなどを主成分とする．色調は，pH の変化に対しては安定しているが，光に対する安定性は低い．水産練り製品，畜産加工品，ふりかけ，菓子などに使用される．安全性については十分に検討されており，問題はない．食品への表示は，「着色料（ベニコウジ）」のように用途名併記で行われる．

iii）コチニール色素（既存添加物）　サボテンに寄生するカイガラムシ科のエンジムシの乾燥虫体から得られる赤色の色素で，アントラキノン系のカルミン酸を主成分とする．飲料をはじめ，水産加工品，農産加工品，菓子などに広く使用されている．安全性については十分に検討されており，問題はない．

4）発色剤

発色剤は，食品中に存在する不安定な有色物質と結合して，その色を安定に保つことを目的に使用される．着色料とは異なり，発色剤自体には色はな

アカネ色素

アカネ色素は，アカネ科セイヨウアカネの根から抽出して得られる着色料で，1995 年の食品衛生法改正により既存添加物に分類されたものである．海外では，韓国で食品添加物としての使用が認められているが，米国や EU では認められていない．日本では，着色料（天然添加物）として使用が認められていたが，発ガン性が認められたことにより，2004 年 7 月 9 日，既存添加物名簿から消去された．

亜硝酸塩および硝酸塩の1日摂取量

		亜硝酸 (NO$_2$)	硝酸 (NO$_3$)
ADI (mg/kg 体重/日)		0.06	3.7
摂取量 (mg/人/日)	加工食品	0.339	5
	生鮮食品	0	284
	合計	0.339	289
対ADI比 (%)		9.6	133.1

(厚生省：食品添加物一日摂取量総点検調査報告書, 2000)

い．

ⅰ) 亜硝酸塩（ナトリウム塩）および硝酸塩（カリウムおよびナトリウム塩）（指定添加物）

食肉や鯨肉の色は，ミオグロビン（肉色素）およびヘモグロビン（血色素）などの色素タンパク質によるものである．これらの色素は不安定であり，空気中に放置したり，加熱することにより，酸化されてメト体になると濁った灰褐色になり，肉の新鮮な色が失われる．食肉製品に亜硝酸塩を添加するとミオグロビンがニトロソ化して安定なニトロソミオグロビンが生成するため，新鮮な色が保たれる．さらに，ニトロソミオグロビンが加熱されるとニトロソミオクロモーゲンが生成し，食品の赤色が保持される．硝酸塩は肉中の酵素により還元されて亜硝酸となり，効力を示す．亜硝酸は海産魚介類や魚卵などに含まれる2級アミンと酸性下で反応して強力な発ガン物質である N-ニトロソアミンを生成する可能性がある．しかし，野菜などから比較的多量に摂取する硝酸イオンは，口腔や腸内の微生物によって亜硝酸イオンに変化することから，これに比較すると実際に発色剤として摂取されている亜硝酸はごくわずかである．また，食品中のビタミンCや一部のアミノ酸が N-ニトロソアミンの生成を抑制することから，種々の食品を同時に摂取する通常の食事ではこのような問題はほとんどない．

5) 保存料

保存料は，微生物の増殖を抑制することで食品の腐敗を防ぎ，食中毒を予防する目的で食品に利用されるもので，殺菌料とは異なり殺菌効果はほとんどない．したがって，保存料を使用した食品であっても腐敗の心配が全くないというのではなく，単に腐敗を遅らせているにすぎないことを認識しておく必要がある．

保存料は，性質および利用上から酸型保存料と非解離型保存料に分類される．酸型保存料は，酸性域保存料ともいわれ，酸性領域で強い抗菌性を示す．すなわち，酸性水溶液中では，酸型保存料はpHがより酸性になるにつれ非解離分子が多くなり，微生物に取り込まれて，その代謝を阻害すると考えられている．安息香酸とそのナトリウム塩，ソルビン酸とそのカリウム塩，デヒドロ酢酸ナトリウム，プロピオン酸およびプロピオン酸塩（ナトリウムおよびカルシウム）がある．一方，非解離型保存料は，パラオキシ安息香酸アルキルエステルで，水に溶けにくく，解離しにくい物質であるため，pHに抗菌性は左右されない．エチル，n- と iso-プロピル，n- と iso-ブチルの5種類が許可されている．

ⅰ) ソルビン酸およびソルビン酸カリウム（指定添加物）　ソルビン酸は，無味，無臭であることから保存料として優れている．水に溶けにくく，空気中に長期間放置すると酸化し着色する．ソルビン酸カリウムは，においがなく，水にきわめて溶けやすい．工業的には，クロトンアルデヒドとケテ

$$CH_3CH=CHCH=CHCOOH \qquad CH_3CH=CHCH=CHCOOK$$

ソルビン酸 　　　　　　　　　ソルビン酸カリウム

安息香酸 — COOH 　　　　安息香酸ナトリウム — COONa

パラオキシ安息香酸エステル

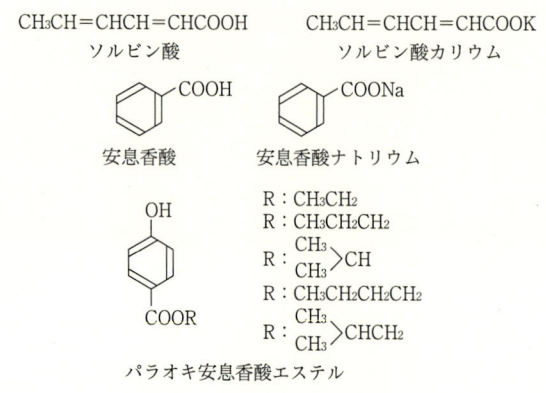

HO—⟨　⟩—COOR

R : CH$_3$CH$_2$
R : CH$_3$CH$_2$CH$_2$
R : (CH$_3$)$_2$CH
R : CH$_3$CH$_2$CH$_2$CH$_2$
R : (CH$_3$)$_2$CHCH$_2$

図 3.22 代表的な保存料の構造式

ンを原料に製造されている．酸型保存料の代表ともいわれるもので，pH が酸性になるほど抗菌力が強い．一般に腐敗細菌の多くは pH 5.0 以下になると発育が悪くなるが，カビ，酵母などの真菌が逆に生えやすくなる．したがって，ソルビン酸およびソルビン酸カリウムは酸性度の強い食品の保存料として特に有効である．対象食品として，チーズ，魚肉練り製品，食肉製品，漬け物，ジャム，ケチャップなど多くの食品への利用が認められている．ADI は 0～25 mg/kg 体重と設定されている．食品への表示は，「保存料（ソルビン酸 K）」のように用途名併記で行われる．

ⅱ）パラオキシ安息香酸エステル類（指定添加物）　　イソブチル，イソプロピル，エチル，ブチル，プロピルの 5 種類のエステルが指定されている．水に溶けにくいためエタノール溶液，酢酸溶液あるいは水酸化溶液として用いられる．単独で使用されることは少なく，ブチル，イソブチル，イソプロピルエステルなどの混合物が用いられる．本来が解離しにくい化合物で，その非解離分子が細菌，カビ，酵母の増殖を阻止する．一般に抗菌力は側鎖アルキル基の炭素数が増すにつれ強くなる．したがって，ブチルエステルが最も強い抗菌力を示すが，水にはますます難溶となる．

　醬油，果実ソース，酢，清涼飲料水，シロップなどに用いられる．食品への表示は，「保存料（パラオキシ安息香酸）」のように用途名併記で行われる．

ⅲ）しらこタンパク抽出物（既存添加物）　　アイナメやカラフトマスなどの魚類の精巣から製造されたもので，主成分は塩基性タンパク質（プロタミンヒストン）である．水に溶け，耐熱性に優れている．耐熱性芽胞菌に対して増殖抑制効果を有するが，カビや酵母に対してはほとんど効果はない．水産練り製品や惣菜などに利用されている．2000 年度の厚生省の調査により，単回投与毒性試験，反復投与毒性試験および変異原性試験成績が収集され，現時点においてヒトに健康影響を及ぼすことはないとされている．食品への表示は，「保存料（しらこたん白）」のように用途名併記で行われる．

iv) ε-ポリリシン（既存添加物）　放線菌の培養液から，イオン交換樹脂を用いて吸着，分離して製造される．必須アミノ酸のL-リジンがつながったポリペプチドで，細菌や酵母に対して増殖抑制効果を有する．1996年度の厚生省の調査により，単回投与毒性試験，反復投与/発ガン性試験および変異原性試験成績が収集され，現時点においてヒトに健康影響を及ぼすことはないとされている．食品への表示は，「保存料（ポリリジン）」のように用途名併記で行われる．

6) 防カビ剤

グレープフルーツやレモンなどのかんきつ類やバナナの多くは諸外国より輸入されていることから，輸送に時間がかかり，その間に病原菌が食品に侵入し，腐敗を招く．これを防止するために使用されるのが防カビ剤で，かんきつ類とバナナに限ってジフェニル，オルトフェニルフェノールおよびそのナトリウム塩，チアベンダゾール，イマザリルの使用が認められている．

i) ジフェニル（指定添加物）　グレープフルーツ，レモン，オレンジ類の貯蔵，運搬時の青カビ（*Penicillium italicum*），緑カビ（*P. digitatum*）による被害を防止するために使用される．クラフト紙にジフェニルを浸潤させたものを果物箱に入れ，昇華によって果物に付着させ，貯蔵病害菌による発生や増殖を防ぐ．ADIは $0 \sim 0.05\,\mathrm{mg/kg}$ 体重と設定されている．食品への表示は，「防かび剤（DP）」のように用途名併記で行われる．

ii) オルトフェニルフェノールおよびオルトフェニルフェノールナトリウム（指定添加物）　白カビ（*Geotricum, Alternaria* など）による被害防止を目的にかんきつ類に限り使用が認められている．一般にオルトフェニルフェノールはワックスに混ぜて使用され，オルトフェニルフェノールナトリウムは水に溶かしてスプレー，浸漬あるいはタンクウォッシャー処理して用いられる．ADIは $0.2\,\mathrm{mg/kg}$ 体重である．食品への表示は，「防かび剤（OPP）」のように用途名併記で行われる．

iii) チアベンダゾール（指定添加物）　多くのカビに対して繁殖を防ぐ効果があり，かんきつ類に対してはワックスに混入して，バナナに対しては水溶液に浸漬して用いられる．食品への表示は，「防かび剤（TBZ）」のように用途名併記で行われる．

iv) イマザリル（指定添加物）　ミカンを除くかんきつ類およびバナナにのみ使用できる．食品への表示は，「防かび剤（イマザリル）」のように用途名併記で行われる．

7) 殺菌料

殺菌料は，食品中の細菌を殺すために食品に添加したり，食品製造用機械や器具の殺菌に使用したりされるもので，保存料の静菌作用に比べ作用が強い．食品に付着する細菌や有害菌を殺菌することで，腐敗や食中毒を予防する働きがある．食品衛生法では，使用基準を定めて用いるものに亜塩素酸ナ

トリウム，過酸化水素および次亜塩素酸ナトリウム，使用基準のないものに高度サラシ粉がある．

ⅰ）過酸化水素（指定添加物）　酸化力が強く，漂白作用と殺菌作用をもつため，かつてはゆでめんやかまぼこなどの水産練り製品に用いられたが，弱い発ガン性が認められたことより1980年の使用基準改正によって，「最終食品の完成前に完全に分解または除去すること」を条件に，使用が認められた．現在ではかずのこに使用されるのみとなっている．食品への使用後，完全に分解除去されるため，食品への表示は免除される．

ⅱ）次亜塩素酸ナトリウム（指定添加物）　次亜塩素イオンは殺菌力はなく，pHが低いものほど非解離型分子が多くなり，殺菌力も強くなる．殺菌作用とともに漂白作用もあり，ゴマの漂白を目的に使用されたこともあったが，現在は禁止されている．実用上，次亜塩素酸ナトリウムは，野菜，果物の消毒のためには約500倍希釈液を，飲食品器具容器類，食品加工機械器具類には200～500倍希釈をもって行い，飲料水の殺菌を目的とする場合には約6万倍希釈を行っている．食品への使用後，洗浄などにより除去されるため，食品への表示は免除される．

8）酸化防止剤

　食品は微生物によって腐敗するのみならず，空気中の酸素によっても変質（酸敗）する．特に油脂食品は酸化され，風味を失ったり，変色するなど品質の劣化を引き起こすのみならず，有害物質がつくられ食中毒を引き起こすこともある．このため，油脂を含む食品の酸化を防ぐ目的で酸化防止剤が用いられる．酸化防止剤にはエリソルビン酸などのように水溶性のものとBHTやα-トコフェロールのように油溶性のものとがあり，水溶性のものは食品の褐変防止に，油溶性のものは油脂類の酸化防止に用いられる．

ⅰ）dl-α-トコフェロール（指定添加物）　α-トコフェロールは植物油，特に小麦胚芽油（α-，β-トコフェロール：0.055～0.14%），大豆油（γ-，δ-トコフェロール：0.09～0.28%），とうもろこし油（γ-トコフェロール：0.09～0.25%）など各種の油に含まれ，これらの同族体を総称してビタミンEという．自然界に存在するものはd体であるが，合成されたものはdl体である．dl-α-トコフェロールは，トリメチルハイドロキノンを原料として製造され，わが国では「酸化防止の目的にのみ」使用が認められている．ADIは0～2 mg/kg体重である．食品への表示は，「酸化防止剤（ビタミンE）」のように用途名併記で行われる．

ⅱ）L-アスコルビン酸（指定添加物）　ブドウ糖を原料として，発酵により製造される．水に溶けやすく，強い還元力をもつ．酸化防止剤として，果物，野菜，漬け物の褐変および退色防止，食肉製品の退色防止などに広く用いられている．また，果実ジュース，保健飲料，果実缶詰などに栄養強化剤として用いられる他，製パン用剤としても利用されている．ADIは特定さ

れていない．「酸化防止剤（ビタミン C）」のように用途名併記で行われる．

ⅲ） エリソルビン酸およびエリソルビン酸ナトリウム（指定添加物）　水に溶けやすく，強い還元性を有する．ブドウ糖を原料として，発酵により製造される．国際的にはイソアスコルビン酸といわれ，ビタミン C（アスコルビン酸）の立体異性体であるが，抗壊血病作用はほとんどない．食品の褐変防止の目的で食肉製品，魚介冷凍品，果実加工品などに広く使用されている．また，発色剤である亜硝酸と併用すると発色効果を高めることから，発色助剤としても利用される．ADI は 0〜5 mg/kg 体重である．「酸化防止剤（エリソルビン酸）」のように用途名併記で行われる．

● 3.6.3　安全性評価 ●

わが国においては，食品添加物を新たに申請する場合，表 3.34 に示す資料の提出が義務付けられている．特に毒性試験については，ヒトが一生涯にわたって摂取することを前提とした長期毒性試験が重要視されている．なお，毒性試験は，安全な摂取量の最大量を求めるために行われるもので，その試験の過程で現れてくる毒性は，必ずしも実用の範囲内でヒトが摂取した場合に現れる毒性を示しているものではないことを認識しておく必要がある．

毒性試験

1）　一般毒性試験

ⅰ）　28 日間反復投与毒性試験　　実験動物に 28 日間繰り返し食品添加物を投与したときに生じる毒性を調べる．実験動物としてはラットやイヌが用いられ，食品添加物はエサや水に混ぜて経口的に投与される．

ⅱ）　90 日間反復投与毒性試験　　実験動物に 90 日間以上繰り返し食品添加物を投与したときに生じる毒性を調べる．

ⅲ）　1 年間反復投与毒性試験　　実験動物に 1 年以上繰り返し食品添加物を投与し続けた場合に生じる毒性および毒性が認められない無作用量を調べる．

2）　特殊毒性試験

食品添加物のようにヒトが長期にわたって摂取するものについては，特に発ガン性や催奇形性などの毒性を十分に評価しておく必要がある．いずれも発ガン性あるいは催奇形性をもつ物質を摂取した世代のみならず，次世代以降にまで影響を及ぼす可能性があるからである．

ⅰ）　繁殖試験　　雌雄のラットに長期間食品添加物を投与したのち交配させ，生殖能力や妊娠，哺育など繁殖に及ぼす影響を調べ，さらに次世代に及ぶ繁殖への影響を調べる試験である．催奇形性試験も繁殖試験に含まれる．

ⅱ）　催奇形性試験　　妊娠中の実験動物に食品添加物を投与し，胎児の発生，発育に対する影響を調べる．

ⅲ）　発ガン性試験　　マウスやラットなどの実験動物に，検体を飼料ある

表 3.34 食品添加物の指定または使用基準改正の要請書に添付すべき資料

資料の種類	指定を要請する場合	使用基準改正を要請する場合
1. 資料概要	○	○
2. 起源または発見の経緯および外国における使用状況に関する資料		
（1）起源または発見の経緯	○	△
（2）外国における使用条件	○	○
3. 物理化学的性質および成分規格に関する資料		
（1）名称	○	△
（2）構造式または示性式	○	△
（3）分子式および分子量	○	△
（4）含量規格	○	△
（5）製造方法	○	△
（6）性状	○	△
（7）確認試験	○	△
（8）示性値	○	△
（9）純度試験	○	△
（10）乾燥減量，強熱減量または水分	○	△
（11）強熱残留物（強熱残物）	○	△
（12）定量法	○	△
（13）食品添加物の安定性	○	△
（14）食品中の食品添加物の分析法	○	△
（15）成分規格案の設定根拠	○	△
4. 有効性に関する資料		
（1）食品添加物としての有効性および他の同種の添加物との効果の比較	○	○
（2）食品中での安定性	○	△
（3）食品中の栄養成分に及ぼす影響	○	△
5. 安全性に関する資料		
（1）毒性に関する資料		
①28日間反復投与試験	○	△
②90日間反復投与試験	○	△
③1年間反復投与試験	○	△
④繁殖試験	○	△
⑤催奇形性試験	○	△
⑥発ガン性試験	○	△
⑦1年間反復投与毒性/発ガン性併合試験	○※	△
⑧抗原性試験	○	△
⑨変異原性試験	○	△
⑩一般薬理試験	○	△
（2）体内動態に関する資料	○	△
（3）食品添加物の1日摂取量に関する資料	○	
6. 使用基準案に関する資料		○

注：○印は添付すべき資料，△印は新たな知見がある場合など必要な場合に添付すべき資料を，※は③および⑥に代わる資料となることを示す．
（戸部満寿夫：食品衛生研究，**46**（1），31，1996）

いは飲料水に添加して投与する．投与期間は用いた動物のほぼ一生涯で，一般症状や死亡率を観察するとともに，腫瘍の発生の有無についても観察する．発ガン性試験を行うためには多くの実験動物と長い期間を要するため，これに先立ち変異原性試験などの短期スクリーニング法によって発ガン性を予測することができる．

iv) 抗原性試験　実験動物でアレルギーの有無を調べる．

v) 変異原性試験　細胞の遺伝子（DNA）や染色体への影響を調べる試

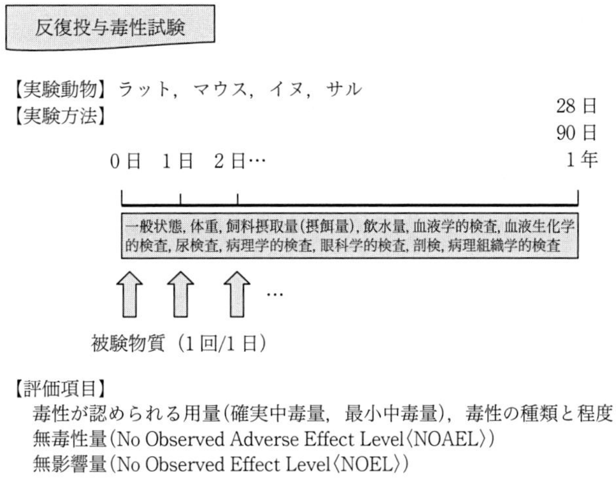

反復投与毒性試験

【実験動物】ラット，マウス，イヌ，サル
【実験方法】

```
             28日
             90日
0日 1日 2日…   1年
```

一般状態，体重，飼料摂取量(摂餌量)，飲水量，血液学的検査，血液生化学的検査，尿検査，病理学的検査，眼科学的検査，剖検，病理組織学的検査

↑ ↑ ↑ …

被験物質（1回/1日）

【評価項目】
毒性が認められる用量(確実中毒量，最小中毒量)，毒性の種類と程度
無毒性量(No Observed Adverse Effect Level〈NOAEL〉)
無影響量(No Observed Effect Level〈NOEL〉)

図 3.23　反復投与毒性試験

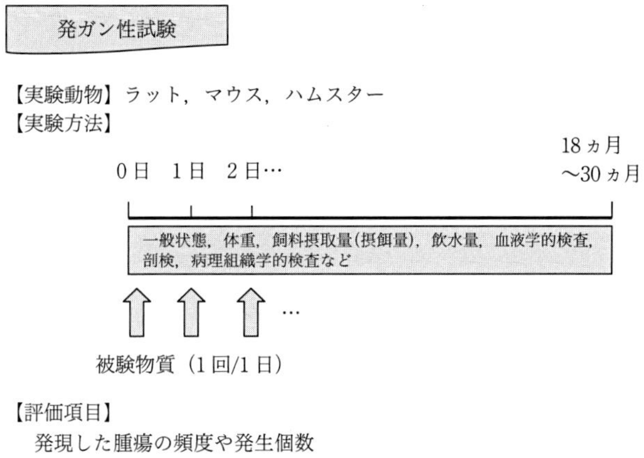

発ガン性試験

【実験動物】ラット，マウス，ハムスター
【実験方法】

```
             18ヵ月
0日 1日 2日…  ～30ヵ月
```

一般状態，体重，飼料摂取量(摂餌量)，飲水量，血液学的検査，剖検，病理組織学的検査など

↑ ↑ ↑ …

被験物質（1回/1日）

【評価項目】
発現した腫瘍の頻度や発生個数

図 3.24　発ガン性試験

験で，発ガン性試験の予備試験としても利用される．

3.6.4　1日摂取許容量（ADI）

反復投与毒性試験，発ガン性試験，繁殖試験などの毒性試験結果をふまえて，実験動物に有害な影響が現れない最大量である無毒性量が決定される．ヒトが食品添加物を毎日摂取しても障害が起こらない体重1kg当たりの量すなわち1日摂取許容量（acceptable daily intake, ADI）は，反復投与毒性試験などの長期毒性試験から得られた無毒性量を安全係数（種差，個人差を考慮した数値で，通常100を用いる）で除して算出される．安全性評価が終了したものについては，FAO/WHO合同食品添加物専門家委員会（JECFA）がこの1日摂取許容量（ADI）を設定する．

$$1日摂取許容量(mg/kg体重/日) = \frac{無毒性量}{安全係数}$$

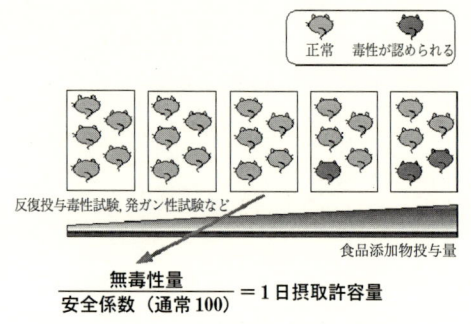

図 3.25　食品添加物の安全性評価

$$\frac{無毒性量}{安全係数（通常100）} = 1日摂取許容量$$

3.7　食品の器具と容器包装

　食品を容器に入れたり，包んだりすることはさまざまな目的できわめて日常的に行われる．この食品用途の器具・容器包装には，工業製品としての品質確保のための規定が JIS（日本工業規格）により，食品の衛生性・安全性確保のための規定が食品衛生法によって定められている．

● 3.7.1　器具・容器包装の役割 ●

　JIS では「包装とは物品の輸送，保管などにあたって価値および状態を保護するために適切な材料，容器などを物品に施す技術および施した状態」と定義され，個装，内装，外装の3種に分類される．その目的は下記の4点に集約される．
① 外界との遮断による食品の保護
② 輸送時などの機械的損傷からの食品の保護
③ 食品のイメージアップ（表示，取り扱いなどの説明）
④ 取り扱い上の利便性

　一方，食品衛生法第4条第4項に，「器具とは，飲食器，割ぽう具，その他食品又は添加物の採取，製造，加工，調理，貯蔵，運搬，陳列，授受又は摂取の用に供され，かつ，食品又は添加物に直接接触する機械，器具その他のものをいう．ただし，農業及び水産業における食品の採取の用に供される機械，器具その他の物は，これを含まない」，また，同第5項に，「容器包装とは，食品又は添加物を入れ，又は包んでいる物で，食品又は添加物を授受する場合そのままで引き渡すものをいう」と定義されている．食品衛生上の観点から，「飲食に起因する衛生上の危害の発生を防止し，公衆衛生上の向上に寄与する」ことが器具・容器包装にも求められており，その役割は，具体的に次の3項目にまとめられる．
① 微生物，害虫，有害物質の侵入，接触を防止することによる食品の衛生性，安全性の維持
② 脂肪の酸化，ビタミンの分解，変色など食品成分の分解などによる食品

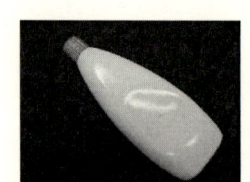

マヨネーズのチューブ
（低密度ポリエチレン）

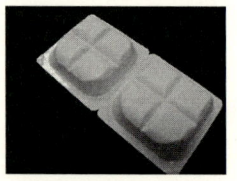

カレールーのトレー
（ポリプロピレン）

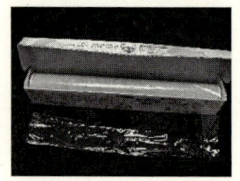

ラップフィルム
（ポリ塩化ビニリデン）

③ 食品中の香気や水分の離散による食品の風味，価値の低下の防止

以上，食品の器具・容器包装は，食品の保護と衛生性・安全性を確保する役割をもつ一方，器具・容器包装自体が食品に悪影響を与えたり，ヒトの健康に直接・間接的に悪影響を与えたりすることがあってはならない．第二次世界大戦後急速に進んだ石油化学工業の発達により，いわゆるプラスチック（合成樹脂）製品の食品用途への利用が爆発的に拡大している．さまざまなプラスチック素材の開発だけでなく，単一素材から複合素材へと機能性をもたせた新しい機能性包装材料が次々と開発されている．したがって，それらの素材を使うことによる安全性の確保には，これまで以上に幅広い知識が必要とされる．さらには，それらのプラスチック素材を利用した後の廃棄の際には，われわれの生活環境やヒトの健康に悪影響を及ぼす例も知られるようになっているので，廃棄物処理の面からの理解も必要である．

3.7.2 素材の種類と用途

器具・容器包装の食品用途への利用は，歴史的には，木の皮，植物の葉，木竹，動物の皮，内臓の皮にはじまり，紙，陶磁器，ガラス（後2者をセラミックスという），金属へと化学工業の発達とともに拡大してきた．現在，使用量の多い順からプラスチック，セラミック，金属，ゴムおよび天然素材とその加工製品である．

プラスチックの利用は欧米では1950年代後半，わが国では1960年代に入ってからはじまったもので，約50年とその歴史は比較的新しい．プラスチックは現在，一般的に，軽い，さびない，腐らない，着色できる，電気絶縁性がよい，成形が自由にできる，安価に大量生産できる，などの理由から広範囲に利用されている．食品用途のプラスチック製器具・容器包装の主な素材と利用例を表3.35および3.36に示す．

プラスチックは，化学的には，分子内に二重結合をもつエチレン，塩化ビニル，スチレンなどの石油化学製品を原料として，これに重合開始剤という火付け屋を少し加えて，$10^4 \sim 10^5$個の単量体を重合させて得られる高分子化合物である．原料の単量体をモノマー，多数重合したものをポリマーという．ポリマー樹脂は通常，小指の爪1/4程度の大きさのペレット状につくられ，これから板，棒，管状のプラスチック製品やボトル・フィルムなどの製品に成形される．また，成型物をつくる際に，その物性や保存性を向上させる目的で，可塑剤，酸化防止剤，安定剤，紫外線吸収剤などの添加剤が加えられる．

プラスチック製品は，単一素材で利用するだけでなく，ガスバリアー性の改善など，さまざまな目的の機能性をもたせた複合素材（ラミネート）の開発が行われ，利用されている（表3.37）．

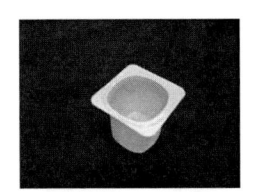

ヨーグルトの容器
（耐衝撃性ポリスチレン）

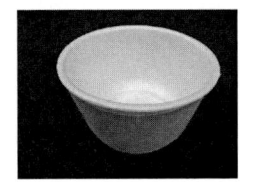

即席食品容器
（発泡ポリスチレン）

プラスチック製品
プラスチック製品は，熱に対する性質から熱硬化性樹脂と熱可塑性樹脂の二つに分けられる．前者は樹脂原料（ペレット）を熱で溶かすと溶けてやわらかくなるが，型に入れてさらに加熱すると硬化し，再度加熱してもやわらかくならない性質のもので，フェノール樹脂，ユリア樹脂，メラミン樹脂がこの性質をもつ．後者は原料を熱で溶かすと溶けてやわらかくなり，成形後再度加熱すると再びやわらかくなる性質を示すもので，ポリエチレン，ポリスチレン，ポリ塩化ビニルなどがある．

表 3.35 主なプラスチックの種類と原材料，物性および食品用途

区分	樹脂名 和名	略記号	樹脂の主原料	耐熱性 (℃)	主な物性	主な食品用途
熱硬化性樹脂	フェノール樹脂	PF	フェノール，ホルムアルデヒド	150	耐熱性，耐水性	汁わん，盆，茶托，鍋・ヤカンの取っ手
	ユリア樹脂	UF	尿素，ホルムアルデヒド	100	透明性，耐溶剤性	食器，漆器用生地
	メラミン樹脂	MF	メラミン，ホルムアルデヒド	110〜120	硬度大，耐熱性	食器
	エポキシ樹脂	EP	ビスフェノール A，エピクロルヒドリン	130	接着性，耐水性，耐薬品性	缶コーティング，塗料，接着剤
熱可塑性樹脂	ポリエチレン (低密度) (高密度)	PE LDPE HDPE	エチレン	70〜110 90〜120	無味無臭 耐水性，通気性 熱接着性	ポリ袋，ラップフィルム 瓶，コンテナ，容器のふた
	ポリスチレン (成形材料) (発泡用)	PS PS EPS(FS)	スチレン	70〜90	衝撃・溶剤に弱い 耐低温性，透明性 断熱性	コップ，トレー，乳製品容器 即席めん容器，トレー
	ポリプロピレン	PP	プロピレン	100〜120	耐熱性，耐衝撃性	ボトル，トレー，食器，弁当箱，密封容器
	塩化ビニル樹脂	PVC	塩化ビニル	60〜70	透明性，難燃性	ラップフィルム，手袋，キャップシーリング
	塩化ビニリデン樹脂	PVDC	塩化ビニリデン	130〜150	透明性，耐水性，ガスバリアー性	ラップフィルム，ケーシングフィルム
	ポリカーボネート	PC	ビスフェノール類，塩化カルボニル	120〜130	耐衝撃性，耐熱性	食器，哺乳瓶，電子レンジ容器
	ポリアミド（ナイロン）	PA	ジカルボン酸，ジアミンまたはアミノ酸，ラクタム	80〜140	耐熱性，ガス遮断性	ボイル・レトルト食品包材，複合フィルム，多層ボトル
	ポリエチレンテレフタレート	PET	テレフタル酸，エチレングリコール	200	耐熱性，耐衝撃性	ボトル，トレー，パック，複合フィルム・シート

● 3.7.3 器具・容器包装材の安全性 ●

器具・容器包装材に含まれる低分子化合物は，接触する食品が脂溶性である場合，容易に食品に溶出・移行することがある．そのために食品の衛生性・安全性を損い，ヒトに健康障害を与える可能性がある．これまでに器具・容器包装からその溶出や移行が問題となった例を表3.38にまとめて示す．溶出物には発ガン性，生殖毒性，内分泌攪乱作用などの可能性が指摘されている物質も含まれている．プラスチック製品は素材によって，短所もあり使用食品の制約を受けることもある．熱に弱い，表面がやわらかく傷がつきやすい，ホコリがつきやすい，変形する，太陽光で劣化する，ある種の薬品に弱い，油に弱いなどの欠点が知られているので，素材の理化学的性質を理解した上で食品へ適用することが大切である．

樹脂の中には，製品を製造する段階で，樹脂ポリマーを単に成型するだけではなく，樹脂の物性を改善したり，耐候性などの特性を付与するために化学物質（添加剤）が加えられる．樹脂によってこの添加剤の添加量はさまざ

容器からの溶出

2004年度2月に農林水産省のホームページ上で公開された，「即席めんを食べるときに個人の好みでしそ油を添加したところ，器壁が溶け出して薄くなってしまった」という苦情はこの一例で，しそ油に含まれている不飽和脂肪酸がスチレンに親和性をもっていたためである．

表 3.36 市販食品の容器包装に使われるプラスチックの素材例

食品の分類	食品などの具体例	フィルム	ボトル	キャップシーリング	カップ	トレー・パック・ケース
即席食品	即席めん，スープ，味噌汁，御飯類，汁粉	PE*, PP*, PS, PET			PP, PS, FS	PP, PS, FS, PET
乳製品	粉乳，チーズ，バター，発酵乳，乳酸菌飲料	PE*, PP, EVA, PVDC	PE, PS, PET	PE	PE, PP, PS*	PP, PS
油類	食用油，ドレッシング，マヨネーズ	PE*, PP*, EVA	PE*, PP*, PET	PE, PP		
調味料類	味噌，醤油，ソース，ケチャップ，つゆ，だし	PE*, PP*, PVA, EVA	PE*, PP*, PET	PE, PP, PS, FS, PVC	PE, PP*, PET, PAN	PP*, PET
農産物，水産物，畜産物および加工品	野菜，果物，刺身，鮮魚，干物，精肉，ハム，ソーセージ，惣菜，つくだ煮，漬け物	PE*, PP, PET, EVA*, BDR, PVC, PVDC	PS, PVC, PET	PE, PVC	PE*, PP*, PS, PET, EVOH, EVA, PVC	PE*, PP, PET, PS*, PVC, FS
レトルト食品	調理食品	PE*, PP*, EVA, PET			PE, PP*, PS	PP*
飲料	ミネラルウォーター，果汁飲料，炭酸飲料，レトルト飲料	PE*, PP	PE, PP, PS, PET	PE, PP, PS, FS, PVC	PE, PP, PS, PET	
その他	ラップフィルム，フリーズバック，密封保存容器	PE, BDR, PV, PVDC, PMP	PET, PE	PVC, PE	PE, PP, PS, PVC	PE, PP, PS, FS

プラスチックの材料は略記号で示したが，多層剤の場合は主に食品と接触するプラスチックの種類を示す．カップ，トレーに用いる開口部シールはフィルムに分類．
*：一部にバリアー素材としてEVOH，PVDC，PMPなどを使用する多層構成もある．
(日本薬学会編：衛生試験法・注解，金原出版，2005)

表 3.37 機能性包装材の種類と特性

区分	用途	包材の種類	機能
鮮度保持包材	野菜・果実	$CaCO_3$，ゼオライト，セラミックスを練り込んだポリオレフィンフィルム	野菜・果実の発生するエチレンガスを吸着
	生鮮肉・生鮮魚	PVDC，EVOHをバリアー層とした多層シートと多層フィルム	肉には酸素と炭酸ガス，魚には窒素と炭酸ガス，ガス置換包装
選択透過性包材	食肉加工品	選択透過性樹脂を主成分とした単層チューブ	高温・高湿下でスモーク成分透過，常温下でバリアー性あり
	ナチュラルチーズ	PVDCをバリアー層とした炭酸ガス透過性多層フィルム	包装熟成中に発生する炭酸ガスの透過
電子レンジ適性包材	レトルト食品	PP/PVDC/PP，PP/EVOH/PPのバリアー性容器	120℃，10分以上加熱に耐える耐熱性，マイクロ波加熱適性
	冷凍食品	PP，PP+$CaCO_3$，C-PET	-30℃低温適性，マイクロ波加熱適性
ハイバリアー性包材	調理加工食品	PET+SiO，PET+SiO_2蒸着フィルム	レトルト殺菌可能，マイクロ波加熱適性
	食肉加工品，乳製品	ハイバリアーPVDCまたはEVOHに他の樹脂をブレンドしたポリマーアロイフィルム	酸素透過度 $1 cc/m^2$，24 hr atm，20℃ (目標)，耐熱性

PVDC：塩化ビニリデン，EVOH：エチレン-酢酸ビニルの共重合物のけん化物，PP：ポリプロピレン，
PET：ポリエステル，C-PET：結晶化ポリエステル．

表 3.38 器具・容器包装から食品への溶出, 移行例

器具・容器包装の素材		食品への溶出・移行が問題となったことがある物質
プラスチック製品（合成樹脂）	塩化ビニル	塩ビモノマー 可塑剤（フタル酸エステル）
	ポリエチレン	酸化防止剤
	ポリスチレン	スチレンモノマー, オリゴマー
セラミック製品	ガラス製品, 陶磁器, ほうろう引き製品	金属類（As, Ba, Cd, Cr, Cu, Ni, Pb, Sn, Sb, Zn）
金属製品	器具, 缶 缶の内面塗装樹脂	金属類（Cr, Cu, Zn, Ni, Cd, Sn, Sb, Pb, As） フェノール, ホルムアルデヒド, エピクロルヒドリン, ビスフェノールA, 塩化ビニル
ゴム製品	天然ゴム, 合成ゴム, ラテックス	加硫剤, 酸化防止剤, 金属類
天然素材およびその加工品	紙製品 木竹製品	蛍光増白剤 ホルムアルデヒド

まで, ほとんど必要としないものから, 軟質塩ビ（変形が容易な可塑性のもの）のように, 樹脂とほぼ 1 : 1 で混合されるようなものまである. 表 3.39 に示すようなさまざまな添加剤が加えられるが, これらの添加物は樹脂と化学的に結合した状態で存在することはなく, 単に混ざり合っているだけであるので, 使用条件によっては接触する食品へ添加剤が容易に移行する. 食品用途の器具・容器包装の場合には, 溶出・移行が起こると, 食品を汚染することになるので, 仮に, 安全性の高い物質であっても溶出量が多い場合には, 定期的にモニタリングを行い, その量を把握しておくことは消費者の安心を得る一つの要素であろう. なかには, 安全性の問題以外の, 溶出した物質が異臭の原因になる, 風味を損ねるような例も知られている.

わが国では, 食品と接触して使用される器具・容器包装の規格基準に関して, 乳および乳製品用は「乳及び乳製品の成分規格等に関する省令（厚生省

表 3.39 プラスチック用添加剤

種類	添加量(%)	代表化合物	備考
安定剤			
ポリ塩化ビニル用安定剤	～3	脂肪酸金属塩（Cd, Pb, Ba, Zn, Caなど）, 有機スズ化合物, エポキシ化植物油など	ポリ塩化ビニル, ポリ塩化ビニリデンなどに限る
酸化防止剤	～2	BHTなどフェノール系化合物, チオプロピオン酸エステルなど	
紫外線吸収剤	～2	ベンゾフェノン系, トリアゾール系化合物	
滑剤	～3	脂肪酸アミド, 高級アルコール, パラフィン, ワックス	
着色料	～1	有機顔料, 無機顔料	耐熱性のあるもの
帯電防止剤	～0.3	アニオン界面活性剤, 非イオン界面活性剤	塗布は外面に限られる
性質改良材			
可塑剤	～40	フタル酸エステル, リン酸エステル, アジピン酸エステル, クエン酸エステルなど	ポリ塩化ビニル, ポリ塩化ビニリデン, 一部のポリスチレンなどに使用
耐衝撃剤	～15	ニトリルゴムなどのゴム質	

令第52号,1951年12月27日)」,それ以外のすべての食品用は「食品,添加物等の規格基準(厚生省告示第370号,1959年12月28日)」に定められている.また,一部は厚生労働省通知などにより設定されているが,器具・容器包装にかかわる化合物には規格基準がないものも多数ある.日本の場合,すでに述べた,(1)容器包装の定義に加えて,食品衛生法第3章の器具及び容器包装において,(2)清潔の原則:第15条「営業上使用する器具又は容器包装は清潔で衛生的でなければならない」,(3)規格と基準(表3.35参照)の3要件がすべての器具・容器包装に適用される.また,第15条を受けて同16条に有害器具等の販売等の禁止条項があり,① 容器包装などに有毒(害)物質が含まれたり,付着していたりしていて,直接人の健康を害するもの,② 容器包装材料が食品に接触して食品を有害化し二次的に人の健康に影響を与えるもの,の販売のための製造輸入,営業上の使用を禁止している.プラスチック素材に関して行政的には樹脂別の個別規制が敷かれている(規格・基準).その内容は特定の試験により規制値が設けられ,その基準値以内であれば使用してもよいというもので,ネガティブ型の法規制が行われている.

器具・容器包装では,原材料のモノマーやオリゴマーと製品の成型時に加える添加剤に由来するさまざまな物質が食品に移行する可能性があることから,原材料や製品について,一般規格(表3.40),材質別規格,用途別規格,製造基準などが定められている.これまでに,器具・容器包装の使用にあたって,問題となった主なものをまとめて表3.38に示した.法律上の規制の他,これを補完する形で業界自身による「自主規制」があるが,法的な強制力はなく,文字通り企業の善意を期待するものである.自主規格は,塩ビ食品衛生協議会とポリオレフィン等衛生協議会によるものがあり,自主規格に合格したものに,それぞれJHPマーク,PLマークがつけられている

表3.40 器具もしくは容器包装またはこれらの原材料一般の規格

原材料	種類	規格
金属	器具	銅,鉛またはこれらの合金が削りとられるおそれのある構造でないこと
	メッキ用スズ	鉛:5%未満
	器具・容器包装の製造または修理に用いる金属	鉛:10%未満,アンチモン:5%未満
	器具・容器包装の製造または修理に用いるハンダ	鉛:20%未満,ただし,缶詰用の缶外部に用いる場合,サニタリー缶では98%以下,その他は60%以下
	電流を直接食品に通ずる装置を有する器具の電極	鉄,アルミニウム,白金,チタンに限る(ただし,食品を流れる電流が微量である場合はステンレスも使用できる)
一般	器具・容器包装	着色料:化学的合成品にあっては,食品衛生法施行規則別表第2掲載品目(ただし,着色料が溶出または浸出して食品に混和するおそれのない場合を除く)
ポリ塩化ビニル	油脂または脂肪性食品を含有する食品に接触する器具・容器包装	フタル酸ビス(2-エチルヘキシル)を用いてはならない(ただし,溶出または浸出して食品に混和するおそれがないように加工されている場合を除く)

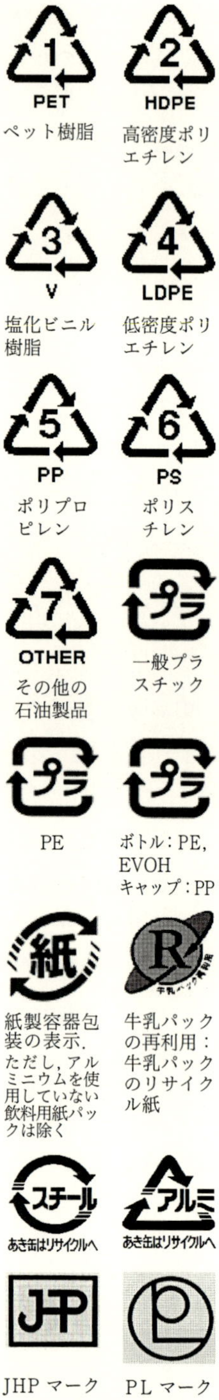

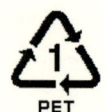

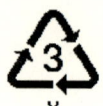

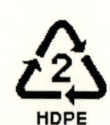

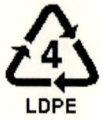

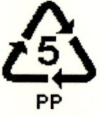

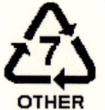

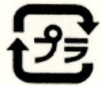

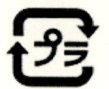

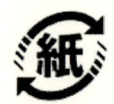

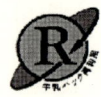

(図 3.26).

いずれにしても，日本の場合，食品用の器具・容器包装は，「清潔」で「有害でない」ならば，自由に使うことができ，国が定めたものだけがその規制を受ける法体系となっている．すなわち，材質による認可制ではないので，製造物責任法のもと，全く新しい素材を市場に提供することが可能である．ただし，乳などの販売用容器包装は厚生労働大臣の承認が必要である．

食品添加物の場合，わが国でも，戦後，現行の指定制度（ポジティブリスト方式）にネガティブ方式から転換して，その安全衛生行政に大きく寄与してきたといわれる．EU（英国，ドイツ，フランス，イタリア，オランダなど）諸国では，すでに，器具・容器包装材についてもポジティブリスト方式を採用している．すなわち，当該プラスチック製品ならびにその原料として安全に使用できると考えられる物質を選定し，その品質規格，使用量，使用範囲などの制限条件を定めている．米国は業者が申請したものを認可する方式をとっている．両者とも，「間接食品添加物」として法規制が行われ，安全性評価は食品への溶出量とその物質の安全限界を考えた ADI（一日摂取許容量）方式が根幹となっている．農薬・動物薬・飼料添加物も 2006 年 5 月からポジティブリスト方式へ移行した．将来的には日本でも食品用途の器具・容器包装に関して，WTO 体制のもとでは，ポジティブリスト方式へ移行することが望まれる．

また，乳幼児が口に接触して使用する玩具や，ゴム，合成樹脂および金属製の動物玩具，乗物玩具，人形，ブロック玩具，粘土，風船，ボール，ままごと用具なども，食品用途の器具・容器包装の考え方を準用して，法規制が行われている．すなわち，食品衛生法第 62 条，施行規則第 78 条により厚生労働大臣が指定する玩具について，食品，添加物，器具・容器包装に関する規定を準用することを定めている．

● **3.7.4 プラスチック製器具・容器包装の使用と廃棄の問題点** ●

複合素材の場合は，見かけだけではプラスチックの種類が判別できないことも少なくない．紙製品や金属缶製品の場合でも，プラスチックで内面（食品に接する側）処理することが広く行われている．金属缶に化学的に安定なポリエステルの内面処理を施したものが最近普及しはじめ，この場合にはプラスチックの規格基準が適用される（食品と直接接する素材の規制が適用される）．一般家庭で，食品が入っていた容器包装を再使用する場合や電子レンジで使用する場合には，素材の種類と性質を知った上で利用することが大切である．家庭用品の場合には，家庭用品品質表示法により，樹脂の種類，用途などきめ細かな情報が表示されるようになっているので，注意してみれば困ることは少ない．また，プラスチックの種類の表示も図 3.26 のように種類別の表示が決められている．しかし，最近の複合素材の普及によって

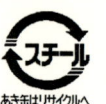

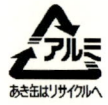

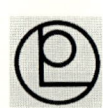

図 3.26　器具・容器包装関連のリサイクルマークなど

は，しばしば見分けがつかないケースも起こってくる．これは使う場合と，廃棄を行う場合の両方で問題を残している．

　自治体によっては，ゴミの回収時にきめ細かな分別を行っている場合があり，複合素材の取り扱いに苦慮することになる．環境省は 2004 年になって，法律で再商品化する規定のあるペットボトル以外の廃プラスチックを可燃ゴミとして焼却処分するよう廃棄物処理法の方針転換を決めたので，国の方針に従って各自治体のゴミ分別がわかりやすくなることを期待したい．一時期，廃棄物の燃焼炉がダイオキシンの発生源となっていることがわかり，塩素系化合物を含む塩化ビニルなどの使用・廃棄が抑制される結果となったが，現在は，燃焼炉の改良が進み，ダイオキシン発生量は急激に減少している．プラスチック廃棄物の焼却処理の場合，問題は少なくなっているが，"埋め立て処理"される場合には，依然としていくつかの問題点を残している．化学工業製品を原料としたプラスチックは生分解性が悪いために，埋め立て処理されたものが長期間にわたって環境中に残存することになり，溶出した添加物や分解物が自然環境を汚染し続けることである．特にビスフェノール A や可塑剤のフタル酸ジ-2-エチルヘキシル（DEHP）などは環境汚染物質として知られており，食品用途のプラスチックの利用がその一因となっている．プラスチックの使用・廃棄に関連して，内分泌攪乱作用のおそれがあるといわれるビスフェノール A や可塑剤などは，ある種の野生生物の生殖に影響を及ぼす場合があることは間違いないが，ヒトに対して同様な可能性があるかどうかは，依然として未解決のままである．環境に対して一定の配慮が必要であるが，ヒトに対する影響は研究の進展を待たなければならない．

　プラスチックの生分解性に関しては，最近，トウモロコシ，ジャガイモ，サツマイモなどのデンプンを発酵させてできるポリ乳酸など，天然の物質を高分子化した製品（グリーンプラスチックといわれる）が開発されるようになり，注目されているが，本格的な商品化や食品分野への利用には，まだ解決すべき問題点が残されている．

　食品用途の再生樹脂の利用には，法的な規制があったわけではないが，従来"バージン"樹脂が使われ，再生樹脂を使うことは"事実上御法度"であった．しかし，2005 年度に入り，PET 再生技術の進歩により不純物の混入を排除できる再生方法が開発され，再生 PET 樹脂の食品への使用が"解禁"されている．これはプラスチックの再資源化を促進させる効果を生むものと思われる．

生分解性プラスチック
　有機物は土の中に埋めると微生物によって最終的に水と二酸化炭素に分解される．通常の石油製品を原料としたプラスチックは微生物の作用を受けにくいためプラスチックの粒子が粉々になるだけで生分解性が悪い．一方，生分解のよいプラスチックの利用は石油資源を節約でき，廃棄時の環境負荷が少ないという利点がある．

3.8 食品衛生管理

3.8.1 HACCP

従来より食品の安全性を確保する努力は営業者によって行われてきたが，1996年に発生した腸管出血性大腸菌による食中毒をはじめ，乳飲料による集団食中毒事件，異物混入，食品偽装事件など食品関連事業者のリスク管理のあり方が問われる事件や事故が多発した．

これらのリスクを低減するための衛生管理手法として，HACCPが高い評価を受けている．HACCPは，hazard analysis critical control pointのそれぞれの頭文字をとったもので，「危害分析重要管理点」と訳されている．

HACCPシステムによる衛生管理手法は，従来のような最終製品の抜き

表 3.41　主な食品の事故・事件

年	事件
1996年	堺市学校給食O-157食中毒事件
2000年	低脂肪乳黄色ブドウ球菌食中毒事件
2001年	牛海綿状脳症発生（BSE）
2002年	偽装牛肉問題 無登録農薬問題 無認可食品添加物問題
2003年	無認可食品添加物問題 鶏肉偽装問題 八女茶産地偽装問題 コシヒカリ偽装表示問題 アレルゲン表示義務違反 米国牛BSE感染
2004年	採卵日の偽装表示問題 鳥インフルエンザ問題

表 3.42　HACCPの原則と手順

原則1：危害分析の実施
食品の生産から，加工，調理，貯蔵，輸送，消費の各段階において発生が予測される危害を明らかにし，その危害の発生の可能性を解析し，防止措置を明らかにする．さらに，危害の原因物質，発生要因および防止措置を明らかにした危害リストを作成する．

原則2：重要管理点の設定
予測される危害の発生を防止，除去または発生の可能性を許容できる範囲までに抑えるために必要な重要管理点を設定する．

原則3：管理基準の設定
重要管理点を管理するための判断基準を定める．管理基準とは，危害の発生を防止するための科学的根拠に基づいた基準であり，これを逸脱した場合は危害発生の可能性がある．

原則4：測定方法の設定
重要管理点における管理基準を監視する方法を設定する．すなわち，すべての重要管理点において管理基準を逸脱していないかどうかを連続的あるいは相当の頻度でモニタリングする．

原則5：改善措置の設定
モニタリングにより管理基準から逸脱したときに講ずる措置を定めておく．すなわち，管理基準から逸脱した原因を迅速かつ確実に排除し，管理状態を正常な状態に戻すとともに，管理基準から逸脱した製品の取り扱いをあらかじめ定めておく．

原則6：検証方法の設定
HACCPシステムが適正に機能しているか否かを確認する方法を確立しておく．

原則7：記録の文書化と維持管理
HACCPプランの作成に関する記録および日常の衛生管理の実施記録についての書式，記載方法および保管方法などを設定する．

手順1	HACCPチームの編成	
手順2	製品の特徴を確認	
手順3	製品の使用方法を確認	
手順4	製造工程一覧図，施設の図面および標準作業書の作成	
手順5	製造工程一覧図などを現場で確認	
手順6	危害の分析	原則1
手順7	重要管理点（CCP）を設定	原則2
手順8	管理基準を設定	原則3
手順9	測定方法（モニタリング方法）を設定	原則4
手順10	改善措置を設定	原則5
手順11	検証方法を設定	原則6
手順12	文書化および記録の維持管理	原則7

取り検査などにより行うものではなく，食品の製造行程の中で起こりうる危害を予測し，その危害を行程ごとに重点的に衛生管理することで，最終製品の安全性を確保するものである．

HACCPによる食品衛生管理計画の作成にあたっては，表3.42に示す7つの原則とその原則を盛り込むための12の手順がある．HACCPの7原則は食品の衛生管理を理論的にシステム化したもので，この原則に従うことで信頼性の高い衛生管理が可能となる．

3.8.2 食品工場における一般衛生管理事項

HACCPシステムは，最終製品の検査のみで行われていた従来の品質管理に代わって，食品製造時の各工程を管理するもので，特に重点的に管理する必要がある部分については管理基準を決め，集中的かつ連続的に管理を行うようにしたものである．

1996年，このHACCPシステムを基礎とした「総合衛生管理製造過程」が食品衛生法に導入された．総合衛生管理製造過程は，食品衛生法で「製造又は加工の方法及びその衛生管理の方法について食品衛生上の危害の発生を防止するための措置が総合的に講じられた製造又は加工の工程をいう」と定義されているが，これは，HACCPシステムによる衛生管理およびその前提となる施設設備の衛生管理などを行うことにより総合的に衛生が管理された食品の製造または加工の工程を意味している．

「総合衛生管理製造過程」では，営業者がHACCPシステムにより作成した衛生管理プランを厚生労働省へ提出する．厚生労働大臣は，申請された衛生管理方法が承認基準に適合することを確認し，個別に承認する．承認された食品の製造にあたっては，法定の製造基準（食品衛生法第7条第1項）によらなくても，承認された方法により食品の製造ができる．

厚生労働省がHACCPとして承認する食品は，表3.43に示すとおりである．

総合衛生管理製造過程の承認基準およびその手続きは，食品衛生法施行規則第13条，第14条，乳及び乳製品の成分規格等に関する省令第4条，第6条に定められている．

表 3.43 HACCP承認食品

①	牛乳，山羊乳，脱脂乳および加工乳
②	クリーム，アイスクリーム，無糖練乳，無糖脱脂練乳，脱脂粉乳，発酵乳，乳酸菌飲料および乳飲料
③	清涼飲料水
④	食肉製品
⑤	魚肉練り製品
⑥	容器包装詰加圧加熱殺菌食品

3.8.3 家庭における衛生管理

　家庭における食中毒発生件数は年々減少傾向にあり，1998年には全体の約20%であったが2003年には約9%まで減少している．これは1996年，学校給食が原因となった腸管出血性大腸菌による食中毒をきっかけに，食の安全に関する意識が向上した結果であると考えられる．引き続き家庭内における衛生管理が期待される．

　1997年3月に厚生省から「家庭でできる食中毒予防の六つのポイント（家庭で行うHACCP）」が発表された．

【ポイント1】食品の購入
① 肉，魚，野菜などの生鮮食品は新鮮なものを購入する．
② 表示のある食品は，消費期限などを確認して購入する．
③ 購入した食品は，肉汁や魚などの水分が漏れないようにビニール袋などにそれぞれ分けて包み，持ち帰る．
④ 生鮮食品などのように冷蔵や冷凍などの温度管理の必要な食品の購入は，買い物の最後にし，購入したら寄り道せず，まっすぐ持ち帰る．

【ポイント2】家庭での保存
① 冷蔵や冷凍の必要な食品は，持ち帰ったら，すぐに冷蔵庫や冷凍庫に保存する．
② 冷蔵庫や冷凍庫の詰めすぎに注意し，目安は容量の7割程度にする．
③ 冷蔵庫は10℃以下，冷凍庫は，−15℃以下に維持する．
④ 肉や魚などは，ビニール袋や容器に入れ，冷蔵庫内での食品相互の汚染を防止する．
⑤ 肉，魚，卵などを取り扱うときは，取り扱う前後で必ず手指を洗浄する．
⑥ 食品を流し台の下に保存する場合は，水漏れなどに注意し，直接床に置くことは避ける．

【ポイント3】下準備
① 台所の衛生管理として，ゴミ箱の廃棄，調理台の整理整頓および清潔なタオルやふきんの使用を励行する．
② 井戸水の使用については，水質の管理を十分に行う．
③ 手洗いを励行する．
④ 生の肉，魚，卵を取り扱った後，トイレやおむつ交換の後にも手洗いをする．
⑤ 肉や魚などの汁が，果物やサラダなど生で食べるものや調理の済んだ食品にかからないようにする．
⑥ 包丁やまな板は，肉用，魚用，野菜用と別々にそろえて，使い分けるか熱湯で殺菌する．
⑦ ラップしてある野菜やカット野菜もよく洗う．

⑧ 冷凍食品などの解凍は冷蔵庫の中や電子レンジで行う．また，水を使って解凍する場合には，気密性の容器に入れ，流水で行う．
⑨ 料理に使う分だけ解凍し，解凍が終わったらすぐ調理する．
⑩ 包丁，食器，まな板，ふきん，たわし，スポンジなどは，使った後すぐに，洗剤と流水でよく洗う．

【ポイント4】調理
① 台所の衛生管理と整理整頓を確認する．
② 加熱して調理する食品は十分に加熱する．目安は，中心部の温度が75℃で1分間以上加熱する．
③ 料理を途中でやめるときは，冷蔵庫に入れる．再び調理をするときは，十分に加熱する．
④ 電子レンジを使う場合は，電子レンジ用の容器，ふたを使い，調理時間に注意し，熱の伝わりにくいものは，時々かき混ぜる．

【ポイント5】食事
① 食卓につく前に手を洗う．
② 清潔な手で，清潔な器具を使い，清潔な食器に盛り付ける．
③ 温かく食べる料理は常に温かく，冷やして食べる料理は常に冷たくしておく．目安は，温かい料理は65℃以上，冷やして食べる料理は10℃以下．
④ 調理前の食品や調理後の食品は，室温に長時間放置しない．

【ポイント6】残った食品
① 残った食品を扱う前に手洗いする．
② 残った食品は早く冷えるように浅い容器に小分けして保存する．
③ 時間が経過しすぎた食品は廃棄する．
④ 残った食品を再加熱する場合は十分に加熱する．目安は75℃以上．味噌汁やスープなどは沸騰するまで加熱する．

3.9 新しい食品の安全性問題

3.9.1 有機栽培農作物（食品）と特別栽培農作物

　第二次世界大戦後，日本の農業は多肥料集約型に変化していったが，一方で食品の残留農薬や生態系（自然環境）破壊の問題が目立つようになった．1970年代に入り，食糧需給の心配がなくなり，環境問題に対する反省，食品の食味・風味さらには栄養価の問題も認識されるようになると，自然環境に配慮した，化学肥料や農薬の使用を極力減らし，有機性肥料（腐葉土や牛糞堆肥，鶏糞などの発酵堆肥など）を用いた農作物の栽培法（有機農法）が見直されるようになってきた．有機栽培食品は一般の食品と比べ価格が割高であったが，食品の安全性に関心をもった消費者運動と連携して次第に普及

表 3.44 農産物の栽培法と表示

表示 \ 栽培法	農薬		肥料	
	化学合成農薬	天然系農薬	化学合成肥料	天然系肥料
有機栽培（JAS）*1	×*3	○*4	×	○
特別栽培（農林水産省ガイドライン）	5割以下	○	5割以下	○
無農薬栽培*2	×	×	○	○
無化学肥料栽培*2	○	○	×	○
減農薬栽培*2	5割以下	○	○	○
減化学肥料栽培*2	○	○	5割以下	○

*1：認定を受けたものに表示できる．違反に罰則あり．
*2：農林水産省のガイドラインでは使用を認めていないが，使っても罰則はない．
*3：使用不可．
*4：使用してもよい．

特別栽培農産物

これまでの，「無農薬」，「減農薬」，「無化学肥料」，「減化学肥料」のような，消費者にわかりにくい曖昧な表示をやめ，特別栽培○○の後に，「農薬不使用」，「農薬無散布」，「農薬を使っていません」，「化学合成農薬：栽培期間中不使用」，「化学合成農薬：当地比○割減（使用回数）」のように，誤解を与えることのない表示を行うことを推奨している（下図参照）．

〈表示例〉

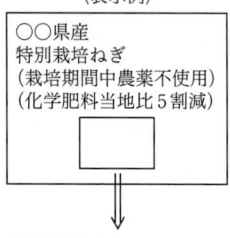

```
○○県産
特別栽培ねぎ
（栽培期間中農薬不使用）
（化学肥料当地比5割減）
```

↓

```
農林水産省ガイドライン
による表示
特別栽培農産物
農　薬：栽培期間中
　　　　不使用
化学肥料：当地比5割減
　　　　（窒素成分）
　栽培責任者　○○○○
　住所　○○県○○町△△
　連絡先　TEL □□-□□-□□
　確認責任者　△△△△
　住所　○○県○○町◇◇
　連絡先　TEL □□-□□-▽▽
化学肥料使用状況
kttp://www.‥‥.jp/
```

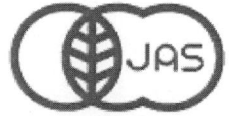

図 3.27　有機（栽培）農産物・食品の認定マーク

するようになり，1980年代に入ると市場で「有機栽培」または「無農薬栽培」の農産物が流通するようになってきた．しかし，公的な定義や規格・基準がなく，生産者や流通業者が独自の判断で商品を提供しはじめたため，品質や商品価値に混乱が生じてきた．2006年現在，農産物とその表示の種類をまとめると表3.44のようになる．1992年，農林水産省は「有機農産物および特別栽培農産物に係わるガイドライン」を示し，「有機農産物」は原則として化学合成農薬と化学肥料を使用せず3年以上経過した農地から収穫したもの，「無農薬農産物」はその栽培中に農薬を使用しなかったものと規定した．このガイドラインは2003年に改定され（2004年4月施行），環境保全型農業推進のため化学肥料と化学合成農薬の両方の使用量を慣行の5割以上減らして栽培されたものを「特別栽培農産物」として統一し，従来の「無農薬」，「減農薬」などの名称を廃止した．

化学的に合成された肥料や農薬を原則として使用しない農産物やそれらを原料として加工された農産加工食品をそれぞれ「有機栽培作物」および「有機食品」という．日本では，1999年にFAO/WHO合同食品規格委員会（Codex）が公表した有機食品の基準と整合性をとるためにJASが改訂され（2000年4月），有機農産物と有機農産物加工食品の定義や規格を設けた．有機農産物とは「化学的に合成された肥料及び農薬の使用を避けることを基本として，播種または植付け前2年以上（多年生作物にあたっては，最初の収穫前3年以上）の間，堆肥等による土づくりを行ったほ場において，生産された農産物」，有機農産物加工食品とは「原材料である有機農産物の持つ特性が製造または加工の過程において保持されることを旨とし，化学的に合成された食品添加物及び薬剤の使用を避けることを基本として製造された加工食品で，食塩及び水の重量を除いた原材料のうち，有機農産物及び有機農産物加工食品以外の原材料の占める割合が5％以下であるもの」と定義されている．これらの基準を満たし，第三者登録認定機関の検査を受けたものに限り，有機JASマーク（図3.27）とともに「有機○○」または「オーガニック○○」の表示が認められるようになり，玄米・精米を除く生鮮食品

(2000年7月)，有機食品（2000年10月），玄米・精米（2001年4月）に順次適用されている．海外から輸入される有機食品についても国内産のものと同様に有機JASマークが付されていないと輸入業者はこれを販売することができない．第三者登録認定機関とは改正JAS（2006年3月）により農林水産省から認定を受けた機関のことで，品目別に国内外の30機関が現在認定されている（2006年現在）．

有機JASマークは，従来からあるJASマーク（品質保証）と異なり，農地，種苗，資材，収穫後の取り扱い方法，原料，加工方法，流通など，生産から製造のすべての行程に規格を設けてある．認定を受けた業者がトレーサビリティ（移動履歴）のある記録を保持し，専門技能をもった第三者機関の検査によって規格が守られていることを確認した上でマークが貼付される．このため，登録認定機関は年1回以上の査察が義務付けられている．このシステムが機能していれば有機農産物（食品）の規格と安全性は確保されるものと思われる．しかし，有機農産物（食品）に残留農薬の検査を義務付けるものではないので，農薬の残留基準を満たしていることを保証するシステムではない．農薬は2006年5月からポジティブリスト制度に移行したので，その規制を受ける．

有機JASマーク

有機JASマークは，農産物およびその加工品以外の畜産物にも使うことができる．有機飼料を与えて，野外の放牧などストレスを与えない方法で飼育し，抗生物質などを予防目的で使わない，遺伝子組換え技術を使わない畜産物（ウシ，ブタ，ニワトリなど）が対象となる．詳細は，有機畜産物の日本農林規格（2005年10月27日農林水産省告示第1608号，およびその一部改正：2006年）で定められている．

● 3.9.2 遺伝子組換え食品（GMF）●

栽培や食味または栄養などの面から有用と考えられる遺伝子を天然の農作物に遺伝子組換え技術を用いて組み込み，発現させるようにした農作物を遺伝子組換え作物（組換え生物：genetically modified organisms, GMO）という．この作物をそのままあるいは加工調理して，食物としたものを遺伝子組換え食品（genetically modified food, GMF）という．組換え体そのものを利用するのではなく，組換え体が産生する特定成分を取り出して食品添加物として利用する場合もこれに含まれる．

a. 遺伝子組換えとは

農作物の品種改良は，従来，自然に起こる突然変異や人為的な遺伝子の突然変異を交配操作により組換え体を得る，という時間を要する方法で行われてきた．しかし，現在は遺伝子工学の技術が進歩して，遺伝子の切り貼り，異種生物への導入が容易に行えるようになったことから，農作物などの改良の範囲が大幅に拡大され，かつ，改良の期間が短縮できるようになった．遺伝子組換えにはアグロバクテリウム法がよく用いられる（図3.28）．外来の遺伝子としては，目的遺伝子の他，ベクターという目的遺伝子を植物細胞の遺伝子に運び込む役割をする遺伝子とマーカー遺伝子（遺伝子組換え細胞を非組換え細胞から選択するための薬剤耐性遺伝子など）が含まれる．

b. 遺伝子組換え技術を用いた食品と食品添加物の種類

組換えDNA技術を応用した食品には，組換え農作物（食品）および組換

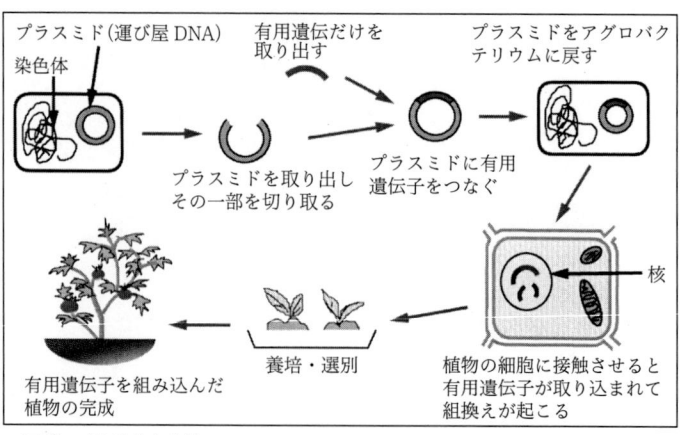

図 3.28 アグロバクテリウム法を用いた遺伝子組換え作物の作成例
（食品科学広報センターパンフレットより）

え生物が産生する特定成分を取り出して利用する食品添加物の二つがある．日本では 2008 年 2 月現在，国の安全性審査を経たものとして，トウモロコシ，ナタネ，ジャガイモなどの農作物 88 品目と，キモシン，α-アミラーゼなど食品添加物 14 品目がある（表 3.45）．

表 3.45 わが国の厚生労働省の安全性審査を経た遺伝子組換え食品と添加物一覧（2008 年 2 月 12 日現在）

品　種	遺伝子組換えにより付与された性質（品目数）	合計品目数
食　品		
ジャガイモ	害虫抵抗性 (2)，害虫抵抗性とウイルス抵抗性 (6)	8
大豆	除草剤耐性 (4)，高オレイン酸形質 (1)	5
トウモロコシ	害虫抵抗性 (6)，除草剤耐性 (5)，害虫抵抗性と除草剤耐性 (23)，高リシン形質 (1)，高リシン形質と害虫抵抗性 (1)	36
ナタネ	除草剤耐性 (13)，除草剤耐性と雄性不稔性 (1)，除草剤耐性と稔性回復性 (1)	15
テンサイ	除草剤耐性 (3)	3
ワタ	害虫抵抗性 (3)，除草剤耐性 (5)，害虫抵抗性と除草剤耐性 (2)	18
アルファルファ	除草剤耐性 (3)	3
合　計		88
添加物		
α-アミラーゼ	生産性向上 (6)	6
キモシン	生産性向上 (1)，キモシン生産性 (1)	2
プルラナーゼ	生産性向上 (2)	2
リパーゼ	生産性向上 (2)	2
リボフラビン	生産性向上 (1)	1
グルコアミラーゼ	生産性向上 (1)	1
合　計		14

c. 遺伝子組換え食品の安全性確保と社会的認容

遺伝子組換え食品の開発と実用化は，1990 年代に入り米国を中心に急速に拡大してきた．このため厚生労働省では安全性審査を経ないものが国内で流通しないよう，2001 年 4 月から食品衛生法で安全性審査を義務化し，審査を受けていない遺伝子組換え食品またはこれを原材料に用いた食品の輸

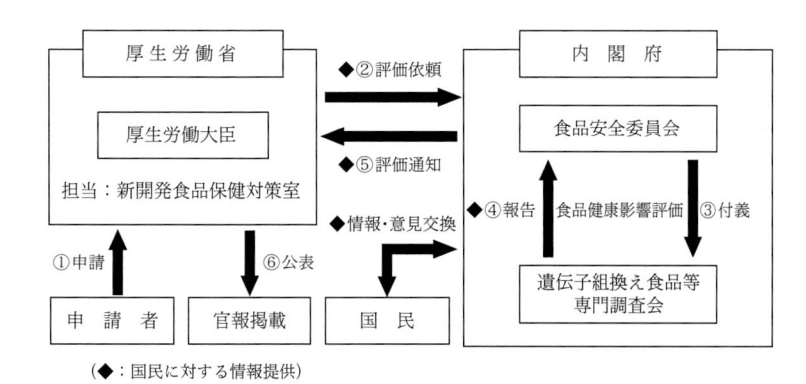

図 3.29 遺伝子組換え食品の安全審査手続き

入，販売などを禁止した．現在，安全性審査は，2003 年 7 月から内閣府に設置された食品安全委員会に受け継がれ（図 3.29），審査基準も国際的な食品などの基準を定める Codex 委員会の遺伝子組換え食品の安全性評価基準に準拠するものとなっている．

遺伝子組換え食品の安全性評価には，非組換え食品と「同等とみなし得る（実質的同等性）」ことが要求される．実質的同等性とは，① 遺伝的素材に関する事項，② 広範囲なヒトの安全な食経験に関する資料，③ 食品の構成成分などに関する資料，④ 既存種と新品種の使用方法の相違に関する資料，の各要素について当該植物（組換え作物）と既存植物（非組換え作物）が全体として食品としての同等性を失っていないことが客観的に証明されなければならないというものである．

安全性の審査は，主に，① 組換え DNA 技術により付加されるすべての性質，② 組換え DNA 技術に起因し発生するその他の影響が生ずる可能性の 2 点について行われ，具体的な項目は次の 5 点である．
① 挿入遺伝子の安全性
② 挿入遺伝子により産生されるタンパク質の有害性の有無
③ アレルギー誘発性の有無
④ 挿入遺伝子が間接的に作用し，他の有害物質を産生する可能性の有無
⑤ 遺伝子を挿入した事により成分に重大な変化を起こす可能性の有無

安全性審査の義務化に伴い，遺伝子組換え食品の表示に関しても，食品衛生法に基づく表示，JAS に基づく表示が義務付けられ，一部自主的表示も行われている（表 3.46）．現在，大豆，トウモロコシ，ジャガイモ，ナタネ，ワタ，アルファルファ，テンサイの 7 つの農作物と，これを原料とする加工食品のうち 32 食品群が表示の対象となっている．表示の方法は，① 遺伝子組換え農産物を使っている場合は「遺伝子組換え」と，② 遺伝子組換えと非組換え農産物を分けずに使っている場合は「遺伝子組換え不分別」と表示することが義務付けられている．たとえば，原材料に大豆が使われている加工食品の場合，原材料名の欄に「大豆（遺伝子組換え）」または，「大豆

表 3.46 遺伝子組換え食品（農産物）の表示方法

食品の区分	表示の種類	対象食品（農作物）
分別生産流通*が行われた遺伝子組換え食品の場合	「遺伝子組換え食品」である旨（義務表示）	遺伝子組換え農産物が存在する種類の農産物である食品（トウモロコシ，大豆，ジャガイモ，ワタ，ナタネ，アルファルファ，テンサイ）と，上記7農産物を原材料とする32食品群．ただし「組換えDNA及びたんぱく質が除去，分解されているもの（油や醬油など）」と，「主原材料（全原材料中重量が，上位3品目でかつ5%以上）でないもの」は対象外．
遺伝子組換え，非遺伝子組換え食品が分別されていない場合	「遺伝子組換え不分別」である旨（義務表示）	
分別生産流通が行われた非遺伝子組換え食品の場合	「非遺伝子組換え食品」である旨（任意表示）	

*：遺伝子組換え食品（農産物）と非遺伝子組換え食品を生産，流通および加工の各段階で分別して管理を行うこと．

（遺伝子組換え不分別）」と表示される．また，遺伝子組換え農産物を使っていない場合は，表示義務はないが，任意で「大豆（遺伝子組換えでない）」などと表示することができる（任意表示）．表示の義務化と関連して，ほ場での混入（花粉の飛散による非組換え種との交雑が起こりうる），用途別にバルク流通される流通過程での非意図的混入の許容限界を最大5%と見込んでいる（科学的検知は原料レベルの場合0.1%以下でも可能とされる）ことが論点となっている．表示については，日本の他，EU，カナダ，オーストラリア，ニュージーランドなどで義務化されているが，米国は義務化を必要としないという考え方をとっている．

遺伝子組換え食品については，日本では消費者に感覚的なアレルギー感が強いが，正しい情報の開示，組換えの表示，消費者と生産者・研究者および行政間のコミュニケーションを通じて理解を深め，相互の信頼関係を辛抱強く醸成していくことが，社会的認容（public acceptance）の形成に必要である．

d. 遺伝子組換え作物（食品）利用の利益と不利益

遺伝子組み換え作物（食品）を利用する利点と不利益についてまとめると，それぞれ次のようになる．

1) 利便性

① 除草剤耐性，抗病害虫性など栽培性の向上（農家の生産性，収穫量の向上）

② 風味の向上（消費者の利益）

③ 栄養価の向上（消費者の利益）

④ 保存性の向上（流通段階，消費者の利益）

⑤ 人類の食糧確保・安定供給

2) 不利益の可能性

① 外来遺伝子により作物体内で産生されるタンパク質の安全性：たとえば，風味・食味を悪化させたり，栄養価を低下させたりすることはない

3.9 新しい食品の安全性問題

か，アレルゲンとならないか．

② 生態系に与える影響： 遺伝子組換え作物を開放形（野外）で栽培した場合，他の作物や生態系へ影響（花粉の飛散による交雑）を与えないかなど．

組換えDNA技術を利用して得られた生物のうち，農作物など組換え体そのものあるいはその加工調理品を食する場合は，組換えによって導入された遺伝子の産物（タンパク質）の安全性が最も重要である．なかでもアレルゲンとなる可能性については，ヒトの側の個体特異性が強いこともあって，遺伝子組換え食品利用の最大の問題点となっているが，安全性審査も慎重に行われているので，市販食品で問題が発生した事例はこれまでのところない．アレルゲンについては，現在，DNAレベルのデータベース化が進んでおり，将来的には一般食品だけでなく組換え作物の開発においても，作成の段階でアレルゲンの産生を避けられるようになると期待される．抗病害虫性の付与に使われるBtトキシンはヒトと病害虫の消化管での消化性の違いが巧みに利用され，ヒトでは消化されて毒性を示すことはない（図3.30）．

組換え操作に使われたベクターや外来遺伝子などのDNAは消化・吸収されるので，高分子のまま吸収されて体内で遺伝子が機能・発現することはなく，一般の食品と全く同じである．

組換え体そのものを利用するのではなく，組換え体が産生する特定成分を食品添加物として利用する場合には，前者の場合のような問題は生じない．化学合成品や天然添加物と同様に考えることができる．たとえば，チーズをつくるときに用いられる凝乳酵素レンネット（キモシン）や，デンプン糖の製造などに用いられる加水分解酵素 α-アミラーゼなどを製造する場合，従来は子ウシの胃あるいは菌などから分離精製して使っていたが，現在は，こ

アレルゲン
企業の開発レベルで，大豆の栄養価を高めるために，ブラジルナッツのDNAを組み入れた場合に，アレルギーの誘発性がわかり開発中止となった事例がある．

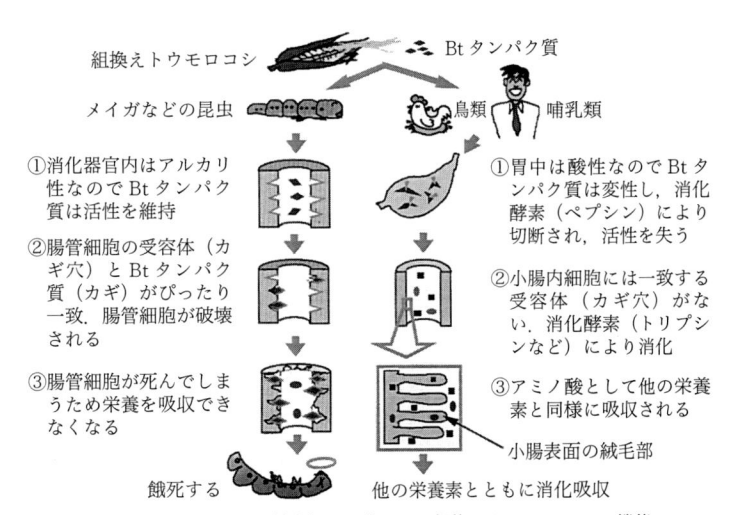

図 3.30 Btタンパク質遺伝子を導入した組換えトウモロコシの機能
（食品科学広報センターパンフレットより）

れらの酵素の産生 DNA を微生物（大腸菌がよく使われる）に挿入し，この微生物（組換え体）を大量培養することで，簡便かつ効率的に多量の酵素が得られる．培養後の精製工程において組換え体そのものは除去されるので，最終的な製品（酵素）中に組換え体が含まれることはない．

　この他，遺伝子組換え作物を開放系（野外）で栽培する場合の非組換え作物に与える影響（交配による遺伝子組換えなど）の検討は大きな課題として残されており，米国では野外実験も多く行われているが，日本ではこの種の実験が実質的にできない状況にある．2004年2月に「遺伝子組換え生物等の使用等の規制による生物の多様性の確保に関する法律（カルタヘナ法）」が施行され，環境中で使用した場合に，遺伝子組換えにより生育の特性が変化して野生動植物を駆逐しないか，有害物質を産生するようになっていないか，近縁野生種との交雑性に変化はみられないかなどのリスク評価が義務付けられている．

3.9.3　放射線照射食品

　放射線を用いた食品照射は，食品の衛生性の確保や貯蔵期間延長のための方法であり，放射線の吸収線量の多少により生鮮野菜の発芽抑制，害虫や寄生虫の繁殖防止・殺虫，食中毒菌・腐敗菌の殺菌などの目的で使うことができる（表3.47）．

　放射線は放射性元素の崩壊に伴って放出される粒子線または輻射線の総称で，α線，β線，γ線の3種類が利用される．いずれも気体や水分子を電離させる性質をもつことから，電離照射線ともいわれる．この電離照射線としての性質を利用して，食品の殺菌，殺虫などを行い食品衛生性の向上を図ったり，発芽防止，熟成遅延など食品の品質保持に利用したりすることができる．放射線源としてコバルト60（^{60}Co）やセシウム137（^{137}Cs）を用いて食品にγ線やβ線を照射することが行われる．この場合，食品の温度を実質的に上げることなく，さらに，容器に入れたまま，あるいは包装したまま，

放射線と放射能は違うもの
　放射線は，放射性物質（核種）または放射線発生装置から放出されるエネルギーの高い粒子線や電磁波のことで，放射能は放射線を出す能力またはその強さのことをいう．放射線照射には波長が非常に短い光と考えられる放射線が使われる．病院で使用されるX線と同じで，人体にX線をあてても透過するだけで，放射線が残ることはない．

表 3.47　放射線照射の食品への応用分野

照射線量の分類	線量（kGy）	対象品目例
低線量照射（1 kGyまで）		
発芽防止	0.02〜0.15	ジャガイモ，タマネギ，ニンニク他
殺虫および害虫不妊化	0.10〜1.0	生鮮果実，穀類，豚肉他
熟度調整	0.05〜1.0	熱帯果実他
中線量照射（1〜10 kGy）		
食中毒防止	1.0〜7.0	鶏肉，赤身肉，魚介類，卵白他
貯蔵期間延長	1.0〜7.0	鮮肉，魚肉加工品，イチゴ，ミカン他
菌数低減（衛生化）	5.0〜10.0	香辛料，乾燥野菜，乾燥果実，飼料原料他
物性改良		多糖類の低粘度化，乾燥野菜，ウイスキーや焼酎の熟成促進など
高線量照射（10〜75 kGy）		
完全殺菌	30〜75	宇宙食，免疫不全患者食，ハイキング用無菌食（主に肉製品），無菌動物用飼料など

（伊藤　均：*JAERI-Review*, 2001-2029, 2001）

照射処理を行うことができるので，加熱殺菌に不向きな生鮮食品，冷凍食品，香辛料などの殺菌・殺虫に利用される．ジャガイモやタマネギなどの発芽防止に利用されるのは，発芽組織の細胞が放射線の影響を受けやすいのに対して，他の部位の細胞は影響を受けにくいという差を利用したもので，品質を落とさず発芽を防止することができる．

　放射線の食品への照射は，歴史的には，軍需用に食品を長期保存するために初めて行われた．照射食品に放射線が残ることはないが，照射時に水分子の電離を起こすことで殺菌・殺虫が行われるので，食品に対する安全性もそのことが問題となる．すなわち，食品中の水分子の電離によって生成する・OHと・Hは速やかに周りの化学物質と反応するために生物を死に至らしめることができる．主要な生物効果は水が分解して生じる活性酸素による遺伝子（DNA）の酸化切断反応によるものである．DNAの損傷が生鮮野菜の発芽抑制や殺虫・殺菌効果をもたらす一方，・OHと・Hは栄養素や食品成分と化学反応を起こして，栄養素の損失や食品成分の変質による毒性物質の生成をもたらすことがある．照射食品の動物実験で，体重減少や生殖器の異常，出生子の異常などが認められる場合がある．そのため，食品への放射線照射の利用にあたっては，食品として非照射食品との実質的同等性（栄養素の損失や成分の変化，風味・食味の変化がないこと）と安全性が確保され，しかも殺菌・殺虫などの目的にあった照射線量を制御することが重要である．

香辛料の殺菌
　2006年7月，原子力委員会の食品照射専門部会が香辛料の殺菌を認める報告書を出したことを受けて，厚生労働省は検討をはじめている．

　世界的には，Codexが食品照射実用化に必要な規格基準を提案している．2002年には53ヵ国において食品への照射が許可され，許可品目は100品目以上に達している．現在，放射線照射の食品への適用は約35ヵ国で実用化され，照射食品は60万tに達するといわれる（表3.48）．日本では，厚生

表 3.48　食品照射を実用化している主な国と年間処理量

国　名	適用食品	処理量（t/年）
中国	ニンニク，香辛料など	50000以上
米国	香辛料，果実，鶏肉など	30000以上
フランス	香辛料，鶏肉など	20000以上*
オランダ	香辛料，冷凍魚介類，鶏肉など	20000以上*
ベルギー	香辛料，冷凍魚介類	19000以上
カナダ	香辛料など	45000
日本	バレイショ（ジャガイモ）	15000
南アフリカ	香辛料，ニンニクなど	10000以上
韓国	香辛料，朝鮮人参粉末	3000
イスラエル	香辛料など	1200
ハンガリー	香辛料など	1000
アルゼンチン	香辛料，乾燥野菜	650
チリ	香辛料など	450
タイ	発酵ソーセージ，香辛料	100
英国	病人食，香辛料	若干量

＊：公式発表と個人的な情報からの推定値．
（伊藤　均：月刊フードケミカル，**6**, 20, 1998より改変）

省が 1972 年に ^{60}Co によるジャガイモの発芽防止のための照射を認めているが，年間処理量は 1〜1.5 万 t にとどまっている．わが国では原爆被爆体験をもつ唯一の国として放射線に対するアレルギーが強く，放射線照射の食品への利用に対して消費者の理解が十分に得られていないのが現状である．しかし，わが国の食糧が約 60% を輸入に依存している現状を考えれば，将来的には照射食品の利用が拡大していく可能性が高いので，それに備えて，照射食品，非照射食品の分別検出技術を確立して経験を積んでおくことが望まれる．

　これまで，照射を受けた食品の問題について述べてきたが，食品が放射性物質に汚染されている場合，ヒトは食品から放射線を直接的に浴びる可能性がある．食品を介して摂取される主な放射性物質には天然放射性元素と人為的に環境中に放出される放射性元素がある（表 3.49）．自然放射能の主なものは，どの壊変系列にも属さないカリウム 40（^{40}K）で，全カリウム中の 0.012% に及ぶ．半減期が 13 億年ときわめて長く，^{40}K から放射される 30〜60 ベクレル（Bq）/1 日の放射能に地球上のすべての生物は曝されていることになる．後者の例としては，古くは米ソなどの核実験による人工放射性核種の放出がある．比較的最近では，1986 年 4 月に旧ソ連のウクライナ，キエフ市北方約 130 km のチェルノブイリ原子力発電所で起こった事故が記憶に新しい．放射性物質は国境を越えて隣接するヨーロッパ諸国にも及んだ．わが国でも輸入食品に含まれる放射能の厳しいチェックが行われた．^{131}I や ^{134}Cs は半減期が短いので（表 3.49 参照），現在ではほとんど検出されないが，半減期の長いものは一度環境に放出されてしまうと長期間にわたって放射能汚染が続くことになってしまう．^{137}Cs は半減期が 30 年と長いので放射能汚染食品を見分ける指標ともなっている．

　厚生労働省は食品の放射能汚染の安全基準を，^{134}Cs と ^{137}Cs の合計で 370 Bq/食品 1 kg を超えないことと定めている．ヒトが 1 年間に暴露される放射線量（被爆線量）は 2.4 ミリシーベルト（mSv）程度であり，大半は ^{40}K 由来の自然放射能であり，食品由来は 0.35 mSv 程度（約 15%）である．なお，一般成人が自然放射線や医療以外で受ける被爆線量は 1 mSv/年（自然放射線と合わせて 3.4 mSv）以下と定められている．

ベクレル（Bq）
　1 秒間に 1 回の割合で放射性崩壊が起こることを 1 ベクレルという．

シーベルト（Sv）
　生体への被爆の大きさの SI 単位で，放射線防護の研究に功績のあった人の名前からつけられた．物質が放射線に照射されたときの吸収線量をグレイ（Gy）というが，生体が放射線を受けた場合の影響は放射線の種類（α線，β線，γ線など）によって異なることから，吸収線量に放射線の種類ごとに定められた放射線荷重係数を乗じて線量当量（シーベルト）を求める．1991 年，JIS が完全に国際単位（SI）系に切り替わる前はレム（rem）という単位を使っていた．1 rem = 10 mSv である．

表 3.49　食品を介して摂取される主な放射性物質

核種	成因	壊変形式	半減期	標的器官
^{40}K	自然界	β, γ	13 億年	全身
^{60}Co	原子力発電所	β, γ	5 年	
^{90}Sr	原子力発電所	β	28 年	骨
^{131}I	原子力発電所	β, γ	8 年	甲状腺
^{134}Cs	原子力発電所	β, γ	2 年（750 日）	全身
^{137}Cs	原子力発電所	β, γ	30 年	全身

参 考 文 献

五十嵐脩他編：食品総合辞典，丸善，1998
川井英雄編：食品の安全性と衛生管理，医歯薬出版，2004
金田尚志・植田伸夫編：過酸化脂質実験法増補版，医歯薬出版，1990
川城　巌・菅家祐輔編：食品衛生学，光生館，2003
河村葉子：器具・容器包装の規格基準とその試験法，中央法規，2006
菊川清見・那須正夫編：食品衛生学，南江堂，2004
國崎直道・川澄俊之編：新食品・加工概論，同文書院，2004
黒川守浩編：レクチャー食品加工学，建帛社，1999
厚生省生活衛生局監修：食中毒予防必携，日本食品衛生協会，1998
厚生省：内分泌かく乱化学物質の健康影響に関する検討会中間報告書，1998
厚生労働省ホームページ：食中毒・食品監視関連情報
国立感染症研究所ホームページ：病原微生物検出情報
桜井芳人編：総合食品辞典，同文書院，1994
澤村良二・濱田　昭・早津彦哉編：衛生化学・公衆衛生学，南江堂，1984
篠田純男・成松鎭雄・林　秦資：食品衛生学，三共出版，2005
天羽幹夫・小石川仁治編：応用微生物学，東京光生館，1992
日本薬学会編：衛生試験法・注解2000，金原出版，2000
日本薬学会編：衛生試験法・注解2005，金原出版，2005
細貝祐太郎・松本昌雄編：新食品衛生学要説，医歯薬出版，1997
水谷民雄：食品衛生学，培風館，1987
宮沢文雄編：食品衛生学，建帛社，1997
渡辺忠雄他：入門食品衛生学，南江堂，1999

索　　引

欧　文

Achromobacter 113
Aspergillus 9, 100
Aspergillus oryzae 11, 12
Aspergillus sojae 11
ASW 34
Aw 37
A型肝炎ウイルス 89
Bacillus 114
Bacillus natto 11
Bacillus subtilis 36
BHC 103
Btトキシン 153
C. jejuni 82
CA貯蔵 61
Codex 1, 148, 155
Codex委員会 1
DDT 103
dl-α-トコフェロール 132
E型肝炎 89
E型肝炎ウイルス 89
E型菌 87
FAO/WHO合同食品規格委員会 1, 72, 148
FAO/WHO合同食品添加物専門家委員会 135
Flavobacterium 113
Fusarium 101
Glu-P-1 111
Glu-P-2 111
GMF 149
GMO 149
HACCP 70, 144
JAS 1, 38, 41
JECFA 135
JHFAマーク 5
JIS 136
^{40}K 156
K値 116
Lactobacillus 114
Lactobacillus bulgaricus 12
LD$_{50}$ 101
LL牛乳 17, 45, 63
LTLT法 45
L-アスコルビン酸 133
L-グルタミン酸 127
MA貯蔵 26

Micrococcus 114
MRSA 105
Mucor 8
NAG 85
N-ニトロソアミン 129
O-157 80
PCB 94, 105
Penicillium 9, 101
PET 63
Phe-P-1 111
Pseudomonas 114
Rhizopus 9
Saccharomyces 9, 10
Saccharomyces cerevisiae 11
SRSV 74, 75
Streptococcus 114
Streptococcus thermophilus 12
T-2トキシン 102
Trp-P-1 111
Trp-P-2 111
UHT法 45
vero毒素 80
VRE 105

ア　行

アイスクリーム 47
アオカビ 9
アカザラガイ 91
アグロバクテリウム法 149
アサリ 91
足 50
亜硝酸塩 40, 129
アスパルテーム 126
アセスルファムカリウム 125
アニサキス 97
アフラトキシン 100
アボパルシン 105
アミノ・カルボニル反応 60
アミラーゼ 8, 9
飴煮 50
アルカロイド配糖体 93
アルギン酸ナトリウム 54
アルコキシラジカル 117
アルコール発酵 9, 10, 11, 26
アルデヒド類 117
α-アミラーゼ 153
アレルギー性食中毒 109
アレルギー物質表示 5

アレルギー様食中毒 94
アレルゲン 153
安全係数 135
安全性評価 151
あんぺい 52

イシナギ 91
いずし 86
イタイイタイ病 107
板付きかまぼこ 52
一次加工食品 57
1日摂取許容量 135
1年間反復投与毒性試験 133
一括名表示 124
一般飲食物添加物 122
一般毒性試験 133
遺伝子組換え作物 149
遺伝子組換え食品 149
　　――の表示 151, 152
遺伝子組換え不分別 151
遺伝子の産物の安全性 153
ε-ポリリシン 131
異物 112
イマザリル 131
飲用牛乳 44

ウイルス肝炎 14
ウイルス性食中毒 74
ウェルシュ菌 82
ウシ海綿状脳症 96
うどん 55

栄養機能食品 3
栄養強化 123
栄養成分 4, 7
液種生地法 32
液卵 43
エリソルビン酸 133
エリソルビン酸ナトリウム 133
エルゴタミン 102
エルゴメトリン 102
エルシニア・エンテロコリチカ 84
塩化カリウム 128
嚥下困難 90
嚥下障害 86
塩漬 40
塩蔵 15, 24, 60, 120
エンテロトキシン 85, 86

索　引

塩ビ食品衛生協議会　141

黄色ブドウ球菌　85
嘔吐　86
嘔吐型　83
黄変米　101
オクラトキシン　101
悪心　86
オーバーラン　47
オルトフェニルフェノール　131
オルトフェニルフェノールナトリウム
　131
温燻法　49

カ　行

改正JAS　149
貝毒　89, 91
灰鮑　49
改良漬け　50
化学性食中毒　93
カキ　88
カキシメジ　92
顎口虫類　97
加工食品　15
加工助剤　123
加工乳　45
過酸化水素　132
過酸化物価　118
化審法　106
ガス置換　121
ガス置換包装法　26
ガス貯蔵　25
可塑剤　137, 140, 143
活性酸素　110
家庭用品品質表示法　142
カード　46
カドミウム　107
加熱　120
加熱殺菌　15, 60
カネミ油症　94, 105
カビ　8, 115
カビ付け　48
カビ毒　100
紙　61
カラギーナン　54
ガラス　62
カリウム　40, 156
カルタヘナ法　154
カルボニル価　118
枯草菌　36
缶　63
肝吸虫　97
環境ホルモン　106
かん水　34
間接食品添加物　142
感染型　73

感染侵入型食中毒　77
感染毒素型　74
乾燥　15, 21, 29, 119
乾燥調味品　50
カンピロバクター　13, 75, 82
カンピロバクター・ジェジュニ/コリ
　82, 87
缶マーク　5
緩慢凍結　19
甘味料　125

危害分析重要管理点　144
器具・容器包装材の安全性　138
器具・容器包装の規格基準　140
キシリトール　126
キセロゲル　36
既存添加物　70, 122
揮発性塩基窒素　115
キモシン　153
キャリーオーバー　123
吸湿剤　23
90日間反復投与毒性試験　133
急速凍結　19
急速冷凍法　120
強力粉　32
魚醬　12
均質化　44
金属　137

クサウラベニタケ　92
くさや　12
クモノスカビ　9
クライマクテリック・ライズ現象　25
グラハムパン　55
グラム陰性桿菌　78
グラム陽性桿菌　86
クリプトスポリジウム　97
クリーム　47
クリーム層　45
グルコノデルタラクトン　35
グルタミン酸ナトリウム　93
グレーズ　19
黒とろろ　53
黒パン　55
クロロフィル分解物　110
燻煙　40, 61, 122
燻煙材　26
燻煙法　27

景表法　6
ケカビ　8
削り節　48
結核　96
結合水　20, 114
月次別発生状況　75
血栓溶解酵素　36

下痢　86
下痢型　83
減圧貯蔵法　26
原因施設別発生状況　75
原因食品別発生状況　75
健康増進法　3

5′-イノシン酸二ナトリウム　127
好塩細菌　24
高温殺菌　17
高温短時間殺菌　17, 120
光化学反応　59
硬化油　30, 56
抗原性試験　134
コウジカビ　9, 11, 12
香辛料　155
合成抗菌剤　104
合成樹脂　137
抗生物質　8, 104
厚生労働省　80
厚生労働大臣　70
酵素製剤　31
酵素反応　59
酵母　9, 11, 12, 115
小型球型ウイルス　87
5′-グアニル酸二ナトリウム　127
国際連合食糧農業機関　71
黒翅　49
コチニール色素　128
コーデックス　71
ゴニオトキシン　91
コハク酸　127
ゴム　137
米パン　32
コールドチェーン　19
コレラエンテロトキシン　85
コレラ菌　85, 95
混合　29
コンニャクグルコマンナン　37
コンビーフ　43

サ　行

催奇形性試験　133
細菌　9, 115
細菌性赤痢　94
材質別規格　141
再生PET樹脂　143
最大氷結晶生成帯　19, 58
栽培条件　7
魚の燻製　87
サキシトキシン　91
酢酸菌　11
サッカリン　126
サッカリンナトリウム　126
殺菌　13, 16
　食品の——　154

索　引

殺菌料　28, 132
雑穀　35
殺虫　154
さつまあげ　52
サルモネラ　13, 75
サルモネラ・エンティティディス　78
サルモネラ属菌　78
酸化　59, 64
酸価　118
酸化作用　11
酸型保存料　129
酸化防止　61
酸化防止剤　28, 132
三次加工食品　57
酸性タール色素　128
産生毒素　86
酸素　64
残留農薬　103

次亜塩素酸ナトリウム　88, 132
塩辛　12
紫外線　62, 121
直捏生地法　32
直捏法　54
シガテラ魚　91
シガテラ毒　89
死後硬直　39
自己消化酵素　48
自然乾燥　22
自然毒食中毒　74
実質的同等性　151, 155
指定制度　123
指定添加物　70, 122
指定伝染病　80
自動酸化反応　117
シトリニン　101
シトレオビリジン　101
ジフェニル　131
シーベルト　156
ジャガイモ中毒　92
ジャガイモの発芽防止　27, 156
重金属　107
自由水　20, 114
熟成遅延　154
酒盗　51
使用基準　123
硝酸塩　129
消費期限　2
賞味期限　2
醤油　11
初期腐敗　115
除菌　13, 16
食塩　12
食酢　11
食中毒　72
　——の発生状況　74

食品安全委員会　123, 151
食品安全基本法　71
食品衛生監視員　66
食品衛生管理計画　145
食品衛生管理者　66
食品衛生法　1, 68, 136, 141
食品健康影響評価　123
食品添加物　93, 121, 122
食品添加物公定書　123
食品内毒素型　73
食品の殺菌　154
植物性自然毒　74, 92
食物連鎖　91
食料生産　7
ショートニング　56
しらこタンパク抽出物　130
飼料添加物　104
白とろろ　53
真空　121
真空乾燥　23
真空包装法　26
人工放射性核種　156
人獣共通感染症　84
しんじょ　52
腎臓　51
浸透圧　60

水蒸気　62
水素イオン濃度　114
水分活性　20, 24, 37, 59, 114
髄膜炎　84
スクラロース　126
スサビノリ　53
スターター　46
ステビア抽出物　127
ステビオサイド　127
ステリグマトシスチン　101
ストック・フィッシュ　49
ストレッカー分解　30
ストレート法　32
ストロンチウム　108
スポンジ法　32

ゼアラレノン　102
生活習慣病予防食材　35
生産情報公開JAS　4
青酸配糖体　15
清酒　10
成熟ホルモン　26
生殖毒性　138
生体内毒素型　83
生分解性プラスチック　143
成分規格　123
世界保健機構　71
積層プラスチックフィルム　32
セシウム　108

摂取食品の調査　77
セラミック　137
セレウス菌　83
鮮度保持剤　26

総合衛生管理製造過程　70, 145
速燻法　27
ソーセージ類　38, 42
ソフトチーズ　87
ソラニン　93
ソリッド　53
ソルビン酸　129
ソルビン酸カリウム　129

タ　行

耐塩細菌　24
ダイオキシン　143
ダイオキシン類　105, 106
大腸菌　79
多環芳香族炭化水素　110
脱アミノ反応　113
脱酸素剤　23, 26
脱水　119
脱炭酸酵素　109
脱炭酸反応　113
立塩漬け　50
炭疽菌　96

チアノーゼ　90
チアベンダゾール　131
チオバルビツール酸価　118
知覚鈍麻　90
チーズ　46
チトクロムP450　101
チャコニン　93
チャーニング　47
チャンク　53
中華めん　55
中華料理店症候群　93
中間水分食品　20
中腸腺　88
中力粉　32, 34
腸炎菌　78
腸炎ビブリオ　13, 75, 81
腸管出血性大腸菌　80
腸管侵入性大腸菌　80, 81
腸管付着性大腸菌　80, 81
超高温加熱殺菌法　45
超高温殺菌　17
超高温瞬間殺菌　120
調整粉　34
チョウセンアサガオ　93
腸チフス　95
腸内常在菌　79
調味焙乾品　50
調理冷凍食品　48

チルド　120
チルド食品　20

通性嫌気性菌　78
ツキヨタケ　92
つけ揚げ　52
漬け物　12

低温殺菌　17, 120
低温障害　18, 60
低温保持殺菌法　45
テトロドトキシン　90
手延そうめん　55
デュラム・セモリナ　34
テングサ　54
天然香料　122
天然素材とその加工製品　137
天然放射性元素　156
てんぷら　52
電離照射線　154

糖化　10
凍結乾燥　23, 37
凍結貯蔵　18
糖蔵　15, 24, 120
動物性自然毒　74, 89
動物用医薬品　104
トキソプラズマ　97
特殊毒性試験　133
特殊容器マーク　6
毒素型　73
毒素原性大腸菌　80, 81
特定 JAS　4
特定原材料　5
特定保健用食品　3
特別栽培農作物　147
特別栽培農産物　148
特別用途食品　3
届け出制　73
ドメスティックソーセージ　42
ドライソーセージ　42
トリ型インフルエンザ　14, 96
トリカブト　93
トリメチルアミン　115
ドリン剤　103
ドレッシング　56

ナ 行

内分泌攪乱作用　138
内分泌攪乱物質　106
中種生地法　32
中種法　54
ナグビブリオ　85
ナチュラルチーズ　46
納豆　11
納豆菌　11

ナットーキナーゼ　36
ナマコの腸　51
ナムプラ　51
なれずし　51
軟質塩ビ　140

にがり　35
肉の熟成　40
二次汚染　79, 82, 83
二次加工食品　57
28日間反復投与毒性試験　133
ニトロソアミン　40, 109
ニバレノール　102
日本海裂頭条虫　97
日本そば　56
日本農林規格　38, 41
二枚貝　88
乳飲料　45
乳酸菌　11, 12
乳酸菌飲料　46
乳酸発酵　12, 37

ネオサキシトキシン　91
ねかし　33
ネガティブ方式　142
ネズミチフス菌　78
熱可塑性樹脂　138
熱硬化性樹脂　138
熱風乾燥　22
年次別発生件数　75
年次別発生状況　74

濃縮　30
ノロウイルス　74, 75, 87

ハ 行

バイケイソウ　93
敗血症　84
ハウス栽培　7
パウチ　43
白翅　49
薄力粉　32
パーシャルフリージング　20, 121
パスタ　34, 55
バター　47
発育至適温度　78, 84
麦角　102
発芽防止　154
発ガン性　138
発ガン性試験　133
発酵　8, 16, 112
発酵食品　8, 9
発酵乳　12, 46
発語障害　86
発色剤　128
発熱　86

パツリン　101
花がつお　49
ハム類　38, 41
はもしんじょ　52
パラオキシ安息香酸エステル類　130
パラチオン　103
パラチフス　95
はるさめ　56
パン　54
パン酵母　11
バンコマイシン　105
繁殖試験　133
ハンター・ラッセル症候群　107
ハンバーガーパティ　42

非解離型保存料　129
微好気条件　82
ヒスタミン　94, 109
ビスフェノール A　143
微生物　8
ヒ素　108
ヒ素入り粉ミルク中毒事件　94
ビタミン A　91
ビタミン A 過剰症　91
皮蛋　44
ヒトエグサ　52
ヒドロペルオキシド　117
被爆線量　156
ビーフジャーキー　42
ビーフン　32, 56
被膜乾燥　23
病因物質別発生状況　75
氷温貯蔵　20
氷結点　19
病原性大腸菌　13
病原大腸菌　79, 80
開き干し　49
ビール　10
ピロフェオフォルバイド a　110
品質低下　58

フィルム包装貯蔵　26
フィレー　48
フェオフォルバイド a　110
フェノール樹脂　63
不揮発性アミン量　115
復元性の高い乾燥野菜　37
複合素材　137
フグ毒　89, 90
ブタコレラ菌　78
物質名表示　124
ブドウ球菌　75, 85
ブドウ球菌食中毒　85
腐敗　8, 12, 112
　——の判定　115
腐敗細菌　113, 114

フラクタン　36
プラスチック　62, 137
プラスチック廃棄物　143
プラスチック用添加剤　140
ブランチング　18, 38
プリオン病　14
ふり塩漬け　50
フレークス　53
プロセスチーズ　46
プロテアーゼ　9
粉砕　29
噴霧乾燥　23
分離　29

ベーコン類　38, 41
ベニコウジ色素　128
ペニシリン　105
ペルオキシラジカル　117
変異原性試験　134
変質　112, 117
偏性嫌気性　86
ベンゾ［a］ピレン　110
ベンチ・タイム　33
変敗　112

ホイロ　33
防カビ剤　28, 131
芳香族アミン　111
放射性物質　108
放射線　121
放射線照射食品　153
包装　61
棒だら　49
泡沫乾燥　23
保健機能食品　3
ポジティブリスト方式　142
保存料　27, 61, 129
ホタテガイ　91
ボツリヌス菌　86
ボツリヌス菌食中毒　86
ホームシーマー　38
ボラの卵巣　51
ポリエチレン　62
ポリ塩素化ビフェニル　105
ポリオレフィン等衛生協議会　141
ポリグルタミン酸　36

ポリ袋　64
ホルスタイン種　44
ホワイトミート　53

───── マ　行 ─────

マイコトキシン　8, 100
マウスユニット　90
マーガリン　56
マコンブ　52
マスターテーブル法　77
麻痺症状　86
麻痺性貝毒　91
マヨネーズ　56
マリントキシン　89
丸干し　49

ミクロコッカス科　85
味噌　12
水俣病　107

無菌充填包装食品　17
無鉤条虫　97
ムコールレンニン　8
無毒性量　135
無農薬農産物　148
ムラサキイガイ　91

明鮑　49
メチル水銀　107
滅菌　16
メラミン樹脂　63
めん　55
メンブレンフィルター　122

───── ヤ　行 ─────

焼き色　54
焼きのり　54
薬事・食品衛生審議会　70, 123

有害アミン　113
有害物質　94
有芽胞菌　83
有機 JAS　4
有機 JAS マーク　148, 149
有機栽培農作物　147
有機酸　112

有機農産物　148
有鉤条虫　97
遊離ヒスチジン　94
湯捏ね　34
輸入キャビア　87

ヨウ素　108
ヨウ素価　118
用途名併記　124
ヨーグルト　12, 47
横川吸虫　97

───── ラ　行 ─────

ライトミート　53
ライ麦パン　55
ラミネート　137
ラミネート加工　61
ラミネートフィルム　63

リシリコンブ　52
リスク管理　71
リスクコミュニケーション　71
リスク評価　71
リステリア菌　84

ルテオスカイリン　101

冷燻法　49
冷蔵　18, 120
冷凍　18, 30, 120
冷凍曲線　19
冷凍食品　18, 48, 57, 58
レトルトパウチ　57, 58
レトルトパウチ食品　43, 64
レトルト米飯　32
レバウディオサイド　127
レンネット　46

露地栽培　7
ロングエッグ　44
ロングライフミルク　45, 63

───── ワ　行 ─────

ワイン　10
ワーキング　47

編者略歴

大鶴　勝（おおつる　まさる）
1943年　大阪府に生まれる
1965年　静岡大学農学部卒業
　　　　京都大学食糧科学研究所助手，
　　　　山口女子大学家政学部教授を経て
現　在　武庫川女子大学生活環境学部教授
　　　　農学博士

テキスト食物と栄養科学シリーズ4
食品加工・安全・衛生　　　　定価はカバーに表示

2007年 2 月25日　初版第 1 刷
2015年 2 月25日　　　第 3 刷

編　者　大　鶴　　　勝
発行者　朝　倉　邦　造
発行所　株式会社　朝倉書店
　　　　東京都新宿区新小川町 6-29
　　　　郵便番号　162-8707
　　　　電話　03 (3260) 0141
　　　　FAX　03 (3260) 0180
　　　　http://www.asakura.co.jp

〈検印省略〉

© 2007 〈無断複写・転載を禁ず〉　　　　中央印刷・渡辺製本

ISBN 978-4-254-61644-6　C 3377　　　Printed in Japan

JCOPY 〈(社)出版者著作権管理機構 委託出版物〉
本書の無断複写は著作権法上での例外を除き禁じられています．複写される場合は，そのつど事前に，(社) 出版者著作権管理機構（電話 03-3513-6969, FAX 03-3513-6979, e-mail: info@jcopy.or.jp）の許諾を得てください．

好評の事典・辞典・ハンドブック

書名	編者	判型・頁数
感染症の事典	国立感染症研究所学友会 編	B5判 336頁
呼吸の事典	有田秀穂 編	A5判 744頁
咀嚼の事典	井出吉信 編	B5判 368頁
口と歯の事典	高戸 毅ほか 編	B5判 436頁
皮膚の事典	溝口昌子ほか 編	B5判 388頁
からだと水の事典	佐々木成ほか 編	B5判 372頁
からだと酸素の事典	酸素ダイナミクス研究会 編	B5判 596頁
炎症・再生医学事典	松島綱治ほか 編	B5判 584頁
からだと温度の事典	彼末一之 監修	B5判 640頁
からだと光の事典	太陽紫外線防御研究委員会 編	B5判 432頁
からだの年齢事典	鈴木隆雄ほか 編	B5判 528頁
看護・介護・福祉の百科事典	糸川嘉則 編	A5判 676頁
リハビリテーション医療事典	三上真弘ほか 編	B5判 336頁
食品工学ハンドブック	日本食品工学会 編	B5判 768頁
機能性食品の事典	荒井綜一ほか 編	B5判 480頁
食品安全の事典	日本食品衛生学会 編	B5判 660頁
食品技術総合事典	食品総合研究所 編	B5判 616頁
日本の伝統食品事典	日本伝統食品研究会 編	A5判 648頁
ミルクの事典	上野川修一ほか 編	B5判 580頁
新版 家政学事典	日本家政学会 編	B5判 984頁
育児の事典	平山宗宏ほか 編	A5判 528頁

価格・概要等は小社ホームページをご覧ください．